The Theory and Practice of Chinese Geriatric Medicine 2020

中国老年医学理论与实践 2020

主　编　卢长林
主　审　高润霖　郭静萱　陈　红

北京大学医学出版社

ZHONGGUO LAONIAN YIXUE LILUN YU SHIJIAN 2020

图书在版编目（CIP）数据

中国老年医学理论与实践. 2020/卢长林主编. —北京：北京大学医学出版社，2019.9

ISBN 978-7-5659-2048-6

Ⅰ. ①中… Ⅱ. ①卢… Ⅲ. ①老年病学—研究 Ⅳ. ①R592

中国版本图书馆 CIP 数据核字（2019）第 174542 号

中国老年医学理论与实践 2020

主　　编：卢长林
出版发行：北京大学医学出版社
地　　址：（100191）北京市海淀区学院路 38 号
北京大学医学部院内
电　　话：发行部 010-82802230；图书邮购 010-82802495
网　　址：http://www.pumpress.com.cn
E - mail：booksale@bjmu.edu.cn
印　　刷：北京圣彩虹制版印刷技术有限公司
经　　销：新华书店
责任编辑：高　瑾　　**责任校对**：靳新强　　**责任印制**：李　啸
开　　本：889 mm×1194 mm　1/16　　**印张**：10.5　　**字数**：300 千字
版　　次：2019 年 9 月第 1 版　2019 年 9 月第 1 次印刷
书　　号：ISBN 978-7-5659-2048-6
定　　价：128.00 元

编者名单

主　　编　卢长林
副 主 编　刘德平　俞梦越　张福春　钱海燕
主　　审　高润霖　郭静萱　陈　红
学术秘书　王　征　李忠佑　任珊珊　高　鹏
编　　者（按姓氏汉语拼音排序）

陈　红（北京大学人民医院）
方丕华（中国医学科学院阜外医院）
封国生（首都医科大学附属北京朝阳医院）
冯　霞（首都医科大学附属北京同仁医院）
符庆华（河北燕达医院）
高　鹏（河北燕达医院）
高润霖（中国医学科学院阜外医院）
郭静萱（北京大学第三医院）
郭炜华（首都医科大学附属北京同仁医院）
郭宗生（首都医科大学附属北京朝阳医院）
韩雅蕾（航天中心医院）
何冀芳（首都医科大学附属北京朝阳医院）
胡文兰（北京积水潭医院）
胡泽平（安徽医科大学第一附属医院）
黄晓红（中国医学科学院阜外医院）
柯会星（北京医院）
雷警输（河北燕达医院）
李　晶（北京医院）
李惟铭（首都医科大学附属北京朝阳医院）
李艳蓉（北京医院）
李　昭（首都医科大学附属北京安贞医院）
李忠佑（北京大学人民医院）
刘德平（北京医院）
刘　健（北京大学人民医院）
刘明皓（河北燕达医院）
刘　宇（首都医科大学附属北京朝阳医院）
卢长林（首都医科大学附属北京朝阳医院）
吕秀章（首都医科大学附属北京朝阳医院）
马炳辰（首都医科大学附属北京同仁医院）
马长生（首都医科大学附属北京安贞医院）
穆叶赛·尼加提（新疆人民医院）
任景怡（中日友好医院）
任珊珊（河北燕达医院）
沈路华（首都医科大学附属北京友谊医院）
宋俊贤（北京大学人民医院）
孙　昊（首都医科大学附属北京朝阳医院）
唐其东（广东省第二人民医院）
万　峰（上海市东方医院）
王　红（云南省阜外心血管病医院）
王红石（首都医科大学附属北京朝阳医院）
王洪江（首都医科大学附属北京朝阳医院）
王乐丰（首都医科大学附属北京朝阳医院）
王丽君（大连大学附属中山医院）
王　薇（北京医院）
王　征（北京大学第三医院）
王志鸿（台湾花莲慈济医院）
吴　虹（首都医科大学附属北京朝阳医院）
吴岳平（厦门大学附属中山医院）
武文斌（北京医院）
夏　昆（首都医科大学附属北京朝阳医院）
解泽宙（大连大学附属中山医院）
徐　立（首都医科大学附属北京朝阳医院）
杨进刚（中国医学科学院阜外医院）
杨文钢（上海交通大学医学院附属仁济医院）
杨新春（首都医科大学附属北京朝阳医院）
杨瑶琳（广东省第二人民医院）

杨跃进　（中国医学科学院阜外医院）
杨中甦　（首都医科大学附属北京朝阳医院）
叶宏一　（台湾马偕纪念医院）
叶　涛　（厦门大学附属中山医院）
俞梦越　（中国医学科学院阜外医院）
袁　园　（武汉大学人民医院）
张大鹏　（首都医科大学附属北京朝阳医院）
张丹丹　（北京医院）
张福春　（北京大学第三医院）
张海澄　（北京大学人民医院）
张海华　（中国医学科学院阜外医院）
张　浩　（中国医学科学院阜外医院）
张建军　（首都医科大学附属北京朝阳医院）
张　洁　（北京医院）
张　萍　（北京清华长庚医院）
张智勇　（首都医科大学附属北京朝阳医院）
郑欣馨　（中国医学科学院阜外医院）
周　力　（首都医科大学附属北京友谊医院）
周罗慧　（云南省阜外心血管病医院）
朱文玲　（北京协和医院）

序

近40年来，随着我国经济、社会和文化等领域的快速发展，生命科学和医疗卫生事业也不断拓展，人民平均寿命显著延长。据国家统计局2018年统计数据分析，我国60岁以上人口已达2.2亿，占总人口的16%，占全世界老龄人口的1/5，是全球唯一老龄人口过亿的国家。由于我国人口老龄化进程加快和不良生活方式的影响持续累积，使我国心血管疾病之危险因素显著增多，心血管疾病发病率及死亡率均呈增长态势。目前我国心血管疾病的防控形势极其严峻，而心血管疾病之主体的老年人群，特别是老年人的慢病和共病管理问题尤为突出，值得深入研究。

由于我国政府高度重视，学界积极努力，近年我国老年医学领域，包括流行病学调查、预防、诊断和治疗等方面都取得了佳绩，出台了多部相关指南或专家共识。使得我国老年疾病患者的临床诊治具有较强的针对性和可操作性，大大改善了我国老年医学屈存于其他学科的现况。新理念、新技术如智慧医学等以前所未有的冲击给我国老年疾病的防控带来颠覆性变化。使我们对老年疾病的认识更加全面深入、更加精确，且诊疗更加个体化，最终使我国老年疾病防治体系更加科学规范，给我国老年医学带来生机与活力。

自海峡两岸医药卫生交流协会老年医学专业委员会成立以来，海峡两岸的老年医学专家学者有了一个可以互动交流的平台。海峡两岸在老年疾病的诊治上各有特色，荟萃全球华人的智慧，促进业内专家不断交流、凝练共识。由心脏病学家卢长林教授担任主编，刘德平、俞梦越、张福春、钱海燕教授担任副主编，由奋战在临床一线的协会中青年专家辛勤耕耘写作的《中国老年医学理论与实践2020》将付梓面世。该书内容上注重实践，兼顾前沿，具有专业、简明、实用之特色，是一部颇具价值的老年医学专业参考书，希望对感兴趣的读者有所裨益！

祝贺《中国老年医学理论与实践2020》出版，此书是全体参编人员为海峡两岸老年患者的奉献。故乐为之作序。

国家心血管病中心
中国医学科学院阜外医院

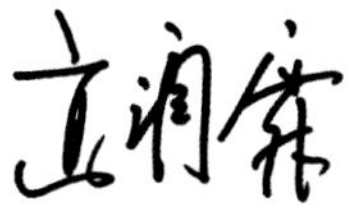

2019.7

前　　言

时光飞逝，《中国老年医学理论与实践 2020》即将与读者见面。回顾本系列书籍之编写历程，感慨万千，我们始终激情满怀，面对我国老龄化社会的到来，责任与担当并存。

作为人类健康的实践者和管理者，老年医务工作者的服务对象是老年（高龄）人群。老年人群的健康问题涵盖了所有器官系统疾病相关的各学科知识；尤其是，增龄带来的脏器功能的衰退和失能以及对外界的抵御力薄弱等等。总之，老年人群的健康问题都不会局限于现代医学体系之中某一个亚科，只有依靠团队之力，才能完成使命。为此，我们吸纳了各个领域的专家学者，重点关注了老年人常见病、多发病，更多聚焦于不同学科知识在老年人群中的交叉融合，更欲深耕随增龄而出现的器官功能衰退与重构。

本书编者多为活跃在临床工作一线的中青年专家，在各专业积累了丰富的经验，多为三级甲等医院之教学、科研骨干，对临床工作中的问题具有敏锐的洞察力和殷实的深入考量。我们相信本书会给广大读者带来更多新的感受与收获。但由于时间仓促，难免挂一漏万，敬请同道不吝批评与指正。

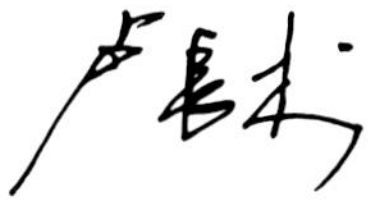

2019.7

目 录

第一章　老年心血管系统改变及调控机制

衰老是普遍存在于所有生命形式的生理现象，但人类一直渴望保持年轻。现代分子遗传学和生物学研究试图获得对衰老机制的见解并用于防止、减弱甚至逆转衰老。人类的预期寿命在过去几个世纪中一直稳步增长，寿命延长的原因众多，包括营养改善、卫生条件改善、优质医疗保健等。死亡的主要原因已从急性病原体感染转移到慢性疾病，如心血管疾病、代谢疾病和慢性炎症等。其中心血管疾病已逐渐成为主要死因。显然，人类长寿的下一阶段主要通过预防或治疗慢性疾病（如心血管疾病）来实现。本章重点探讨老龄化过程中，心血管系统表现及调控机制。

一、老龄心血管系统改变

（一）血管老龄化

1. 大动脉硬化

随年龄增长，心血管系统一个重要的早期变化为大动脉硬化[1]。因动脉壁胶原沉积和弹性蛋白表达减少，动脉弹性减弱，作为容量血管的功能受损，导致收缩压上升和舒张压下降[2]，可表现为脉压增大和（或）单纯收缩性高血压。收缩压上升使左心室负荷增加，可引起左心室肥厚。舒张压下降使舒张期冠状动脉灌注减少，联合心肌微血管重塑进一步阻碍心肌灌注。动脉系统的这种改变进一步增加心血管疾病发病率和死亡率的风险。从机制上讲，与年龄相关的弹性蛋白降解的增加可能是由于具有弹性蛋白降解活性的蛋白酶活性增强引起的，包括某些基质金属蛋白酶（matrix metalloproteinases，MMP）和半胱氨酸组织蛋白酶，这些酶又由炎症介质调节[3]。另外，胶原分解代谢在老化的动脉中下降。晚期糖基化终末产物（advanced glycosylation end products，AGE）修饰的胶原蛋白的积累可能导致动脉壁胶原蛋白沉积和胶原蛋白交联，干扰胶原分解。此外，随着年龄增长，转化生长因子-β（transforming growth factor-β，TGF-β）活性增加，刺激血管平滑肌细胞合成间质胶原，可增加动脉僵硬度。同样，肾素-血管紧张素-醛固酮系统（renin-angiotensin-aldosterone system，RAAS）的活性增加可促进胶原合成并增加弹性蛋白降解。

2. 内皮功能受损和动脉粥样硬化

衰老也与内皮功能受损有关，表现为内皮一氧化氮合酶（endothelial nitric oxide synthase，eNOS）活性受损，随后依赖一氧化氮的血管舒张减少。衰老受损的内皮细胞增殖和迁移减少，内皮屏障被破坏。血管平滑肌细胞在内皮下迁移，细胞外基质沉积，继而发生内膜增厚，促进动脉粥样硬化的发生。

心血管系统中突出的保护机制依赖于一氧化氮（nitric oxide，NO）、硫化氢（hydrogen sulfide，H_2S）、一氧化碳（carbon monoxide，CO）、内皮素和内皮层对血流剪切应力的适当反应。NO 由 eNOS 催化左旋精氨酸产生，其扩散到平滑肌细胞，并通过鸟苷酸环化酶产生的环磷鸟苷（cGMP）发挥作用。剪切应力影响 eNOS 活性并增加一氧化氮合酶 3（endothelial nitric oxide synthase 3，NOS3）基因的转录。H_2S 促进内皮细胞增殖和迁移，对抗炎症，促进血管舒张。据报道，H_2S 的保护作用是通过核转录因子 E2 相关因子 2（nuclear factor-erythroid 2 related factor 2，Nrf2）诱导介导的。CO 通过激活 p38 抑制内皮细胞和血管平滑肌细胞凋亡，还可发挥抗炎功能。随着年龄的增长，内皮功能失调，对上述因子的反应减弱。

动脉硬化后，内皮暴露于血流剪切应力的程度增大，这促进内皮活化、炎症和损伤，从而失去氧化与抗氧化、血管舒张与收缩、促炎与抗炎、血栓与抗血栓调节的平衡[1]，有利于动脉粥样硬化和血栓形成。其中，NO 生物利用度降低是年龄依赖性内皮功能障碍的基础。老化还可增加一氧化氮降解，部分源于活性氧浓度升高，部分是由慢性炎症介导的，构成耗尽一氧化氮的恶性循环。此外，RAAS 也可能导致与年龄相关的一氧化氮失活增加。随着年龄的增长，RAAS 活性和血管紧张素Ⅱ的浓度升高，通过激活 NADPH 氧化酶（NADPH oxidase，Nox）增加活性氧的产生，过氧化氢（hydrogen peroxide，H_2O_2）激活核因子-κB（nuclear factor kappa B，NF-κB），增强促炎症基因的转录，导致肿瘤坏死因子 α（tumor necrosis factor α，TNFα）、白细胞介素 6（Interleukin 6，IL-6）、趋化因子和黏附分子在动脉粥样硬化形成中的表达增加，可能会进一步促进血管炎症。

3. 血管密度降低和生成减少

老年人毛细血管密度降低，出现微循环障碍，可能出现肌肉无力、对寒冷耐受力下降、记忆力下降、皮肤褶皱、伤口愈合缓慢等症状[4-5]。衰老的内皮细胞具有较低的增殖能力，这与 eNOS 功能缺陷、端粒酶活性降低、DNA 损伤、血管生长因子如血管内皮生长因子-α 的产生减少和氧化应激均相关。在衰老过程中，内皮迁移也受到损害，导致血管形成减少[6]。缺氧诱导因子 1α（hypoxic inducible factor 1α，HIF1α）的活性随着年龄的增长而下降，导致年龄相关缺血后血管生成受限。骨髓来源和组织原位祖细胞负责分泌生长因子，促进血管形成。在衰老过程中，骨髓来源祖细胞募集受损，存活能力和功能均受限，进一步加剧年龄相关微血管生成障碍[6]。

（二）心脏结构改变

年龄相关的心脏结构改变包括心肌细胞肥大、炎症、心肌纤维化等，最终会影响心脏功能[7]。

心肌肥厚与心肌细胞的大量损失有关。有研究指出，老年男性左心室每年约损失 4500 万个心肌细胞。除了心肌细胞数量减少外，外周血管硬化也可能导致老年心脏进行性肥大。

其他衰老引起的结构改变包括心外膜脂肪组织沉积和瓣膜钙化[8]，这些与动脉粥样硬化和心力衰竭有关。二尖瓣和主动脉瓣随着年龄增长变得越来越厚、越来越硬，导致瓣膜功能障碍和反流。原因为细胞外胶质沉积、弹性机械力丧失，驱动炎症和钙化，最终导致瓣膜钙化和结缔组织变性。

细胞外基质的合成和降解的平衡共同调节心肌胶原水平。在老年心脏中，由成纤维生长因子（如 TGF-β）刺激心脏成纤维细胞诱导基质蛋白和蛋白酶抑制剂的合成，导致胶原合成和交联增加，促进心肌纤维化重塑。研究发现，80 岁老年人心脏组织中，胶原蛋白Ⅲ的表达下降，而胶原蛋白Ⅰ的表达上升，前者弹性较佳，后者抗拉性好，弹性差，这种胶原蛋白Ⅲ和胶原蛋白Ⅰ表达比例失调最终导致心脏顺应性降低[9]。

窦房结中，衰老引起退行性纤维化，可能会引起窦房传导阻滞或折返，降低窦房结起搏功能。在心房组织中，重构可为折返和触发机制提供基础，促进房性心律失常的发生和维持[10]。

（三）心力衰竭

衰老可引发左心室舒张早期充盈障碍，这与衰老相关心肌纤维化、左心室肥厚、心室顺应性降低有关。往往这一类患者心脏射血分数正常，称为射血分数保留的心力衰竭（heart failure with preserved ejection fraction，HFpEF）[11]。HFpEF 困扰着老年患者，尤其是女性。年龄增长时 HFpEF 的发病风险急剧上升。目前几乎没有基于证据的干预措施可阻止 HFpEF 的发展。神经体液阻断的研究进展可能有助于填补我们对老年 HFpEF 患者治疗方法的这一重要空白。另外，合并心肌梗死（缺血性心肌病）或左心室肥厚可导致射血分数降低的心力衰竭。因此，衰老可以促进两种主要形式心力衰竭的发展，这两种心力衰竭对老年人的生活质量构成威胁，也会极大地消耗医疗保健资源。

（四）自主神经功能改变

与衰老相关的心血管自主神经功能失调包括交感神经活性与血浆儿茶酚胺水平升高、β 受体敏感性降低[12]和压力反射敏感性降低。这些衰老相关变化的原因仍然有待阐明。老年人夜间心脏副交感神经活动的减少导致心脏迷走神经活性下降。衰老可以分别通过减少副交感神经系统和增加交感神经系统的活性破坏自主神经系统功能。副交感神经和交感神经失衡降低心率变异性（heart rate variability，HRV），增加心血管事件的发生率。老龄化期间心房颤动的发病率急剧增加[13]，也与自主神经功能退化密切相关。

二、老龄心血管系统改变的调控机制

（一）端粒缩短

每一次细胞分裂后，每一条染色体都失去一部分端粒。在某一个临界点，端粒缩短的细胞停止分裂，导致衰老，并可能导致心血管疾病[14]。研究明确证实成年人心脏端粒缩短与心脏病和心力衰竭明确相关[15]。与非患病组相比，肥厚型心肌病或缺血型心肌病心力衰竭患者心肌细胞端粒较短。与年龄匹配的健康对照组相比，动脉粥样硬化患者冠状动脉内皮细胞的端粒较短，这表明内皮细胞的端粒缩短可能在动脉粥样硬化形成中起作用。而衰老对缩短端粒的影响，特别是心脏组织中的端粒，仍然存在争议。一些研究表明，心肌端粒长度以每年20个碱基的速度显著减少[16]。而另一些研究没有观察到健康人心脏端粒长度随年龄的变化[17]。另外，有研究证实，白细胞端粒长度与心血管疾病危险因素——肥胖密切相关[18]。具有高复制率的细胞，如干细胞系，可表达端粒酶，能够逆转端粒缩短。端粒酶可能在减缓或逆转衰老中作为一个治疗靶点。

端粒缩短还与氧化应激相关。端粒因富含鸟嘌呤核苷酸而对氧化应激特别敏感[19]。活性氧可对端粒DNA造成单链损伤，加速端粒缩短，还能损伤DNA并诱导DNA损伤反应，最终促进衰老[20]。那么抗氧化剂能否通过保护端粒从而用来预防与老龄相关心血管疾病，未来研究有望回答这一关键问题。

（二）氧化应激

活性氧水平的增加是衰老的标志之一。目前认为氧化应激水平的上升最初作为衰老细胞的代偿反应，其目的是维持细胞内环境稳定，然而活性氧水平由于抗氧化系统的缺陷而继续增加，可促进其他细胞反应，如凋亡和坏死，最终加剧衰老。动物实验提示，给予衰老小鼠抗氧化剂，可改善小鼠心脏舒张功能[21]。

NADPH氧化酶（NADPH oxidase，Nox）是心血管系统活性氧的重要来源。有七种Nox亚型：Nox1、Nox2、Nox3、Nox4、Nox5、Doux 1 和Doux 2[22]。亚型1、2、4和5在包括心脏和血管在内的各种组织中表达。

参与衰老相关氧化应激调控的分子众多。研究提示$p66^{Shc}$是老龄相关性心血管疾病的潜在治疗靶点[2]。活化蛋白-1（activator protein 1，AP-1）转录因子JunD已经成为衰老过程中氧化应激的介质[23]。沉默信息调节因子2相关酶1（silent information regulator 2 homolog 1，SIRT1）丢失与功能缺陷、应激反应减弱、迁移/增殖能力降低和衰老加速相关[24-25]。动物实验证实Klotho也已成为一种重要的抗衰老基因[26]。

Nrf-2转录因子，是血管系统抗氧化酶系统的主要调节因子。包括抗氧化酶和Ⅱ期解毒因子的转录，如超氧化物歧化酶（superoxide dismutase，SOD）、过氧化氢酶（catalase，CAT）、谷胱甘肽过氧化物酶（glutathione peroxidase，GPx）、谷胱甘肽还原酶（glutathione reductase，GR）、血红素氧合酶-1（hemeoxygenase-1，HO-1）和NAD（P）H醌氧化还原酶-1［NAD（P）H quinone oxidoreductase-1，NQO1］等。研究表明Nrf2基因和衰老存在关联，衰老动物心血管系统中Nrf2的表达下降（表现在大鼠主动脉、猕猴颈动脉和血管平滑肌细胞中）。在血管衰老过程中伴随慢性氧化应激损伤，原因为活性氧产生增多以及Nrf2下游抗氧化应激反应元件（antioxidant response element，ARE）诱导的基因表达功能缺失[27]。Nrf2参与多个保护分子包括NO、CO、H_2S、内皮素等对于血管发挥保护作用的过程[28]。动物研究提示，延髓头端腹外侧Nrf2的表达可通过调节活性氧、γ-氨基丁酸从而影响血压。另外，Nrf2表达下降与老龄相关血管紧张素Ⅱ表达增加引起的高血压相关。Nrf2的缺失还通过调节氧化应激参与冠状动脉成形术后再狭窄的发生发展。但在动脉粥样硬化过程中，Nrf2的作用尚不明确。总体来说，Nrf2系统在衰老相关心血管疾病中可发挥有益作用，但其作用是复杂的，可能依赖于其表达的细胞类型。

（三）遗传损伤

随着年龄增长，遗传损伤的累积是衰老的重要机制之一。遗传损伤引起的基因组改变分为三大类：基因组脱氧核糖核酸的化学损伤、基因突变和表观遗传改变。

全基因组测序研究提示一些相关的基因突变与长寿有一定关联[29]。随着年龄的增长，细胞因子功能失调是免疫反应受损的原因之一。基因编码区和非编码区内的单核苷酸多态性是解释免疫系统功能障碍的最佳机制之一。一些单核苷酸多态性与较低的心血管风险相关，另一些与较高的心血管风险相关。例如，一项对影响IL6R信号的功能性遗传变异体（Asp358Ala）的研究表明，对于每一个遗传的358Ala拷贝，患冠心病的风险降低了3.4%[30]。相反，对42项研究（包括15 145例病例和21 496名对照）的meta分析表明，IL-6-174G/C多态性与冠状动脉疾病风险增加相关。

染色质修饰包括 DNA 甲基化和翻译后组蛋白修饰。一项纳入年龄 70 岁以上的共 832 名参与者的研究显示，在瑞典，使用探针获得参与者的 DNA 甲基化数据并根据该数据估算生物学年龄。研究得出，生物学年龄与实际年龄差异与十年心血管疾病发生率相关，然而独立的甲基化位点与心血管疾病事件无明显相关性[31]。迄今为止，心血管衰老和心血管疾病中 DNA 甲基化变化的潜在机制仍然模糊不清且有争议。另外，组蛋白 H2A、组蛋白 H2B、组蛋白 H3 和组蛋白 H4 可以通过甲基化、乙酰化、泛素化、磷酸化、sumoy 化、糖基化、羰基化和 ADP-核糖基化进行修饰。

组蛋白去乙酰化酶（histone deacetylases，HDAC）一共有四种亚型，Ⅰ类 HDAC、Ⅱ类 HDAC、Ⅲ类 HDAC（SIRT）和Ⅳ类 HDAC。目前研究部分阐明了 HDAC 触发心脏或者血管功能衰竭的机制[32]。目前为止，人们对于特定的 HDAC 如何进行表观遗传修饰并影响衰老和衰老相关疾病还知之甚少。有研究提示，与正常动脉相比，颈动脉斑块中 HDAC9 的表达增加 3 倍[33]。

长链非编码 RNA（long noncoding RNA，lncRNA）调节心脏发育、衰老和疾病的多种生物途径。Myheart 作为一种高度保守的 lncRNA，转录后与 β-心肌球蛋白重链（MYH7）在反义方向重叠，从胚胎到成年，表达逐渐增加，从而保护心脏健康[34]。Myheart 结合 BRG1（brahma-related gene1）的螺旋结构域，拮抗 BRG1 对其染色质靶标的占据，并抑制病理性 MYH6 至 MYH7 的转换。Myheart 还可与心肌素、HDAC5、另一种 lncRNA——MANTIS 等发生相互作用，共同参与心血管系统的表观遗传学调节[35-37]。新技术例如基于 CRISPR/Cas9 慢病毒干扰系统的功能获得/丧失、RNA 免疫共沉淀和测序，将提供对 lncRNA 生物学的全面理解，并确定预防和治疗心血管疾病的治疗靶点。

最近，一种被命名为 circ-Foxo3 的环核糖核酸（circRNA）被发现与心血管系统衰老密切相关。circ-Foxo3 与 p21 和细胞周期调节蛋白激酶 2（CDK2）形成复合物，并消除 CDK2 功能，促进细胞周期，在老龄小鼠和人的心脏组织中高度表达[38]。circANRIL 是第一个在 p16INK4A 位点发现的circRNA。circANRIL 的表达与 p16INK4A/p14ARF 转录以及动脉粥样硬化性血管疾病的风险相关[39]。

（四）干细胞衰老

在衰老过程中，个体会发生表观遗传学改变，基因不稳定，克隆多样性减低，端粒变短，氧化应激和炎症。还会发生干细胞储备平衡失调，发生干细胞衰竭，降低机体的再生能力以及功能性免疫细胞的产生，允许衰老细胞在体内积累[40-41]。近几个世纪中，研究者们希望通过刺激心肌细胞增殖或者促进心脏祖细胞分化来再生有功能的心肌细胞[42]。多能干细胞能转化为心肌细胞，一旦成功转化为临床应用，可能对改善心功能有一定意义。近年来一种新的方法“心脏重新编程”通过使用化合物、microRNA、转录因子等将小鼠或人类成纤维细胞通过基因编程转化为心肌细胞样细胞[43]，可能会成为一个非常有意义的干预衰老的方法。另外，骨髓来源的循环内皮细胞祖细胞（endothelial progenitor cells，EPC）数量随年龄增加而减少，其机制可能是祖细胞储备下降、心血管疾病危险因素影响祖细胞数量和功能等。有研究提示，年龄和冠心病危险因素可能会影响 EPC 的端粒长度，加速其衰老[40]。

（五）线粒体功能障碍

线粒体是心脏主要的能量来源。在衰老过程中，心脏线粒体出现代谢损伤，氧化磷酸化水平下降，ATP 产生减少，活性氧生成增多，引发蛋白和 DNA 损伤。在这种状态下，心肌细胞承受压力能力下降，在发生心肌梗死或缺血再灌注时更容易出现急性事件。

在衰老过程中，烟酰胺腺嘌呤二核苷酸（nicotinamide adenine dinucleotide，NAD^+）水平随年龄的增长而降低，会发生一系列信号分子的变化。首先是过氧化物酶体增殖物激活受体-γ 共激活因子 α 和 β（peroxisome proliferator-activated receptor-γ coactivators α and β，PGC-1α/β）水平下降，导致线粒体生物合成水平下降[44]。近期研究发现，缺氧诱导因子 1α（hypoxia induced factor 1α，HIF-1α）独立于 PGC-1α/β 调节线粒体功能。NAD^+ 水平下降，SIRT1 活性降低，HIF-1α 水平增加，导致假性缺氧状态，从而导致核-线粒体通讯缺失，导致氧化磷酸化基因编码失败[45-46]。另外，NF-κB 水平的表达增加，导致炎症，并降低 NAD^+ 前体烟酰胺磷酸核糖转移酶（nicotinamide phosphoribosyl transferase，NAMPT）的产生。此外，NAD^+水平下降还导致参与细胞保护的因子 FOXO 表达减少。伴随这些反应的是活性氧水平的增加。总之，在线粒体中，氧化磷酸化的失效导致能量供应减少，并与氧化应激结合，导致线粒体功能障碍。这些因素结合起来会导致衰老。恢复 NAD^+水平的治疗已被证明对恢复小鼠线粒体功能和与衰老相关的几个方面有益。表明衰老至少部分是由核-线粒体通讯失败引起的，该过程依赖于细胞能量平衡。

在衰老过程中，还存在线粒体 DNA 突变，最终影响电子传递[47]。研究还提示一些老龄相关线粒体改变可能主要存在于肌纤维间线粒体（interfibrillar mitochondria，IFM），如复合物Ⅳ和Ⅲ活性降低继而引起活性氧生成增多。心脏中线粒体的更新通过两种分裂方式，一种为外膜内生最终引起线粒体分裂成两部分，另一种方式为线粒体周围形成条状带，收缩引起线粒体分裂。有研究认为衰老后，线粒体的更新减少，主要为 IFM 减少[48]。

目前认为，促进线粒体功能有助于改善细胞代谢和衰老相关的心血管变化。靶向线粒体的治疗可能对心血管系统有益。

（六）自噬

自噬是一个保守过程，对细胞平衡和生存至关重要。衰老、受损、功能失调或潜在有害的细胞可被自噬分解，再用于产生能量和细胞更新，以实现有效的细胞再循环。近年来，有研究指出自噬水平降低和心脏衰老相关[49]。在衰老过程中，自噬被解除控制或不起作用，使“垃圾”积累到细胞中。

尽管老龄相关自噬的机制并未被完全阐明，研究表明一些信号分子参与到心血管老龄化过程中的自噬调节中，包括哺乳动物西罗莫司（雷帕霉素）受体蛋白（mTOR）、AMP 依赖的蛋白激酶（AMPK）、SIRT 和胰岛素样生长因子 1（insulin-like growth factor 1，IGF1）等。

在心脏中，老龄小鼠表现出比年轻小鼠更高的 mTOR 活性[50]。mTOR 的下调或抑制可延长不同模型生物的寿命[51]。在小鼠的心肌和脉管系统中，AMPK 活性随着年龄的增长而下降[52-53]。诱导 AMPK 基因突变引起其酶活性的进一步降低导致更明显的心脏衰老表型，包括肥大、收缩功能障碍、钙稳态受损、线粒体结构破坏及氧化应激的增加[54]。用二甲双胍短期治疗老年小鼠可增强心肌收缩功能并减轻由 β 肾上腺素刺激的心脏纤维化[55]。类似地，二甲双胍治疗与老年 2 型糖尿病男性发生与年龄相关心血管疾病的可能性降低有关[56]。在脉管系统中，氨基咪唑甲酰胺核糖核苷酸对 AMPK 的药理学激活通过增强内皮依赖性血管舒张和降低氧化应激来恢复老年小鼠的血管功能[53]。这些发现支持 AMPK 活性降低导致心血管衰老的观点。衰老状态下，mTOR 活性升高和 AMPK 活性的降低，可通过使 ULK1（Unc-51 like autophagy activating kinase-1）活性下降，继而抑制自噬。另外，磷酸化 mTOR 还可通过抑制自噬转录因子 EB 家族和 FOXO 家族的活性，导致自噬基因的表达减少[57-59]。

在心血管系统中，SIRT1 水平随着年龄的增长而下降，并且低至中度心脏特异性 SIRT1 过度表达通过减少肥大、纤维化、凋亡和衰老标志物来减轻心脏衰老[60]。相反，缺少 SIRT3 或 SIRT6 会导致早期死亡率升高和过早心肌肥大和纤维化表型[61-62]。老龄状态下，NAD^+水平下降诱导 SIRT1 活性下降，可导致 FOXO 家族的转录活性下降，继而引起自噬基因表达减少[63]。

IGF-1 受体的心肌细胞特异性缺失最近已被证明通过减少小鼠心肌纤维化、心肌肥大和心脏促炎细胞因子来减缓心脏衰老[64]。IGF-1 在心脏局部的过表达通过促进胶原生成、心肌肥大和收缩功能受损来诱导心脏过早衰老。然而，心脏特异性 IGF-1 过表达缓解衰老相关的心肌细胞功能障碍并延长了这些转基因小鼠的寿命[65]。目前，IGF-1 信号分子在心血管系统衰老中的作用还不明确。

自噬是衰老心血管系统维持平衡的基本机制。未来需要更多的研究来明确衰老过程中自噬的调控，以期寻找到合适的治疗靶点。

（七）炎症

低水平慢性炎症是动脉粥样硬化和相关疾病的共同特征。在衰老过程中，机体发生与年龄相关的无菌性炎症，可表现为循环 C 反应蛋白及促炎细胞因子和黏附分子［包括肿瘤坏死因子-α（TNF-α）、IL-6 和血管细胞黏附分子-1（vascular cell adhesion molecule 1，VCAM-1）］的表达增加。炎症反应与活性氧产生、线粒体损伤和衰老加速密切相关，可引起心房僵硬度增加、内皮功能障碍、动脉粥样硬化和高血压[66]。

导致老龄相关心血管疾病发展的炎症相关机制包括氧化应激、心肌能量产生障碍、遗传改变和感染等。

ROS的过量产生激活细胞外信号调节激酶(ERKs)、c-jun N末端激酶(JNKs)、p38、蛋白激酶C(protein kinase C，PKC)、磷脂酰肌醇-4,5二磷酸3-激酶(PI3K)、Akt和Src家族激酶。而后激活转录因子AP-1和NF-κB，促进衰老细胞中炎症因子的表达。这些炎症生物标志物在衰老中的存在与内皮损伤、血管平滑肌细胞增殖和基质重塑有关，与心血管疾病(如动脉粥样硬化和高血压)的发生和发展有关。

端粒缩短是将DNA损伤与炎症联系起来的一个机制[67]。端粒缩短有助于复制衰老过程中持续的DNA损伤反应，进而促进局部和系统水平的促炎表型。这种关联的潜在中间信号分子包括microRNA，可激活NF-κB信号通路[68]。另外，线粒体DNA可结合模式识别受体并增加炎症因子的产生并激活巨噬细胞[69]。

病毒感染是激活DNA损伤反应的机制之一。疱疹病毒通过激活DNA损伤反应促进衰老细胞的积累，继而促进衰老相关疾病的发展[70]。另外，微生物与宿主失衡也是慢性炎症反应及其相关疾病的因素之一[71-73]。肠道微生物群随年龄变化的一个关键特征为生物多样性降低，致病生物增多，益生菌如粪球菌、乳酸杆菌等减少，肠道微生物群落失衡，破坏黏膜屏障中食物代谢过程，例如调节凋亡和炎症的短链脂肪酸的产生发生不良改变，这可能对个体的疾病发展有潜在影响[74-75]。

目前，似乎生活方式改善措施包括养成良好饮食习惯、体育活动、戒烟戒酒，以及控制低水平炎症是年轻时安全有效的预防策略。膳食补充剂、功能性食品和益生菌制剂目前也获得广泛认可。针对炎症、氧化应激和心肌能量代谢等靶向基因药物的研究仍是防治衰老相关心血管疾病的重中之重。

三、小结

年龄是心血管疾病的主要危险因素。如无有效干预，随着未来老年人口数量的增加，心血管疾病和老龄相关疾病会出现大流行。端粒缩短、氧化应激、慢性炎症、能量衰竭等是参与心血管衰老的主要过程，所涉及的上游机制可指引新的研究前沿和潜在的治疗靶点。

(袁　园)

参考文献

[1] Donato AJ, Machin DR, Lesniewski LA. Mechanisms of Dysfunction in the Aging Vasculature and Role in Age-Related Disease. Circ Res, 2018, 123: 825-848.

[2] Paneni F, Diaz CC, Libby P, et al. The Aging Cardiovascular System: Understanding It at the Cellular and Clinical Levels. J Am Coll Cardiol, 2017, 69: 1952-1967.

[3] Zieman SJ, Melenovsky V, Kass DA. Mechanisms, pathophysiology, and therapy of arterial stiffness. Arterioscler Thromb Vasc Biol, 2005, 25: 932-943.

[4] Groen BB, Hamer HM, Snijders T, et al. Skeletal muscle capillary density and microvascular function are compromised with aging and type 2 diabetes. J Appl Physiol (1985), 2014, 116: 998-1005.

[5] Ambrose CT. Pro-Angiogenesis Therapy and Aging: A Mini-Review. Gerontology, 2017, 63: 393-400.

[6] Lahteenvuo J, Rosenzweig A. Effects of aging on angiogenesis. Circ Res, 2012, 110: 1252-1264.

[7] Meschiari CA, Ero OK, Pan H, Finkel T, et al. The impact of aging on cardiac extracellular matrix. Geroscience, 2017, 39: 7-18.

[8] Otto CM, Prendergast B. Aortic-valve stenosis—from patients at risk to severe valve obstruction. N Engl J Med, 2014, 371: 744-756.

[9] Mendes AB, Ferro M, Rodrigues B, et al. Quantification of left ventricular myocardial collagen system in children, young adults, and the elderly. Medicina (B Aires), 2012, 72: 216-220.

[10] Weirich J. Remodeling of the aging heart: Sinus node dysfunction and atrial fibrillation. Herzschrittmachertherapie Elektrophysiol, 2017, 28 (1): 29-38.

[11] Redfield MM. Heart Failure with Preserved Ejection Fraction. N Engl J Med, 2016, 375: 1868-1877.

[12] Santulli G, Iaccarino G. Adrenergic signaling in heart failure and cardiovascular aging. Maturitas, 2016, 93: 65-72.

[13] Santulli G, Iaccarino G, De Luca N, et al. Atrial fibrillation and microRNAs. Front Physiol, 2014, 5: 15.

[14] Martinez P, Blasco MA. Heart-Breaking Telomeres. Circ Res, 2018, 123: 787-802.
[15] Booth SA, Charchar FJ. Cardiac telomere length in heart development, function, and disease. Physiol Genomics, 2017, 49: 368-384.
[16] Terai M, Izumiyama-Shimomura N, Aida J, et al. Association of telomere shortening in myocardium with heart weight gain and cause of death. Sci Rep, 2013, 3: 2401.
[17] Sharifi-Sanjani M, Oyster NM, Tichy ED, et al. Cardiomyocyte-Specific Telomere Shortening is a Distinct Signature of Heart Failure in Humans. J Am Heart Assoc, 2017, 6 (9): e005086.
[18] Rehkopf DH, Needham BL, Lin J, et al. Leukocyte Telomere Length in Relation to 17 Biomarkers of Cardiovascular Disease Risk: A Cross-Sectional Study of US Adults. Plos Med, 2016, 13: e1002188.
[19] Wang Z, Rhee DB, Lu J, et al. Characterization of oxidative guanine damage and repair in mammalian telomeres. Plos Genet, 2010, 6 (5): e1000951.
[20] Correia-Melo C, Hewitt G, Passos JF. Telomeres, oxidative stress and inflammatory factors: partners in cellular senescence? Longev Healthspan, 2014, 3: 1.
[21] Cieslik KA, Sekhar RV, Granillo A, et al. Improved Cardiovascular Function in Old Mice After N-Acetyl Cysteine and Glycine Supplemented Diet: Inflammation and Mitochondrial Factors. J Gerontol A Biol Sci Med Sci, 2018, 73: 1167-1177.
[22] Montezano AC, Touyz RM. Reactive oxygen species, vascular Noxs, and hypertension: focus on translational and clinical research. Antioxid Redox Signal, 2014, 20: 164-182.
[23] Paneni F, Osto E, Costantino S, et al. Deletion of the activated protein-1 transcription factor JunD induces oxidative stress and accelerates age-related endothelial dysfunction. Circulation, 2013, 127: 1229-40, e1-21.
[24] Camici GG, Savarese G, Akhmedov A, et al. Molecular mechanism of endothelial and vascular aging: implications for cardiovascular disease. Eur Heart J, 2015, 36: 3392-3403.
[25] Thompson AM, Wagner R, Rzucidlo EM. Age-related loss of SirT1 expression results in dysregulated human vascular smooth muscle cell function. Am J Physiol Heart Circ Physiol, 2014, 307: 533-541.
[26] Martin-Nunez E, Donate-Correa J, Muros-de-Fuentes M, et al. Implications of Klotho in vascular health and disease. World J Cardiol, 2014, 6: 1262-1269.
[27] Kloska D, Kopacz A, Piechota-Polanczyk A, et al. Nrf2 in aging - Focus on the cardiovascular system. Vascul Pharmacol, 2019, 112: 42-53.
[28] Nair N, Gongora E. Oxidative Stress and Cardiovascular Aging: Interaction Between NRF-2 and ADMA. Curr Cardiol Rev, 2017, 13: 183-188.
[29] Giuliani C, Garagnani P, Franceschi C. Genetics of Human Longevity Within an Eco-Evolutionary Nature-Nurture Framework. Circ Res, 2018, 123: 745-772.
[30] Sarwar N, Butterworth AS, Freitag DF, et al. Interleukin-6 receptor pathways in coronary heart disease: a collaborative meta-analysis of 82 studies. Lancet, 2012, 379: 1205-1213.
[31] Lind L, Ingelsson E, Sundstrom J, et al. Methylation-based estimated biological age and cardiovascular disease. Eur J Clin Invest, 2018, 48 (2): e12872.
[32] Zhang W, Song M, Qu J, et al. Epigenetic Modifications in Cardiovascular Aging and Diseases. Circ Res, 2018, 123: 773-786.
[33] Markus HS, Makela KM, Bevan S, et al. Evidence HDAC9 genetic variant associated with ischemic stroke increases risk via promoting carotid atherosclerosis. Stroke, 2013, 44: 1220-1225.
[34] Han P, Li W, Lin CH, et al. A long noncoding RNA protects the heart from pathological hypertrophy. Nature, 2014, 514: 102-106.
[35] Luo Y, Xu Y, Liang C, et al. The mechanism of myocardial hypertrophy regulated by the interaction between mhrt and myocardin. Cell Signal, 2018, 43: 11-20.
[36] Leisegang MS, Fork C, Josipovic I, et al. Long Noncoding RNA MANTIS Facilitates Endothelial Angiogenic Function. Circulation, 2017, 136: 65-79.
[37] Wang Z, Zhang XJ, Ji YX, et al. The long noncoding RNA Chaer defines an epigenetic checkpoint in cardiac hypertrophy. Nat Med, 2016, 22: 1131-1139.
[38] Du WW, Yang W, Chen Y, et al. Foxo3 circular RNA promotes cardiac senescence by modulating multiple factors associated with stress and senescence responses. Eur Heart J, 2017, 38: 1402-1412.
[39] Holdt LM, Stahringer A, Sass K, et al. Circular non-coding RNA ANRIL modulates ribosomal RNA maturation and atherosclerosis in humans. Nat Commun, 2016, 7: 12429.
[40] Minamino T, Komuro I. Vascular aging: insights from studies on cellular senescence, stem cell aging,

and progeroid syndromes. Nat Clin Pract Cardiovasc Med, 2008, 5: 637-648.
[41] Passaro F, Testa G. Implications of Cellular Aging in Cardiac Reprogramming. Front Cardiovasc Med, 2018, 5: 43.
[42] Senyo SE, Lee RT, Kuhn B. Cardiac regeneration based on mechanisms of cardiomyocyte proliferation and differentiation. Stem Cell Res, 2014, 13: 532-541.
[43] Ebrahimi B. In vivo reprogramming for heart regeneration: A glance at efficiency, environmental impacts, challenges and future directions. J Mol Cell Cardiol, 2017, 108: 61-72.
[44] Friedman JR, Nunnari J. Mitochondrial form and function. Nature, 2014, 505: 335-343.
[45] Imai S, Guarente L. NAD+ and sirtuins in aging and disease. Trends Cell Biol, 2014, 24: 464-471.
[46] Gomes AP, Price NL, Ling AJ, et al. Declining NAD (+) induces a pseudohypoxic state disrupting nuclear-mitochondrial communication during aging. Cell, 2013, 155: 1624-1638.
[47] Vermulst M, Bielas JH, Loeb LA. Quantification of random mutations in the mitochondrial genome. Methods, 2008, 46: 263-268.
[48] Hoppel CL, Lesnefsky EJ, Chen Q, et al. Mitochondrial Dysfunction in Cardiovascular Aging. Adv Exp Med Biol, 2017, 982: 451-464.
[49] Abdellatif M, Sedej S, Carmona-Gutierrez D, et al. Autophagy in Cardiovascular Aging. Circ Res, 2018, 123: 803-824.
[50] Hua Y, Zhang Y, Ceylan-Isik AF, et al. Chronic Akt activation accentuates aging-induced cardiac hypertrophy and myocardial contractile dysfunction: role of autophagy. Basic Res Cardiol, 2011, 106: 1173-1191.
[51] Johnson SC, Rabinovitch PS, Kaeberlein M. mTOR is a key modulator of ageing and age-related disease. Nature, 2013, 493: 338-345.
[52] Pu Y, Zhang H, Wang P, et al. Dietary curcumin ameliorates aging-related cerebrovascular dysfunction through the AMPK/uncoupling protein 2 pathway. Cell Physiol Biochem, 2013, 32: 1167-1177.
[53] Lesniewski LA, Zigler MC, Durrant JR, et al. Sustained activation of AMPK ameliorates age-associated vascular endothelial dysfunction via a nitric oxide-independent mechanism. Mech Ageing Dev, 2012, 133: 368-371.
[54] Turdi S, Fan X, Li J, et al. AMP-activated protein kinase deficiency exacerbates aging-induced myocardial contractile dysfunction. Aging Cell, 2010, 9: 592-606.
[55] Wang J, Song Y, Li H, et al. Exacerbated cardiac fibrosis induced by beta-adrenergic activation in old mice due to decreased AMPK activity. Clin Exp Pharmacol Physiol, 2016, 43: 1029-1037.
[56] Wang CP, Lorenzo C, Habib SL, et al. Differential effects of metformin on age related comorbidities in older men with type 2 diabetes. J Diabetes Complications, 2017, 31: 679-686.
[57] Roczniak-Ferguson A, Petit CS, Froehlich F, et al. The transcription factor TFEB links mTORC1 signaling to transcriptional control of lysosome homeostasis. Sci Signal, 2012, 5: ra42.
[58] Daitoku H, Sakamaki J, Fukamizu A. Regulation of FoxO transcription factors by acetylation and protein-protein interactions. Biochim Biophys Acta, 2011, 1813: 1954-1960.
[59] Hariharan N, Maejima Y, Nakae J, et al. Deacetylation of FoxO by Sirt1 Plays an Essential Role in Mediating Starvation-Induced Autophagy in Cardiac Myocytes. Circ Res, 2010, 107: 1470-1482.
[60] Alcendor RR, Gao S, Zhai P, et al. Sirt1 regulates aging and resistance to oxidative stress in the heart. Circ Res, 2007, 100: 1512-1521.
[61] Sundaresan NR, Vasudevan P, Zhong L, et al. The sirtuin SIRT6 blocks IGF-Akt signaling and development of cardiac hypertrophy by targeting c-Jun. Nat Med, 2012, 18: 1643-1650.
[62] Hafner AV, Dai J, Gomes AP, et al. Regulation of the mPTP by SIRT3-mediated deacetylation of CypD at lysine 166 suppresses age-related cardiac hypertrophy. Aging (Albany NY), 2010, 2: 914-923.
[63] Ren J, Yang L, Zhu L, et al. Akt2 ablation prolongs life span and improves myocardial contractile function with adaptive cardiac remodeling: role of Sirt1-mediated autophagy regulation. Aging Cell, 2017, 16: 976-987.
[64] Ock S, Lee WS, Ahn J, et al. Deletion of IGF-1 Receptors in Cardiomyocytes Attenuates Cardiac Aging in Male Mice. Endocrinology, 2016, 157: 336-345.
[65] Li Q, Wu S, Li SY, et al. Cardiac-specific overexpression of insulin-like growth factor 1 attenuates aging-associated cardiac diastolic contractile dysfunction and protein damage. Am J Physiol Heart Circ Physiol,

2007, 292: 1398-1403.
[66] Cannata A, Marcon G, Cimmino G, et al. Role of circulating factors in cardiac aging. J Thorac Dis, 2017, 9: S17-S29.
[67] Hewitt G, Jurk D, Marques FD, et al. Telomeres are favoured targets of a persistent DNA damage response in ageing and stress-induced senescence. Nat Commun, 2012, 3: 708.
[68] Olivieri F, Albertini MC, Orciani M, et al. DNA damage response (DDR) and senescence: shuttled inflamma-miRNAs on the stage of inflamm-aging. Oncotarget, 2015, 6: 35509-33521.
[69] Franceschi C, Garagnani P, Vitale G, et al. Inflammaging and 'Garb-aging'. Trends Endocrinol Metab, 2017, 28: 199-212.
[70] Xiaofei E, Kowalik TF. The DNA damage response induced by infection with human cytomegalovirus and other viruses. Viruses, 2014, 6: 2155-2185.
[71] Espinoza JL, Minami M. Sensing Bacterial-Induced DNA Damaging Effects via Natural Killer Group 2 Member D Immune Receptor: From Dysbiosis to Autoimmunity and Carcinogenesis. Front Immunol, 2018, 9: 52.
[72] Del PR, Ferri C, Cominelli F. Vitamin D Axis in Inflammatory Bowel Diseases: Role, Current Uses and Future Perspectives. Int J Mol Sci, 2017, 18 (11): 2360.
[73] Pietropaoli D, Del PR, Corridoni D, et al. Occurrence of spontaneous periodontal disease in the SAMP1/YitFc murine model of Crohn disease. J Periodontol, 2014, 85: 1799-1805.
[74] Ferrucci L, Fabbri E. Inflamm ageing: chronic inflammation in ageing, cardiovascular disease, and frailty. Nat Rev Cardiol, 2018, 15: 505-522.
[75] Shapiro H, Thaiss CA, Levy M, Elinav E. The cross talk between microbiota and the immune system: metabolites take center stage. Curr Opin Immunol, 2014, 30: 54-62.

第二章　老年高血压的临床特点及管理

一、概述

人口老龄化已经成为重大的社会问题，至2017年末，我国≥65周岁人口有15 831万人，占总人口的11.4%[1]。高血压是老年人最常见的慢性病之一，半数以上的老年人患有高血压，而在≥80岁的高龄人群中，高血压的患病率接近90%，是罹患脑卒中、肾衰竭、心肌梗死乃至造成心血管死亡的首要危险因素。近年来，我国高血压防控事业取得了令人瞩目的成绩。2015年统计显示，老年高血压控制率为18.2%，较2002年的7.6%有了显著提升[2-3]。但是，这一控制率与要求仍有较大差距，老年高血压防控仍然任重而道远。

与青年患者出现的高血压相比，老年高血压的发病机制、临床表现等方面均具有特殊性，血压波动性相对比较大，是老年高血压的特点之一。同时老年人生理功能减退、合并疾病多，也使老年高血压治疗更为复杂。单纯收缩期高血压（isolated systolic hypertension，ISH）是老年人常见的高血压表现形式。成年人收缩压随着年龄的增长而升高，与收缩压不同，男性在60岁以前、女性在70岁以前舒张压上升，以后则会逐渐下降。国内外大量文献证实无论收缩压还是舒张压都是心血管疾病的危险因素。血压从115/75 mmHg开始，每增加20/10 mmHg，心血管疾病危险增加一倍。美国预防、检测、评估与治疗高血压全国联合委员会第8次报告（JNC8）明确指出[4]，50岁以上成人，收缩压>140 mmHg是比舒张压更重要的心血管疾病危险因素。因此，降低收缩压与舒张压同样重要，甚至更重要。

二、老年高血压的定义及分级

年龄≥65岁，在未使用降压药物的情况下，非同日3次测量血压，收缩压（systolic blood pressure，SBP）≥140 mmHg（1 mmHg=0.133 kPa）和（或）舒张压（diastolic blood pressure，DBP）≥90 mmHg，可诊断为老年高血压。曾明确诊断高血压且正在接受降压药物治疗的老年人，虽然血压<140/90 mmHg，也应诊断为老年高血压。老年高血压的分级方法与一般成年人相同（表2-1）。

表2-1　老年人血压水平的定义与分级[5]

	(mmHg)		(mmHg)
正常血压	<120	和	<80
正常高值	120～139	和（或）	80～89
高血压	≥140	和（或）	≥90
1级高血压	140～159	和（或）	90～99
2级高血压	160～179	和（或）	100～109
3级高血压	≥180	和（或）	≥110
单纯收缩期高血压	≥140	和	<90

当收缩压与舒张压分属不同级别时，以较高的级别为准。单纯收缩期高血压按照收缩压水平分级。1 mmHg=0.133 kPa

上述定义与分类的依据是诊室坐位血压测量结果。近年来我国家庭自测血压与动态血压监测应用日益广泛，已成为诊室血压测量的重要补充。但由于血压测量设备的标准化与质量控制方面有待进一步完善，目前不把诊室外血压测量结果作为诊断老年高血压的独立依据。

三、老年高血压的病理生理

血压是指血管内的血液对单位面积血管壁的压力。随着年龄增长，动脉结构和功能发生改变，动脉壁中层弹力纤维减少，胶原纤维增多，钙质沉着，动脉硬化，动脉僵硬度增加，顺应性降低，大动脉弹性储备功能减退，大动脉对血压的缓冲作用减弱，导致收缩压升高，脉压增大，临床表现为单纯收缩期高血压。

正常情况下，由于大动脉具有良好的弹性和扩张性，心脏收缩期时大约 60％的血量贮存在大动脉中，40％血量传输到外周循环，这种大动脉的弹性贮器作用起到缓冲血压、减少心动周期中血压波动幅度的作用（图 2-1）。

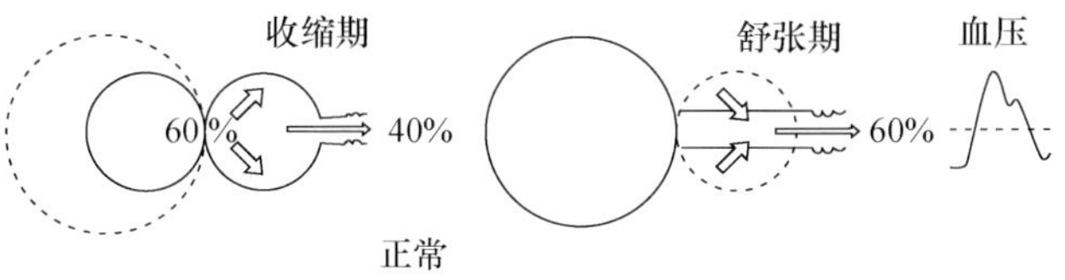

图 2-1 大动脉的弹性贮器作用

青中年高血压发生机制主要是由于交感神经系统和肾素-血管紧张素-醛固酮系统过度激活，外周血管阻力增加，而大动脉弹性贮器作用尚好，因此，在收缩期时更多比例的血量贮存在大动脉中，更少比例的血量在收缩期传输到外周循环，因此动脉压力波表现为舒张压幅度增加，脉压减小，临床表现为舒张期高血压（图 2-2）。

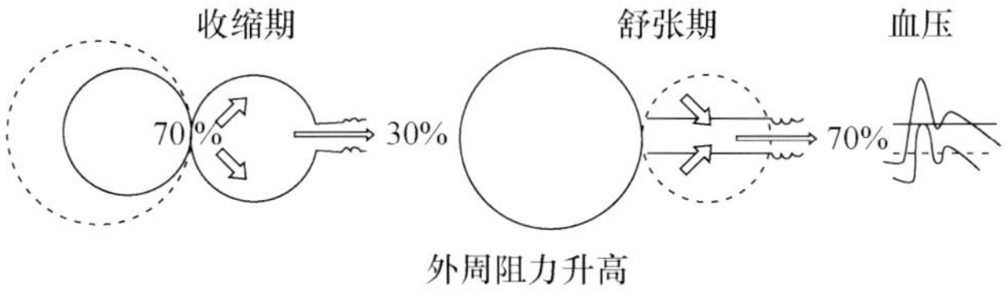

图 2-2 外周阻力升高对血压的影响

而在老年人中大动脉弹性贮器功能减退，在收缩期时更少比例的血量贮存在大动脉中，更多比例的血量在收缩期传输到外周循环，因此动脉压力波表现为收缩压增高，舒张压降低，脉压增大，表现为单纯收缩期高血压（ISH）（图 2-3）。研究显示 60 岁以上高血压患者中 65％为 ISH，70 岁以上的高血压患者中 90％为 ISH[6]。

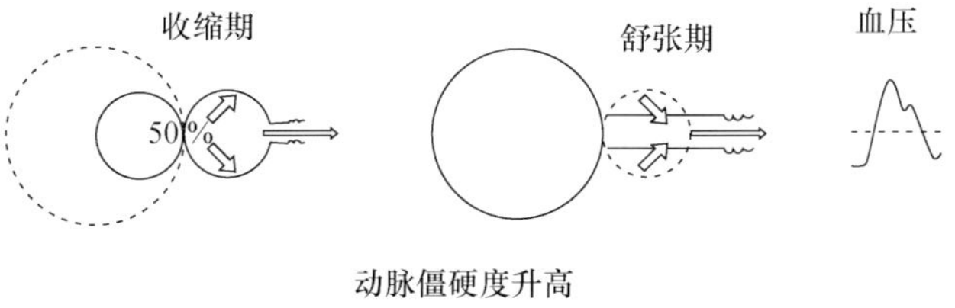

图 2-3 动脉僵硬度升高对血压的影响

除了上述大动脉僵硬度增加而引起收缩压升高、脉压增大以外，老年人其他生理功能的变化也会导致血压升高。如末梢阻力增加直接与血压升高有关；肾小球滤过率下降，盐敏感性上升，而随诊盐敏感性升高的同时，老年人中枢的口渴感也减弱，由于不感到口渴，容易造成摄盐过多的状态。

四、老年高血压的临床特点

（一）收缩压增高，脉压增大

老年人 SBP 水平升高，而 DBP 水平在 60 岁以后呈降低趋势，ISH 是老年高血压最常见类型，SBP 增高和脉压增大是老年高血压最主要的特点，进入老年期后新发生的高血压多为 ISH。研究显示，SBP 高和脉压增大与全因死亡、卒中、心血管事件及冠状动脉粥样硬化性心脏病发病呈正相关[7-9]。

（二）异常血压波动

老年人动脉壁僵硬度增加，而压力感受器敏感度下降，自主神经功能失调、肾排钠和容量调节能力减弱，更容易发生血压波动幅度和频率的非生理性变化，称为异常血压波动。导致老年人血压波动的常见非生理因素包括：睡眠障碍、便秘、前列腺肥大导致排尿困难、焦虑、抑郁或情绪波动等不良状态；骨关节疾病等导致慢性疼痛；合并神经系统等疾病（如帕金森）以及某些药物作用的影响；自行停药及频繁换药亦会导致血压的异常波动。异常血压波动与靶器官结构和功能损害、心脑血管事件及死亡率密切相关，尤其增加脑卒中、脑出血及腔隙性脑梗死的发生率。其对预后的影响独立于血压的绝对水平。临床上可表现为昼夜节律异常、直立（体位）性低血压、直立（体位）性高血压、晨峰血压增高、餐后低血压等。

1. 血压昼夜节律异常

老年高血压患者常伴有血压昼夜节律异常，表现为夜间血压下降幅度＜10％（非杓型）或＞20％（超杓型），甚至表现为夜间血压高于白天（反杓型），使心、脑、肾等靶器官受累的风险增加。

2. 直立（体位）性低血压

指从卧位改变为直立体位 3 min 内，SBP 下降≥20 mmHg 或 DBP 下降≥10 mmHg，同时伴头晕或晕厥等脑灌注不足的症状。老年人自主神经系统调节功能减退，容易发生直立性低血压，在年龄≥

65 岁人群中的发生率可达 20%～50%；我国年龄≥80 岁高龄人群中的发生率达 27.2%，合并容量不足、糖尿病，或使用利尿剂、α 受体阻滞剂及精神类药物时更易发生。

3. 直立（体位）性高血压

指体位由卧位转为直立后，SBP 升高＞20 mmHg，老年人直立性高血压发生率为 8.7%～11.0%，亦是老年人血压调节能力降低的表现之一。

4. 清晨高血压

指起床后 2 h 内的收缩压平均值减去夜间睡眠时收缩压最低值（夜间血压最低值前后共 3 次收缩压的平均值）≥35 mmHg。清晨交感神经活性增加，肾素-血管紧张素-醛固酮系统激活，且糖皮质激素分泌增加，这些因素共同导致清晨高血压的发生。老年人血管硬化，血管弹性减低，清晨高血压的情况更加常见，发生率为 21.6%，可促发老年高血压患者清晨心脑血管事件。

5. 餐后低血压

指进餐后 2h 内 SBP 下降≥20 mmHg 或餐前 SBP≥100 mmHg，餐后 SBP＜90 mmHg，并于进餐后出现心脑缺血相关症状。其发生机制主要为餐后内脏血流量增加，回心血量和心输出量减少，压力感受器敏感度减低，交感神经代偿功能不全及餐后具有扩血管作用的血管活性肽分泌增多导致。

（三）常与多种疾病并存，并发症多

老年高血压患者常合并多个心血管疾病危险因素，伴发心脑血管疾病、周围血管疾病和肾脏损害的情况常见，使老年高血压患者的心脑血管事件和并发症增加。同时患者合并用药多，药物之间相互作用增加，进一步增加了治疗的复杂性。老年高血压患者常并发多种动脉粥样硬化性疾病及糖尿病、老年认知障碍、前列腺增生（男性）等多种疾病，常合用多种药物，治疗过程中易发生药物相互作用，增加不良事件的发生。因此，应对老年高血压患者进行全面综合评估，制订合理治疗方案。

（四）假性高血压增多

假性高血压指袖带法所测血压高于动脉内测压的现象，多见于动脉严重钙化的老年人，肱动脉钙化和僵硬度增加导致袖带充气加压后血管难以压缩，测得血压高于动脉内压，患者可表现为持续血压升高而无明显靶器官损害，或者表现为降压治疗后患者出现低血压症状而袖带血压仍然偏高。假性高血压发生率随年龄增长而增高[10]。当 SBP 测量值异常升高但未合并相关靶器官损害或药物降压治疗后即出现低血压症状时，应考虑假性高血压可能。假性高血压可导致过度降压治疗而使 SBP 过低，在高龄患者可能引起跌倒、衰弱等不良预后的增加。老年人应注意排查假性高血压，以免过度治疗，必要时可通过测定无创中心动脉压或直接测量动脉内压力获得准确血压值[11]。

（五）继发性高血压容易漏诊

多数老年高血压患者是原发性高血压，但也不能因此忽略继发原因，如肾血管性高血压、肾性高血压、原发性醛固酮增多症及阻塞性睡眠呼吸暂停综合征等。老年患者较为常见的继发原因是动脉粥样硬化性肾血管疾病和肾实质病变。如果患者血压短时间内突然升高或原有高血压明显加重，应注意排查有无继发性高血压。

（六）诊室高血压及隐匿性高血压

诊室高血压又称“白大衣高血压”，老年患者在医疗环境中精神紧张，交感神经活性增加，易出现诊室里测得的血压升高而家中自测血压或动态血压监测正常的现象。隐匿性高血压指患者在诊室内血压正常而动态血压或家中自测血压升高的临床现象。隐匿性高血压患者诊室血压多为正常高值，靶器官损害的风险增加，应鼓励患者积极进行家庭自测，有条件者进行动态血压监测，以免治疗不当。

五、老年高血压的降压目标

老年高血压治疗的主要目标是保护靶器官，最大限度地降低心血管事件和死亡的风险。临床试验证据表明[12]，对于血压重度升高的老年患者积极合理的降压治疗可以显著降低不良心血管事件发生率及全因病死率，并且在心脑血管疾病高发的老年人群中降压治疗获益更大。目前国内外指南[4,7,11,13-14]根据年龄制定不同的降压靶目标，一般分为年龄≥65 岁（或 60 岁）和≥80 岁。2015 年颁布的收缩压干预试验（systolic blood pressure intervention trial，SPRINT）显示：与标准治疗组相比，强化降压治疗进一步降低主要心血管事件和全因死亡率，其中≥75 岁的老年患者同样从强化治疗中获益，严重不良反应无明显增加[15]。根据我国实际情况，对于 65～79 岁的老年患者，推荐血压先降至＜150/90 mmHg，若患者耐受良好，

目标血压＜140/90 mmHg；≥80 岁的高龄老人，应降至＜150/90 mmHg。高龄高血压试验（hypertension in the very elderly trial，HYVET）研究表明，≥80 岁高龄患者将血压控制在 150/80 mmHg 以下，可从降压治疗中获益[16]。对于老年 ISH 高血压患者，在强调 SBP 达标的同时应关注 DBP。当 DBP＜60 mmHg 而 SBP＜150 mmHg 时，可先观察，暂不用药物治疗；SBP 150～179 mmHg 时，可谨慎给予小剂量降压药物；如 SBP≥180 mmHg，需用降压药[17]。

欧洲和美国最新颁布的高血压指南建议对耐受性良好的老年高血压患者制定积极的降压目标，但指出单一根据年龄确定降压目标是不全面的，要考虑患者的生理年龄、衰弱程度、合并的临床疾病和治疗耐受性，衰弱是衰老的表现之一，随年龄增长其发生率显著升高。有研究发现衰弱是影响高龄老年人降压治疗获益的重要因素之一[18-19]。对于体质衰弱的老年高血压患者给予宽松的降压目标，而健康状况良好的老年患者应尽量达到降压目标。

六、老年高血压的治疗与管理

（一）非药物治疗

老年高血压患者应进行生活方式干预，包括保持理想的体重、适当运动、限制钠盐和酒精的摄入、戒烟、改善睡眠、保持良好心态、避免情绪波动。同时老年人对寒冷的适应能力和对血压的调控能力差，常出现季节性血压波动现象，应保持室内温暖，经常通风换气，骤冷和大风低温时减少外出，适量增添衣物，避免血压大幅波动[20]。由于老年人生理功能减弱，多合并骨质疏松，营养状况不佳，推荐老年高血压患者饮食限制和减重时需慎重，避免过度控制饮食影响生活质量，导致电解质紊乱和营养不良。

（二）药物治疗

1. 老年人降压药物应用的基本原则

老年高血压患者药物治疗应遵循以下几项原则：①小剂量：初始治疗时通常采用较小的有效治疗剂量，并根据需要，逐步增加剂量；②长效：尽可能使用 1 次/日、有 24 h 持续降压作用的长效药物，有效控制夜间和清晨血压；③联合：若单药治疗疗效不满意，可采用两种或多种低剂量降压药物联合治疗以增加降压效果，单片复方制剂有助于提高患者的依从性；④适度：大多数老年患者需要联合降压治疗，包括起始阶段，但不推荐衰弱老年人和≥80 岁高龄老年人初始联合治疗；⑤个体化：根据患者具体情况、耐受性、个人意愿和经济承受能力，选择适合患者的降压药物。

2. 常用降压药物

包括钙通道阻滞剂（calcium channel blocker，CCB）、血管紧张素转化酶抑制剂（angiotensin converting enzyme inhibitor，ACEI）、血管紧张素受体阻滞剂（angiotensin receptor blocker，ARB）、利尿剂、β 受体阻滞剂及由上述药物组成的固定复方制剂。此外 α 受体阻滞剂可用于伴有前列腺增生和难治性高血压患者的辅助用药。

（1）钙通道阻滞剂：长效二氢吡啶类 CCB 降压作用平稳，无绝对禁忌证，尤其适用于低肾素、盐敏感的老年高血压患者，可单独或与其他降压药物联合使用。中国进行的老年高血压降压治疗研究——STONE 研究[21]和 Syst-China 研究[9]表明，CCB 可降低心脑血管并发症和死亡率，为一线治疗药物。2018 年《中国高血压防治指南》和《加拿大成人与儿童高血压的诊断、危险评估、预防与治疗指南》均优先推荐二氢吡啶类 CCB 用于老年高血压和 ISH 患者[17,22]。

（2）利尿剂：利尿剂降压效果确切，多个指南[4,13-14]推荐利尿剂作为初始降压药物，但由于担心利尿剂引起电解质紊乱和对代谢的不良影响，国内临床中利尿剂应用较少。小剂量噻嗪类利尿剂对代谢影响小，适用于老年高血压或伴心力衰竭的患者，与 ACEI 或 ARB 联合治疗，可干预神经内分泌和容量两种血压调节机制，产生协同降压作用并减少不良反应，在老年患者中的降压效果和临床获益显著[16]。保钾利尿剂螺内酯、依普利酮和阿米洛利可用于难治性高血压的治疗，应用时注意监测血钾，估算肾小球滤过率＜30 ml/（min・1.73 m^2）的患者慎用。

（3）β 受体阻滞剂：β 受体阻滞剂近年来在高血压治疗中的地位备受争议，氯沙坦高血压患者生存研究（LIFE）[23]显示 β 受体阻滞剂阿替洛尔为基础的治疗组在心血管事件保护（特别是脑卒中防治）获益方面弱于以 RAAS 阻滞剂或 CCB 为基础的对照治疗组。β 受体阻滞剂降低运动耐量，影响糖脂代谢，老年患者多数合并糖脂代谢异常，对 β

受体阻滞剂的耐受性较差。β受体阻滞剂适用于合并特定适应证（如心力衰竭、快速性心律失常和冠状动脉粥样硬化性心脏病）的老年高血压患者。

（4）ACEI 和 ARB：特别适用于合并糖尿病、心力衰竭、心肌梗死后或慢性肾病的老年高血压患者，应用时需排除双侧肾动脉狭窄，监测肾功能和血钾变化。ACEI、ARB 对糖脂代谢无不良影响，可有效减少尿白蛋白排泄量，延缓肾脏病变进展，适用于合并糖尿病肾病、代谢综合征、慢性肾脏病（chronic kidney disease，CKD）、蛋白尿或微量白蛋白尿的老年高血压患者。

（5）联合治疗和固定复方制剂（表 2-2）：多数老年高血压患者需要两种或两种以上的降压药物联合治疗才能达标，联合不同降压机制的药物可增强降压效果，减少不良反应，提高治疗依从性。临床实践中通常采用自由联合或单片固定复方制剂，《中国老年高血压管理指南 2019》[24] 推荐的联合治疗组合包括：ACEI 或 ARB＋二氢吡啶类 CCB；ACEI 或 ARB＋噻嗪类利尿剂；二氢吡啶类 CCB＋噻嗪类利尿剂；二氢吡啶类 CCB＋β受体阻滞剂。现有单片固定复方制剂多是肾素-血管紧张素系统阻滞剂（reninangiotensin system inhibitors，RASI，包括 ACEI 和 ARB）与小剂量噻嗪类利尿剂联合，或 RASI 与长效二氢吡啶类 CCB 联合，单片固定复方制剂简化了治疗方案，适用于 2 级和 3 级老年高血压患者。

更多不同情况下老年高血压的药物治疗见第三章。

表 2-2　老年高血压降压药物的选择

推荐
推荐使用噻嗪类/袢利尿剂、CCB、ACEI 或 ARB 进行降压的起始和维持治疗
对于大多数高于靶目标值 20 mmHg 以上的老年患者，起始治疗可采用两药联合
如果两种药物联合治疗血压仍不能达标，推荐采用噻嗪类/袢利尿剂、CCB、ACEI 或 ARB 三种药物联合治疗，或使用单片复方制剂
≥80 岁的高龄患者和衰弱的老年患者，推荐初始降压采用小剂量单药治疗
不推荐两种 RAS 抑制剂联用

CCB：钙通道阻滞剂；ACEI：血管紧张素转化酶抑制剂；ARB：血管紧张素受体阻滞剂；RAS：肾素-血管紧张素系统。1 mmHg＝0.133 kPa

（三）异常血压波动的管理

1. 昼夜节律异常的药物治疗

（1）非杓型高血压患者需降低夜间血压：选择 24 h 平稳降压的长效降压药物，单药或联合用药。若夜间血压控制仍不理想，可将一种或数种长效降压药改为晚间或睡前服用。

（2）超杓型血压：需要降低白天血压，于清晨服用长效降压药物。如日间血压仍控制不理想，选择长效＋中短效药物的组合，进一步控制白天血压。

（3）反杓型血压：需要大幅度降低夜间血压，可于下午、晚间或睡前服用长效降压药。若夜间血压控制仍不理想，可选择睡前加用中、短效降压药物，使夜间血压进一步降低。

2. 直立性低血压的药物治疗

睡醒后缓和几分钟再坐起，在床边坐 1～3 分钟，先做轻微的四肢活动，然后再过渡到站立位，且注意站立时动作要缓慢。这样有助于促进静脉血向心脏回流，减少直立性低血压的发生。

3. 直立性高血压的药物治疗

可先应用神经功能调节药（如 B 族维生素等）或安定类镇静剂辅助治疗。如果仍难以控制，可选择 α1 受体拮抗剂抑制交感神经活性，但此类药与利尿剂合用时可增加直立性低血压风险，故应谨慎使用。

4. 晨峰血压增高的药物治疗

首先进行生活方式干预与指导：保持夜间良好睡眠，避免情绪波动；晨起后继续卧床片刻，起床动作宜缓慢，避免起床后即刻进行较为剧烈的活动。药物方面：选择 24 h 平稳降压的长效降压药以控制清晨血压的大幅波动。对于非杓型或反杓型的高血压患者，可选择睡前服用长效降压药，维持夜间血压的适度下降（杓型血压），能够有效抑制血压晨峰。

5. 餐后低血压的药物治疗

餐前饮水 350～480 ml 可使餐后血压下降幅度减少 20 mmHg；少食多餐，可以减少血液向内脏转移的量和持续时间，对餐后低血压患者可能有利；由于碳水化合物在胃中的排空最快，诱导胰岛素释放作用最强，因此摄入富含碳水化合物的食物更容易导致餐后血压迅速下降。因此改变饮食结构，适当减少碳水化合物的摄入有助于预防餐后低血压的发生。餐后适量运动，有助于提高心输出量，亦可减少餐后低血压的发生。

七、预后

老年高血压患者按国内外高血压指南的危险分层多为高危人群，所以降压治疗的获益更大。总体来说，在冠心病、脑卒中、肾脏疾病、大血管疾病及周围动脉疾病等严重心血管疾病预防中，降压获益至少在30%。高龄老年患者有其特殊性，降压药物选择应更谨慎，从小剂量开始，遵循平稳、缓慢、适度的原则，在数周甚至数月内逐渐使血压达标，并选择对代谢内环境稳定性影响小的药物，应特别注意药物副作用。

此外，需要针对老年血压异常波动的诱因及原因进行认真查找，密切监测血压，掌握其变化规律，制订个体化的非药物及药物治疗方案，对患者进行认真指导，尽量减少血压过度波动而导致靶器官损害。

（王丽君　解泽宙）

参考文献

[1] Li SN，Chen Z，Wang ZW，et al. Status analysis of elderly hypertension in China. Chin J Hypertens，2019，27（2）：140-150.

[2] Wu Y，Huxley R，Li L，et al. Prevalence，awareness，treatment，and control of hypertension in China：data from the China National Nutrition and Health Survey 2002. Circulation，2008，118（25）：2679-268. DOI：10.1161/CIRCULATIONAHA.108.788166.

[3] 范国辉，王增武，张林峰，等. 2013年北方四区县农村高血压患病率，知晓率，治疗率和控制率调查. 中华医学杂志，2015，95（8）：616-620. DOI：10.3760/cma.j.issn.0376-2491.2015.08.013.

[4] Paul A. James，Suzanne Oparil，Barry L. Carter，et al. 2014 Evidence-Based Guideline for the Management of High Blood Pressure in Adults JAMA，2014，311（5）：507-520. doi：10.1001/jama.2013.284422.

[5] World Health Organization，International Society of Hypertension Writing Group. 2003 World Health Organization（WHO）/Interna-tional Society of Hypertension（ISH）statement on management of hypertension. J Hypertens，2003，21（11）：1983-1992. DOI：10.1097/01.hjh.0000084751.37215.d2.

[6] Franklin SS，Gustin W 4th，Wong ND，et al. Hemodynam patterns of age-related changes in blood pressure. The Framingham Heart Study. Circulation，1997，96（1）：308-315.

[7] 中国降压治疗预防卒中再发研究协作组. 脑血管病患者脉压水平与脑卒中再发关系. 中国循环杂志，2003，18：284-287.

[8] Yu D，Simmons D. Association between pulse pressure and risk of hospital admissions for cardiovascular events among people with Type 2 diabetes：a population-based case-control study. Diabet Med，2015，32：1201-1206.

[9] Wang JG，Staessen JA，Gong L，et al. Chinese trial on isolated systolic hypertension in the elderly. Systolic Hypertension in China（Syst-China）Collaborative Group. Arch Intern Med，2000，160：211-220.

[10] Franklin SS，Wilkinson IB，McEniery CM. Unusual hypertensive phenotypes：what is their significance. Hypertension，2012，59（2）：173-178. DOI：10.1161/Hypertensionaha.111.182956.

[11] 中国老年医学学会高血压分会. 高龄老年人血压管理中国专家共识. 中国心血管病杂志，2015，20（6）：401-409. DOI：10.3969/j.issn.1007-5410.2015.06.001.

[12] Dahlof B，Lindholm LH，Hansson L，et al. Morbidity and mortality in the Swedishi Trial in Old Patients with Hypertension（STOP-Hypertension）. Lancet，1991，338（8778）：1281-1285.

[13] Whelton PK，Carey RM，Aronow WS，et al. 2017 ACC/AHA/AAPA/ABC/ACPM/AGS/APhA/ASH/ASPC/NMA/PCNA Guideline for the Prevention，Evaluation，and Management of High Blood pressure in Adults：A Report of the American of Cardiology/American Heart Association Task Force on Clinical Practice Guideline. J AM Coll Cardiol，2018，71：2199-2269.

[14] Williams B，Mancia G，Spiering W，et al. 2018 ESC/ESH Guidelines for the management of arterial hypertension：The Task Force for the management of arterial hypertension of the European Society of Cardiology and the European Society of Hypertension. Hypertens，2018，36：1953-2041.

[15] Williamson JD，Supiano MA，Applegate WB，et al. Intensive vs Standard Blood Pressure Control and Cardiovascular Disease Outcomes in Adults Aged ≥ 75 Years：a Randomized Clinical Trial. JAMA，2016，

315：2673-2682.

[16] Bulpitt CJ，Beckett NS，Peters R，et al. Blood pressure control in the Hypertension in the Very Elderly Trial（HYVET）. J Hum Hypertens，2012，26：157-163.

[17] 中国高血压防治指南修订委员会. 中国高血压防治指南2018年修订版. 北京：中国医药科技出版社，2018.

[18] Odden MC，Peralta CA，Haan MN，et al. Rethinking the association of high blood pressure with mortality in elderly adults：the impact of frailty. Arch Intern Med，2012，172（15）：1162.

[19] Peralta CA，Katz R，Newman AB，et al. Systolic and diastolic blood pressure，incident cardiovascular events，and death in elderly persons：the role of functional limitation in the Cardiovascular Health Study. Hypertension，2014，64（3）：472-480. DOI：10.1161/HYPERTENSIONAHA.114.03831.

[20] Sheng CS，Cheng YB，Wei FF，et al. Diurnal blood presrhythmicity in relation to environmental and genetic cues untreated referred patients. Hypertension，2017，69（1）：128-135. DOI：10.1161/Hypertensionaha.116.079.

[21] Gong L，Zhang W，Zhu Y，et al. Shanghai trial of nifedipine in the elderly（STONE）. J Hypertens，1996，14：1237-1245.

[22] Nerenberg KA，Zarnke KB，Leung AA，et al. Hypertension Canada's 2018 guidelines for diagnosis，risk assessment，prevention，and treatment of hypertension in adults and children. Can J Cardiol，2018，34：506-525.

[23] Dahlof B，Devereux RB，Kjeldsen SE，et al. Cardiovascular mobidity and mortality the losartan intervention for endpoint reduction in hypertension study（LIFE）：a randomised trial against atenolol. Lancet，2002，359（9311）：995-1003.

[24] 中国老年医学学会高血压分会. 中国老年高血压管理指南2019. 中华老年多器官疾病杂志，2019，18（2）：81-106.

第三章　不同情况老年高血压患者的药物治疗

一、老年高血压的特点

我国人口众多，并逐步进入老龄化社会。根据1991年全国高血压抽样调查资料显示，我国≥60岁老年人高血压患病率是40.4%，2002年全国营养调查显示患病率是49.1%，2012—2015年全国高血压分层多阶段随机抽样横断面调查资料显示患病率为53.2%，患病率总体呈增高趋势。至2017年末，我国≥65周岁人口有15 831万人，占总人口的11.4%。老年高血压患病率高，患者数量大，防治任重而道远。

老年高血压患者具有自身的病理生理特点，主要表现在随着年龄增长，大动脉弹性下降，动脉僵硬度增加，其次压力感受器反射敏感性和β肾上腺素能系统反应性降低，同时肾维持离子平衡能力下降。从而表现出老年人血压神经-体液调节能力下降，表现为容量负荷增多和血管外周阻力增加[1]。

病理生理特点包括：①单纯收缩期高血压明显增多。根据2003年美国预防、检测、评估与治疗高血压全国联合委员会第7次报告（JNC7）的定义：收缩压≥140 mmHg，舒张压<90 mmHg为单纯收缩期高血压[2]。1991年全国高血压抽样调查资料分析表明，我国老年人单纯收缩期高血压患病率为21.5%，占老年高血压患者的53.21%，即老年高血压患者中一半以上是单纯收缩期高血压。35岁以后单纯收缩期高血压患病率随年龄增长而显著增高，每增长10岁患病率约增高1倍。单纯收缩期高血压的患病率在≥55岁组、≥65岁组、≥75岁组的高血压患者中分别占52.7%、62.4%和69%[3]。②血压波动增大：高血压伴有直立性低血压和餐后低血压者增多。老年人血压波动大，给降压治疗带来困难，并且在血压急剧波动时，可显著增加心血管事件的发生。③血压昼夜节律异常者增多。④老年高血压患者常合并多种疾病，包括冠心病、脑血管疾病、慢性肾功能不全、糖尿病等。所以在老年高血压的治疗中，要结合老年高血压的自身特点，综合考虑多种疾病合并存在的情况，选择恰当的药物，同时要注意药物之间相互的配伍协同作用，尽量个体化治疗，在取得疗效的同时，更加注意用药的安全性。

二、老年高血压的降压目标和治疗原则

老年高血压治疗获益已被大量循证医学证据证实。STOP研究纳入1627例70～84岁高血压患者，随机接受β受体阻滞剂或利尿剂或安慰剂治疗，平均随访25个月，结果表明，治疗组脑卒中发病率和死亡率显著降低[4]。Sys-China研究发现，每治疗1000例中国老年ISH患者，5年内可减少死亡55例，减少脑卒中39例或主要心血管事件59例[5]。我国2010年版高血压防治指南建议老年高血压患者降低目标值为<150/90 mmHg，如能耐受可降至140/90 mmHg，对于80岁以上的高龄老年人的降压目标值为<150/90 mmHg，但尚不清楚老年高血压降至140/90 mmHg以下是否有更大获益。《老年高血压的诊断与治疗中国专家共识(2017版)》指出，不再将年龄单独作为高血压患者治疗（或非治疗）的决定因素，相对健康的老年高血压患者，可遵循与年轻患者相同的指导方案治疗；一些身体虚弱的老年患者，尤其80岁以上的老年患者，可能需要较高的血压水平才能通过硬化的动脉血管以保证器官的灌注，对于虚弱的老年患者我们必须对其进行个体化的评估和治疗[6]。老年患者降压治疗应强调收缩压达标，同时应避免过度降低血压；在能耐受降压治疗前提下，逐步降压达标，应避免过快降压；对于降压耐受性良好的患者应积极进行降压治疗。

最新发布的《中国老年高血压管理指南2019》对于老年人降压药物应用的基本原则进行了说明[7]，应遵循以下几项原则：①小剂量：初始治疗时通常采用较小的有效治疗剂量，并根据需要，逐

步增加剂量；②长效：尽可能使用1次/日、有24 h持续降压作用的长效药物，有效控制夜间和清晨血压；③联合：若单药治疗疗效不满意，可采用两种或多种低剂量降压药物联合治疗以增加降压效果，单片复方制剂有助于提高患者的依从性；④适度：大多数老年患者需要联合降压治疗，包括起始阶段，但不推荐衰弱老年人和≥80岁高龄老年人初始联合治疗；⑤个体化：根据患者具体情况、耐受性、个人意愿和经济承受能力，选择适合患者的降压药物。

三、不同情况老年高血压的药物治疗

（一）无明显靶器官损害的情况

国内外高血压防治指南建议，利尿剂、长效CCB或ACEI/ARB均可作为首选。指南建议是建立在各大研究基础上的，如SHEP研究采用的是氯噻酮，Sys-Eur研究采用了长效CCB尼群地平，或增加依那普利或利尿剂，Syst-China研究同样采用了尼群地平，或增加卡托普利或利尿剂。由于单药控制血压达标率较低，可选择三类药物中的两种联合治疗，其中ACEI/ARB与利尿剂、ACEI/ARB与长效CCB、CCB与利尿剂的联合首先考虑，仍不能达标时可三药联用。

β受体阻滞剂在无强制适应证的老年高血压患者中不作为首选。研究认为虽然其降低肱动脉压力的作用和其他药物类似，但其降低中心动脉压弱于其他药物，在靶器官保护方面（尤其脑卒中）作用较弱。α受体阻滞剂不作为一线用药，但在合并良性前列腺增生的老年患者中可考虑选用。

（二）合并糖尿病

老年患者常常合并糖尿病，在选择降压药物时，除常规考虑药物的降压疗效、副作用、服药方便、价格外，尚需考虑下列因素：①对糖尿病治疗的影响：在高血压合并糖尿病患者选择降压药物时应有利于糖尿病的治疗，减少或至少不增加降糖药物的剂量；②对心脑血管并发症的影响：应有利于冠心病的一级和二级预防、减少冠心病发生率、减少心血管事件和脑卒中发生率；③保护肾功能：2型糖尿病患者约有1/3合并肾病，是肾病最常见病因之一。

2009 ESC/ESH高血压指南的再评价指出：通过临床试验的meta分析显示，所有主要的降压药物均可以预防糖尿病患者心血管并发症，可能是因为血压下降本身带来的保护作用，所有这些药物均可以考虑用于糖尿病患者的降压治疗；糖尿病患者通常需要联合治疗才能有效降低血压，治疗方案中必须包括ACEI/ARB，因为有证据显示，ACEI/ARB可以延缓肾病的发生和进展，对于肾具有更好的保护作用。“再评价”再次肯定了目前主要的降压药物种类（包括利尿剂、β受体阻滞剂）均可以用于糖尿病合并高血压的治疗。2013年ESC/ESH高血压指南维持先前看法。2009年ADA指南建议：一切糖尿病患者的高血压治疗方案应该包括ACEI或者ARB；如果其中的一种不能耐受，应该以另一种代替。近年来，关于利尿剂和β受体阻滞剂在糖尿病合并高血压患者中的应用有很多讨论和不同意见，主要在于这些药物潜在的对糖代谢不良影响，但从目前的证据来看，在适宜的患者，利尿剂（如在高盐摄入、心力衰竭患者）和β受体阻滞剂（如在交感亢进、冠心病、心力衰竭等患者）是糖尿病合并高血压患者不可缺少的降压药物。

因此在高血压合并糖尿病的降压治疗中，首选ACEI/ARB。血压达标通常需要2个或更多药物的联合用药，可联合CCB、利尿剂、β受体阻滞剂，联合治疗方案中应当包括ACEI/ARB。除非血压控制不佳或合并前列腺增生，一般不考虑使用α受体阻滞剂。

（三）合并脑血管疾病

高血压是引起缺血性和出血性脑血管疾病的主要危险因素，恰当的降压治疗可使脑血管疾病发病率降低30%～50%。但是需要指出，老年人如果血压降得过快、过低将会导致重要脏器供血不足，出现脑血管意外，尤其是缺血性脑血管疾病。目前认为在急性期的处理中，对于脑出血患者应该将收缩压控制在180 mmHg以下，对于缺血性卒中患者应该将收缩压控制在200 mmHg以下。在慢性期的缺血性卒中或TIA管理中，应当将血压控制在140/90 mmHg以下，高龄患者适当放宽，控制在150/90 mmHg以下。

多个研究表明CCB在脑血管疾病管理方面具有优势，可以明显降低脑血管疾病发病率。FEVER研究入选伴高危因素的高血压患者，在利尿剂应用基础上，随机用非洛地平或安慰剂治疗随访4年，结果非洛地平缓释片治疗组脑卒中事件相对危险明显下降。PATS 和 PROGRESS 研究的结果均表明，降压治疗对中国脑血管疾病患者二级预防有益，可明显降低脑卒中再发危险。Syst-Eur 和 Syst-China 研究均显示尼群地平使卒中发生率大幅度下降。我国为脑卒中高发大国，和西方国家相比，我国的脑卒中发生率高，致死致残率高，CCB 的选择使用更加符合我国的疾病谱特点。可以首选作用平稳、无明显致直立性低血压作用的 CCB，如尼莫地平、尼卡地平等。合并脑血管疾病的老年患者，常常需要联合治疗，联合应用 ACEI/ARB 和噻嗪类利尿剂可降低卒中再发率。

（四）合并冠心病

如果合并冠心病，舒张压不能降得过低。积极降低收缩压有利于降低心肌后负荷，但同时如果舒张压过低则可能影响冠状动脉灌注。目前研究已较为肯定，对于冠心病患者其舒张压水平和心血管事件存在"J 曲线"。Messerli 等荟萃了 20 多项研究，发现过低舒张压带来临床终点增加的"J 曲线"现象，绝大部分引起缺血性心脏病，部分也包括脑卒中和全因死亡，J 点的范围主要集中在 70～90 mmHg 区间[8]。Sys-Eur 研究表明，对于老年单纯收缩期高血压患者，当收缩压未达标时，积极降低收缩压能有效预防心血管事件发生，直至舒张压达到 55 mmHg。对于合并冠心病患者，舒张压不宜低于 70 mmHg[9]。目前关于最低安全舒张压水平无共识，认为舒张压维持在 70～79 mmHg 是安全的。在收缩压尚高，但舒张压已经低于 60 mmHg 的患者，一定要在严密的监测下逐步降至目标收缩压。

1. 稳定型心绞痛

除非有禁忌，ACEI 应当用于稳定型心绞痛同时合并高血压、糖尿病、左心室射血分数≤40％或慢性肾功能不全的所有患者；于低危患者中应用有争议。ARB 药物适应证同 ACEI，以及不能耐受 ACEI 者。

β受体阻滞剂是高血压合并心绞痛发作患者治疗的首选药物，推荐用于心肌梗死或急性冠脉综合征（ACS）后左心室功能正常、左心室功能障碍（EF＜40％）或心力衰竭或既往心肌梗死的所有患者。

CCB 可用于缓解症状，但应当避免使用短效硝苯地平。CCB 能够扩张冠状动脉，解除冠状动脉痉挛，增加心肌供血；能够减弱心肌收缩力，扩张血管、降低外周血管阻力，从而减少心脏作功，降低心肌氧耗；心肌细胞缺血缺氧时，可出现心肌细胞内钙超载，CCB 能够阻滞钙离子内流，从而保护缺血心肌；同时 CCB 还有抗血小板聚集等作用。因为具有以上作用，CCB 对劳力型和自发型心绞痛都有效，特别是抗冠状动脉痉挛作用突出，是抗心肌缺血的基本药物。大多数临床研究结果都支持长效钙通道阻滞剂抗心肌缺血的疗效和安全性。ACTION 和 CAMELOT 两项研究进一步显示，长效 CCB 应用于冠心病患者具有明确的临床效益，更为重要的提示是，稳定型冠心病患者在已经接受现代充分治疗的基础上，加用长效 CCB 能够进一步减少冠状动脉血运重建、减少心绞痛的发作、延缓冠状动脉粥样斑块进展，有效地改善病情进展并显著减少心血管事件[10-11]。

2. 急性冠脉综合征

β受体阻滞剂是 ACS 治疗的基石，可减少梗死面积，降低猝死风险，提倡尽早使用（24 h 内）。ACEI/ARB 可作为 ACS 患者的降压首选，有利于减轻心肌梗死扩张，防止左心室重构以及心腔扩大。在 ACEI 或β受体阻滞剂治疗基础上，醛固酮受体拮抗剂可进一步增加获益，利尿剂则适用于充盈压升高、肺静脉淤血或有心力衰竭证据的患者，但应注意低钾血症。目前没有证据显示 CCB 对急性 STEMI 有益，但短效硝苯地平会增加死亡率，不推荐地尔硫䓬和维拉帕米常规应用于 ACS 患者，仅在持续或频繁心肌缺血时用于无严重左心室功能障碍或其他禁忌证患者的替代药物治疗。

3. 合并心力衰竭

轻度心力衰竭患者首选噻嗪类利尿剂，严重心力衰竭患者选袢利尿剂，但利尿剂也激活多种不良机制，因此可联合 ACEI/ARB、β受体阻滞剂和醛固酮受体拮抗剂治疗，减少不良反应。ACEI 可降低缺血性左心室功能障碍患者的死亡率，还能明显降低高危患者的心力衰竭发作和新发糖尿病风险。ARB 明显降低 2 型糖尿病和肾病患者的心力衰竭发病率，与 ACEI 效果无差异。推荐β受体阻滞剂用于高血压相关左心室收缩功能障碍患者的长期治疗，首选临床试验证实的4 种药物（卡维地洛、琥珀酸美托洛尔、比索洛尔及奈必洛尔）。螺内酯可使 C 期心力衰竭患者全因死亡风险降低 30％，依普利酮使左心室射血分数＜40％患者的死亡风险降低 15%，使轻度症状（NYHA Ⅱ级）慢性心力衰竭患者的心血管死亡及住院风险降低 37%。

CCB 类药物中的地尔硫䓬或维拉帕米不应用于心力衰竭或左心室功能障碍的患者。尽管 PRAISE 研究、PRAISE-2 研究、DiDi 研究和 V-HeFT-Ⅲ等多个研究显示，对于稳定的心力衰竭患者，氨氯地平、非洛地平的应用可能是安全的，但是 CCB 不能作为心力衰竭治疗的常规药物[12-15]。仅当标准治疗不能耐受，或者血压、心绞痛控制较差或有其他临床情况和特别适应证的情况下，才考虑选择恰当的药物如氨氯地平、非洛地平与地高辛、利尿剂和 ACEI/ARB 等常规心力衰竭药物联合使用。

（五）合并心房颤动

心房颤动随着年龄增长患病率呈明显升高趋势，>65 岁的人群中心房颤动的发生率为 3%～4%[16]。80%的心房颤动患者合并高血压，心房颤动是高血压常见的合并症[17]。心房颤动明显增加高血压患者的卒中风险与心力衰竭的发生率，并增加患者的死亡率。积极控制血压是高血压合并心房颤动患者预防和治疗的关键，老年高血压患者需进一步评估血栓和出血风险并积极给予抗凝治疗，注重个体化的治疗，根据具体情况给予“节律”控制或“心室率”控制。

（六）合并慢性肾功能不全

对于高血压患者，保持其肾功能最适宜的方法是严格控制血压，推荐血压控制在 140/90 mmHg 以下，如果尿蛋白较多，建议控制在 130/80 mmHg 以下。在药物的选择方面，对于肾功能基本正常的高血压患者，只要未出现微量白蛋白尿或蛋白尿，ACEI/ARB 和 CCB 均具有肾保护作用，氨氯地平的肾保护作用与 ACEI 相同。但如果已经有了蛋白尿，在阻止肾病进展方面，ACEI/ARB 优于 CCB。IDNT 研究显示，对于有蛋白尿的 2 型糖尿病患者，与氨氯地平治疗组相比，厄贝沙坦组肌酐增高及发展为终末期肾病的相对危险下降 23%[18]。因此，当患者尚未出现蛋白尿或肾小球滤过率尚正常（>60 ml/min）时，CCB 可以作为一线降压药物，能够充分地保护肾功能。当肾小球滤过率降低而尚无蛋白尿时，CCB 也可以作为一线降压药物。如果已经有微量白蛋白尿或蛋白尿，应该首选 ACEI/ARB，但是不排斥联合应用 CCB。因为有研究显示，CCB 与 ARB 合用时，并不减弱或消除 ARB 的肾保护作用。而且为了达到理想的血压控制，大部分患者需要联合用药。

总之，老年患者合并症多，降压药物的选择需要从合并症方面考虑其有效性和安全性，尽量做到降压平稳有效、副作用少和服药简单依从性好，控制好老年高血压和减少高血压并发症。

（张海华　俞梦越）

参考文献

[1] Aronow WS, Fleg JL, Pepine CJ, et al. ACCF/AHA 2011 expert consensus document on hypertension in the elderly: a report of the American College of Cardiology Foundation Task Force on Clinical Expert Consensus Documents developed in collaboration with the American Academy of Neurology, American Geriatrics Society, American Society for Preventive Cardiology, American Society of Hypertension, American Society of Nephrology, Association of Black Cardiologists, and European Society of Hypertension. J Am Soc Hypertens, 2011, 5 (4): 259-352.

[2] Chobanian AV, Bakris GL, Black HR, et, al. Seventh report of the Joint National Committee on Prevention, Detection, Evaluation, and Treatment of High Blood Pressure. Hypertension, 2003, 42: 1206-1252.

[3] 吴锡桂，段秀芳，黄广勇，等. 我国老年人群单纯性收缩期高血压患病率及影响因素. 中华心血管病杂志，2003，31：456-459.

[4] Dahlöf B, Lindholm LH, Hansson L, et al. Morbidity and mortality in the Swedish Trial in Old Patients with Hypertension (STOP-Hypertension). Lancet, 1991, 338 (8778): 1281-1285.

[5] Liu L, Wang JG, Gong L, et al. Comparison of active treatment and placebo in older Chinese patients with isolated systolic hypertension. Systolic Hypertension in China (Syst-China) Collaborative Group. J Hypertens, 1998, 16 (12 Pt 1): 1823-1829.

[6] 中国老年学和老年医学学会心脑血管病专业委员会，中国医师协会心血管内科医师分会. 老年高血压的诊断与治疗中国专家共识（2017 版）. 中华内科杂志，2017，56（11）：885-893.

[7] 中国老年医学学会高血压分会，国家老年疾病临床医学研究中心中国老年心血管病防治联盟. 中国老年高血压管理指南 2019. 中华老年多器官疾病杂志，2019，18（2）：81-106.

[8] Messerli FH, Panjrath GS. The J-curve between blood pressure and coronary artery disease or essential hypertension: exactly how essential? J Am Coll Cardiol, 2009, 54 (20): 1827-1834.

[9] Fagard RH, Staessen JA, Thijs L, et al. On-treatment diastolic blood pressure and prognosis in systolic hypertension. Arch Intern Med, 2007, 167 (17): 1884-1891.

[10] Lubsen J, Wagener G, Kirwan BA, et al. ACTION (A Coronary disease Trial Investigating Outcome with Nifedipine GITS) investigators. Effect of long-acting nifedipine on mortality and cardiovascular morbidity in patients with symptomatic stable angina and hypertension: the ACTION trial. J Hypertens, 2005, 23 (3): 641-648.

[11] Brener SJ, Ivanc TB, PoliszczukR, et al. Antihypertensive therapy and regression of coronary artery disease: insights from the Comparison of Amlodipine versus Enalapril to Limit Occurrences of Thrombosis (CAMELOT) and Norvasc for Regression of Manifest Atherosclerotic Lesions by Intravascular Sonographic Evaluation (NORMALISE) trials. Am Heart J, 2006, 152 (6): 1059-1063.

[12] Packer M1, O'Connor CM, GhaliJK, et al. Effect of amlodipine on morbidity and mortality in severe chronic heart failure. Prospective Randomized Amlodipine Survival Evaluation Study Group. N Engl J Med, 1996, 335 (15): 1107-1114.

[13] Packer M, Carson P, Elkayam U, et al. PRAISE-2 Study Group. Effect of amlodipine on the survival of patients with severe chronic heart failure due to a nonischemic cardiomyopathy: results of the PRAISE-2 study (prospective randomized amlodipine survival evaluation 2). JACC Heart Fail, 2013, 1 (4): 308-314.

[14] Figulla HR, Gietzen F, ZeymerU, et al. Diltiazem improves cardiac function and exercise capacity in patients with idiopathic dilated cardiomyopathy. Results of the Diltiazem in Dilated Cardiomyopathy Trial. Circulation, 1996, 94 (3): 346-352.

[15] Cohn JN, Ziesche S, Smith R, et al. Effect of the calcium antagonist felodipine as supplementary vasodilator therapy in patients with chronic heart failure treated with enalapril: V-HeFT III. Vasodilator-Heart Failure Trial (V-HeFT) Study Group. Circulation, 1997, 96 (3): 856-863.

[16] Kistler PM, Sanders P, Fynn SP, et al. Electrophysiologic and electroanatomic changes in the human atrium associated with age. J Am Coll Cardiol, 2004, 44 (1): 109-116.

[17] January CT, Wann LS, Alpert JS, et al. 2014 AHA/ACC/HRS guideline for the management of patients with atrial fibrillation: a report of the American College of Cardiology/American Heart Association Task Force on Practice Guidelines and the Heart-Rhythm Society. J Am Coll Cardiol, 2014, 64 (21): e1-e76.

[18] Lewis EJ1, Hunsicker LG, Clarke WR, et al. Collaborative Study Group. Renoprotective effect of the angiotensin-receptor antagonist irbesartan in patients with nephropathy due to type 2 diabetes. N Engl J Med, 2001, 345 (12): 851-860.

第四章　我国老年人血压变化与心血管重构相关性研究进展

2017 年 10 月 2 日揭晓的诺贝尔生理学或医学奖将奖项授予了 Jeffrey C. Hall、Michael Rosbash 和 Michael W. Young 三位杰出的科学家，以奖励他们在机体生物钟分子机制研究方面的贡献。人体生物钟节律对人体健康调节具有重要影响，一组生物钟基因（clock 基因）及其相关蛋白质在机体昼夜节律的产生和调节中起关键和基本作用。中枢 clock 基因位于下丘脑的视交叉上核，起主要作用，是生物钟节律的产生部位；外周 clock 基因位于所有的外周器官和组织中，起次要作用，具有一定的独立性。中枢和外周 clock 基因通过神经体液调节进行同步化，包括血压、心率等关键生命体征的节律变化均受其调节。其中，血压节律的变化对血压的管理，尤其对高血压的诊疗有非常重要的意义。

老年人群中，增龄为不可逆转的因素，带来的血压变化既包括血压数值的高低变化，又包括血压节律的变化，这些变化均可能导致心脏结构和功能的异常。本章将就老年人群中的血压波动机制、特点及对心脏重构的影响进行综述。

一、血压节律概述

血压波动有一种现象，即：日间血压正常，但是夜间血压明显升高。由于血压升高比较隐匿，因此往往发现较晚，导致血压较难控制，甚至出现重要脏器的损害才就诊，极大影响了治疗效果，因此了解血压节律的变化是非常重要的。正常血压节律呈现“双峰一谷”的特点，人体血压自晨起觉醒后开始升高，至上午 10～12 时达到峰值后逐渐下降，至 14 时血压降至低点后逐渐上升，至晚餐前后（16：00～18：00）达到日间第二个高峰，之后再次下降，至 0：00～2：00，血压到达一天之内的最低值。1964 年 Synder[1] 首次提出由觉醒到睡眠，血压下降 10％～20％，一天之内整体的节律变化类似杓型曲线，因此将血压节律称为杓型曲线或杓型血压。后续研究按照夜间血压下降幅度，以公式：［（白昼血压平均值－夜间血压平均值）/白昼血压平均值］计算所得的结果，将血压昼夜节律分类为：①杓型节律：夜间血压下降幅度 10％～20％；②非杓型节律：夜间血压下降但幅度＜10％；③反杓型节律：夜间血压不降反升；④超杓型节律：夜间血压下降幅度＞20％。动态血压监测（ambulatory blood pressure monitoring，ABPM）能全面监测受检者在睡眠和清醒、白昼和夜间、休息和运动等各种环境下的血压波动情况，较诊室偶测血压的真实性更高、在预测靶器官损害及预后判断上具有更大价值，因而在临床上得到广泛的认同和应用。

血压节律具有与年龄相关的特点，随着增龄，血压节律会出现变化。大多数老年高血压患者存在不同程度的器官功能退行性改变，体内多种血压调节机制失衡，其适应机体活动和保护心血管结构与功能的能力逐渐下降；这类患者的自主神经功能失调，夜间副交感神经张力降低而交感神经兴奋性增高，肾素-血管紧张素系统激活，对去甲肾上腺素等活性递质的灭活清除能力下降，血浆儿茶酚胺水平升高，内皮功能紊乱使一氧化氮（nitric oxide，NO）活性减低，导致夜间血压持续升高，夜间血压下降百分率＜10％甚至不下降，血压昼夜节律减弱或消失，心血管系统长时间处于高水平的血压负荷状态；加上老年人压力感受器敏感性减退甚或压力反射功能受损，导致缓冲血压波动的能力降低，动脉硬化程度升高，大动脉的顺应性和弹性减退，脉搏波传导速度加快，反射波和前向脉搏波叠加时间提前至收缩晚期，导致中心动脉收缩压升高，血压水平波动大，结果即加重了左心室后负荷，出现心肌肥厚和胶原纤维增多，导致心室重构。

二、血压节律发生的机制及影响因素

血压波动，一方面受到人体活动规律的影响，同时也受到神经-内分泌变化规律影响[2]。其中，人体的行为活动是昼夜血压变化的主要决定因素，而神经体液调节在正常情况和不同疾病状态下可能会有不同程度的作用，且随时间的延长，发生的时间变化。血压波动也具有周、月、季、年的周期性规律，但幅度往往低于昼夜节律，偶尔具有临床意义。

（一）人体活动规律的影响

人体活动主要表现为觉醒与睡眠。根据睡眠的不同阶段，血压的波动与睡眠时相密切相关。深睡眠阶段（睡眠第3、4阶段）与夜间最低血压水平相一致，浅睡眠阶段（睡眠第1、2阶段）和快速动眼睡眠阶段（REM）与夜间较高的血压水平相一致。睡眠对血压的影响可能通过呼吸的中枢控制机制的变化而发挥作用。有研究认为，从神经源性和代谢性混合控制呼吸（典型的清醒状态）到纯粹代谢性控制呼吸（典型的非快速动眼睡眠）的转变所带来的不确定性，是周期性血压波动的根本原因[2]。在昼夜节律紊乱、睡眠节律被扰乱的人群中，如夜班工人、睡眠呼吸暂停综合征以及高龄患者中，更容易出现血压节律异常[3]。病理睡眠呼吸紊乱和失眠是睡眠相关的血压昼夜变化的主要元凶。

（二）神经-内分泌变化规律的影响

1. 交感神经系统（sympathetic nervous system，SNS）

交感神经系统的昼夜节律变化是血压节律的重要影响因素，去甲肾上腺素和肾上腺素的浓度都表现出明显的昼夜节律变化，在白天活动的早期达到峰值，而在傍晚和夜间睡眠的最初几个小时将降至最低水平。在慢性心力衰竭患者中，交感神经系统存在昼夜的紧张激活，并观察到血压节律的变化主要受到交感神经的影响。

2. 自主神经系统（autonomic nervous system，ANS）

老年人群中，非杓型血压节律与自主神经系统功能障碍之间存在明显相关性。Kario等[4]发现血压节律变化与调节循环血容量的神经体液因子波动规律密切相关。在家族性淀粉样变多发神经病变的患者中，随着自主神经的功能的逐步损害，血压昼夜波动的节律逐渐减弱[5]。自主神经系统昼夜节律的紊乱和神经体液因子在中枢和（或）外周的血压节律变化中发挥作用，参与了24 h血压模式变化。交感神经系统与副交感神经活动的失衡是这种变化的主要决定因素。这不仅适用于各种形式的神经源性自主神经功能障碍，而且适用于糖尿病和慢性肾衰竭的情况下，在自主神经病变发病前血压昼夜节律变化最小。

3. 下丘脑-垂体-肾上腺系统（hypothalamic-pituitary-adrenal system）

糖皮质激素通过对上皮细胞、平滑肌细胞和肌细胞的作用影响电解质平衡，从而影响心血管生理学。促肾上腺皮质激素（adrenocorticotropic hormone，ACTH）和皮质醇表现出类似的24 h分泌曲线，均在白天活动开始前的清晨达到浓度峰值，在夜间睡眠的最初几小时内达到浓度低谷。

4. 下丘脑-垂体-甲状腺系统（hypothalamic-pituitary-thyroid system）

促甲状腺激素（thyroid stimulating hormone，TSH）分泌具有昼夜节律性，与睡眠无关，夜间分泌增加，至午夜后达高峰。动物研究证实，促甲状腺素释放激素（thyrotropin releasing hormone，TRH）可以导致血压升高[6]。甲状腺功能减退与舒张期高血压、动脉壁厚度和动脉粥样硬化损伤明显相关[7]。

5. 肾素-血管紧张素-醛固酮系统（renin-angiotensin-aldosterone system，RAAS）

Richards等在血浆肾素、血管紧张素Ⅱ和儿茶酚胺中观察到类似的昼夜节律模式，在白天活动的早晨尤其高，在夜间睡眠的最初几个小时最低；然而，由于ACTH的波动，醛固酮的昼夜节律与夜间皮质醇的昼夜节律一致。

6. 内源性阿片类物质（endogenous opioids）

内源性阿片类物质是由分布于中枢神经系统的特化细胞产生的，表现出明显的昼夜节律性，在夜间活动达到最大的组织浓度。在人类中，内源性阿片类物质有助于夜间血压的降低。在动物实验中，将合成的阿片类肽注射到麻醉犬体内会引起血压降低，而纳洛酮则会逆转这一效应。此外，孤束核中阿片受体浓度较高，在血压调节中起着重要作用。Asai等[8]发现褪黑素可以调节内源性阿片类物质的昼夜节律，并调节其在大鼠大脑中的合成。褪黑素是由脑松果体分泌的，又称松果体素、褪黑激素，其分泌由交感神经调节，褪黑素的分泌存在昼低夜高的节律，褪黑素与血压呈负相关性，而异常构型者夜间褪黑素分泌减少，从而打破褪黑素昼低夜高的节律，进一步使血压昼夜节律紊乱。

7. 肾功能的影响

肾功能对血压的调节起到重要的作用，尤其是对盐分摄入、容量变化具有重要作用。研究证实，高盐摄入者较低盐摄入者有更高比例的非杓型高血压；夜间高血压患者 24 h 尿钠排泄量明显升高，提示高盐膳食与血压节律改变有关，我国高比例的单纯夜间高血压可能与高盐摄入有关。

三、老年血压变化导致心脏重构

老年血压变化（包含高血压以及血压节律的变化）均可导致心脏重构，这种重构既包括心脏结构的变化，也包含心脏功能、电活动的变化，可以分别称之为心脏的结构重构、功能重构以及电重构。而且血压变化导致的心脏重构与靶器官损害以及心血管病死率呈显著正相关。非杓型血压较杓型血压会导致更多的靶器官损害，涉及心、脑、肾和外周血管系统。有研究证实，血压昼夜节律异常者，心肌缺血、急性心肌梗死、脑卒中等心脑血管事件发生率显著升高。

血压升高导致压力负荷和容量负荷增加，增加的压力负荷会导致细胞变形，诱导细胞内环磷腺苷（cyclic adenosine monophosphate，cAMP）浓度增高及蛋白质的合成增加；另一方面，容量负荷增加导致充盈压升高，左心室及心脏的血管受到牵拉，室壁张力增加使心肌细胞核糖核酸和蛋白质的表达增加，刺激心肌纤维蛋白的合成，心肌细胞的体积增大，肌节增多，细胞间质增生，心肌肥厚。

交感神经活性的增高，一方面使心脏的交感神经末梢释放去甲肾上腺素递质增多，心脏局部的儿茶酚胺含量增加，通过兴奋 α1 受体使信使核糖核酸（mRNA）表达增加，蛋白质合成增多，亦可兴奋 β 受体使心肌收缩力增强、传导加快，cAMP 生成增加，促使心肌细胞总蛋白和非收缩蛋白合成，出现心肌细胞肥大；另一方面其肾上腺髓质分泌的儿茶酚胺增多，循环中的儿茶酚胺含量也增加，也可促进心肌蛋白合成，胶原沉积，心肌纤维化，最终导致左心室重构[2]。

肾素-血管紧张素-醛固酮系统（RASS）对心肌肥大的贡献主要是通过合成较多的血管紧张素Ⅱ和醛固酮这两种效应激素的作用来实现的：RAAS 是一个酶促连锁反应系统，其通过增加外周血管阻力、增加心脏后负荷、增强交感神经张力，引起心房和心室的重构；醛固酮可引起细胞外基质增多和成纤维细胞合成胶原蛋白增多，导致心肌纤维化，并增加冠状动脉通透性，使更多生长因子与生物活性物质进入细胞间隙，促进成纤维细胞合成胶原。此外，压力负荷和容量负荷的增加，还可促使活化的免疫细胞释放炎症因子包括 C 反应蛋白、肿瘤坏死因子-α、白细胞介素（IL-1、IL-2、IL-6、IL-10）等引发氧化应激反应，导致心肌细胞凋亡、内皮功能受损和心脏重塑[2]。

1. 左心室心肌重构

左心室心肌重构主要包括心肌肥厚和心腔的扩大。心肌肥厚是心肌细胞的体积增大和间质增生，导致心肌重量增加。在左心室肥厚患者中，约 1/3 心肌细胞被胶原与纤维组织取代，约 25% 心内膜发生纤维化，心肌僵硬度加重，心室舒张顺应性减退。Strauer 等按照左心室重量、容量及室壁厚度将其分为：向心型、离心型和不规则型左心室肥厚。左心室质量指数（left ventricular mass index，LVMI）与左心室舒张功能的减退呈显著正相关。从临床心功能状态看，心力衰竭患者以离心型肥厚居多，向心型肥厚患者则舒张功能指标改变更明显。

多个研究显示，非杓型高血压患者的 LVMI 比杓型组明显增大，证实夜间收缩压与舒张压水平对导致心室重构的作用较日间高血压更为显著。Framingham 心脏研究显示，LVMI 每增加 50 g/m^2，发生心血管事件的相对危险男女分别增加 1.49 倍和 1.57 倍；而 LIFE 研究证实，LVMI 每减少 25 g/m^2，死亡率下降 28%。Pringle 等的研究结果也提示，夜间收缩压每增加 5 mmHg，卒中风险增加 80%。老年高血压患者非杓型组向心性重构、向心型肥厚和离心型肥厚的发生均明显多于杓型组，非杓型组患者的 LVMI、左心室舒张末内径均比杓型组患者增大[9]。

meta 分析显示，在入选的 26 项研究、共计 2497 名受试者中，观察非杓型血压节律与左心室重构，尤其是与左心室肥厚之间的关系，其中 17 项研究显示两者为正相关，而其余 9 项研究显示无明显相关性[10]。但也有研究认为，单纯夜间高血压较非杓型血压更能预测对靶器官的损害程度。

2. 心室电重构

心肌肥厚的电生理紊乱、心肌缺血、心肌纤维化，以及左心房左心室形态改变和左心室功能障碍是心律失常的基质。左心室肥厚患者室性心律失常发生机制可能与下列因素有关：肥厚心肌心内膜下有电静止区即纤维化区形成，可以导致心肌细胞间电传导的不均衡，从而有利于折返形成；心内膜下冠状动脉血流储备能力减低，在应激状态下，由于需氧量增加，对缺血的耐受能力下降，心室颤动的阈值降低。而心肌细胞电生理研究表明：在心肌肥厚形成过程中，心肌越肥厚，瞬时外向钾通道电流密度越降低，可能使肥厚心肌动作电位时程延长更加明显，引起肥厚心肌细胞内钙浓度明显升高，因此，肥厚心肌更容易诱发触发性心律失常。左心室肥厚时心肌离子通道电流的改变，使动作电位时程明显延长，容易诱发恶性心律失常。在心肌重构的诸多类型中，室性心动过速和心室晚电位阳性多在向心型肥厚和离心型肥厚组呈现[11]。

3. 左心房重构

高血压、血压节律变化导致心房压增高、容量负荷过重及心肌间质过度纤维化，以上改变可导致心房重构。心房重构同样包括功能重构、结构重构、电重构三方面。

增龄是导致心房重构的重要因素。多中心研究显示增龄会导致左心房增大，尤其是 70 岁以上的老人。左心房的储血功能维持稳定直到 60 岁，不受性别、增龄的影响。这有助于维持左心房的充盈，及维持左心房前负荷，加强左心房收缩。左心房被动排血及主动排血的所有参数都存在明显的年龄依赖性。左心房的被动排空随年龄增长而减弱，年轻患者被动排血占整个排血量的 76%，老年人仅占 44%，反映了左心房舒张早期被动排空的泵血功能损害随年龄增加而加强。

左心房容积（left atrial volume，LAV）是评价左心房功能的一个常用指标。左心房容积反映其贮存功能；左心房射血量（LASV）、射血分数（LAEF）反映其泵血功能。左心房容积指数（left atrial volume index，LAVI）能够较好地反映左心室舒张功能的变化。LAVI 与左心室舒张功能减低的分级明确相关。有研究报道，老年患者（65 岁及以上）中，当 LAVI＞32 ml/m^2（正常值为 20～22 ml/m^2）具有心血管事件的预测价值。

左心房的功能主要包括三个组成部分：左心房贮存、传输和泵血功能。左心房的贮存血液功能是指在心室收缩时左心房的充盈能力；左心房的传输功能是指舒张早期二尖瓣开放时，由于左心室主动舒张，左心房被动排血，成为肺静脉血流充盈的通道；左心房的泵血功能是指舒张晚期，左心房肌主动收缩，导致血流进一步充盈左心室。而左心房功能重构是伴或不伴心房大小改变的心房功能受损，与心房内压增高、心房纤维化及继发性心房结构改变有关。

晚近研究显示，夜间血压升高导致的心房重构与孤立性心房颤动发生显著相关。同时，非杓型血压、夜间收缩压升高、增龄是阵发性心房颤动的独立危险因素。非杓型高血压患者交感神经系统活性明显提高，肾素-血管紧张素-醛固酮系统活性也随之增加，激活交感神经，提高肾素-血管紧张素-醛固酮系统活性，引起心房结构重构，夜间最大收缩压与持续性心房颤动合并高血压呈显著正相关，高血压合并心房颤动患者血压节律呈非杓型甚或反杓型者居多[12]。

总之，血压的变化不仅带来血压高低的改变，同样引起血压节律重整，这种改变在老年人群中尤为突出，目前已有的文献报道显示：血压高低和节律变化均可导致心脏重构，进而影响心脏的结构与功能以及电活动的变化，导致心血管事件的发生。因此，充分利用 24 h 血压监测、家庭血压自我监测等手段了解老年患者的血压波动（变异）情况，对加强老年人慢病管理、增强老年人群健康具有重要意义。

（王　征）

参考文献

[1] Snyder F，Hobson A Morrison，DF Goldfrank F. Changes in respiration，heart rate and systolic blood pressure in human sleep. J Appl. Physiol，1964，19：417-422.

[2] Fabbian F，Smolensky MH，Tiseo R，et al. Dipper and Non-Dipper Blood Pressure 24-Hour Patterns Circadian Rhythm Dependent Physiologic and Pathophysio-

logic Mechanisms. Chronobiol Int, 2012, 30 (1-2): 17-30.
[3] Kimura. Kidney and circadian blood pressure rhythm Hypertension, 2008, 51 (4): 827-828.
[4] KarioK, James GD, Marion R, et al. The influence of work- and home-related stress on the levels and diurnal variation of ambulatory blood pressure and neurohumoral factors in employed women. Hypertens Res, 2002, 25 (4): 499-506.
[5] Carvalho MJ, van den Meniracker AH, Boomsma F, et al. diurnal blood pressure variation in progressive autonomic failure. Hypertension, 2000, 35 (4): 892-897.
[6] GarciaSI, Alvarez AL, Porto PI, et al. Antisense inhibition of thyrotropin-releasing hormone reduces arterial blood pressure in spontaneously hypertensive rats. Hypertension, 2001, 37 (2-Pt2): 365-370.
[7] Dagre AG, Lekakis JP, Papaioannou TG, et al. Arterial stiffness is increased in subjects with hypothyroidism. Int. J. Cardiol, 2005, 103 (1): 1-6.
[8] Asai MA, Lilian Mayagoitia LM, DavidGarcia DG, et al. Rat brain opioid peptides-circadian rhythmis under control of melatonin. Neuropeptides, 2007, 41 (6): 389-397.
[9] Cuspidi C, Giudici V, Negri F, et al. Nocturnal non-dipping and left ventricular hypertrophy in hypertension: an updated review. Expert Rev Cardiovasc Ther, 2010, 8 (6): 781-792.
[10] Wang C, Deng WJ, Gong WY, et al. Nocturnal Hypertension Correlates Better with Target Organ Damage in Patients with Chronic Kidney Disease than a Non-dipping Pattern. J Clin Hypertens (Greenwich), 2015, 17 (10): 792-801.
[11] 欧阳征鹏，李霞，张弢. 原发性高血压合并糖尿病患者动态血压特点分析. 实用医院临床杂志，2015，12 (6): 65-67.
[12] 邓建军，梅光艳，谢萍，等. 持续性心房颤动对原发性高血压患者血压昼夜节律的影响，中国循环杂志，2015，30 (10)，981-983.

第五章　老年稳定性冠心病患者介入治疗和冠状动脉旁路移植术的选择

随着人口老龄化的快速到来，冠心病的发病率有逐年增高的趋势。早期冠心病的治疗以药物治疗和冠状动脉旁路移植术（CABG）为主要治疗措施。随着经皮冠状动脉介入治疗（PCI）的不断发展，PCI治疗老年冠心病得到极大的改进。由于老年冠心病患者需要考虑的危险因素相对较多，对于老年稳定性冠心病（stable coronary artery disease，SCAD）患者的血运重建，其主要方法为CABG和PCI，在CABG和PCI之间，如何进行平衡和选择以达到改善预后、减少心肌梗死和死亡的目的，一直是具有争议的问题。

一、慢性稳定性冠心病患者左主干病变的血运重建

对明显左主干病变（狭窄>50%）的SCAD患者，是选择CABG还是PCI，仍有争议，但多推荐用CABG以改善患者预后和生存率，而PCI的应用也在不断拓宽。建议对此类SCAD患者，依据SYNTAX积分以选择血运重建方式[1]。对某些选择性无保护左主干病变患者，可以用PCI替代CABG，包括造影后对冠状动脉解剖结构评估，提示PCI相对冠状动脉事件风险低，远期疗效好（例如SYNTAX积分<22分），开口或体部病变，临床特征预示CABG风险高（例如STS预测病死率>5%）。左主干病变伴远端血流低于TIMI 3级者，PCI较CABG更迅速和安全。对某些选择性稳定的无保护左主干病变患者，解剖上PCI中低风险（例如SYNTAX积分<33分、左主干远端分叉病变），或者存在CABG高风险的临床情况（例如中度慢性阻塞性肺水肿、以往卒中、心脏手术史，STS积分预测手术病死率>2%）的患者，行PCI血运重建是合理的。左主干合并PCI不利解剖因素的稳定患者，如SYNTAX积分>32分，则不应进行PCI，而推荐CABG[2]。

药物洗脱支架（drug-eluting stent，DES）的广泛应用，降低了PCI术后的不良事件发生率。已有多项研究评价了雷帕霉素或紫杉醇洗脱支架用于左主干病变的疗效。总体结果显示，在部分无保护左主干病变患者，DES与CABG的结果已基本相当。MAIN-COMPARE注册结果显示，尽管CABG的3年无靶病变血管重建生存率更高，但两者累积生存率及复合终点事件（死亡、Q波型心肌梗死、卒中）的发生率均无显著性差异。风险积分有利于指导左主干病变患者选择DES或CABG。在低、中危的无保护左主干病变患者，DES与CABG的长期生存率基本相当，PCI为其理想或合理的治疗选项；而在高危左主干病变患者，由于CABG的长期生存率更高，应尽量选择CABG。SYNTAX试验左主干病变亚组分析发现，在SYNTAX积分较低（0～22分）和中度（23～32分）的左主干病变患者，PCI与CABG的12个月心脑血管事件发生率相关；在积分较高（≥33分）的患者，PCI后12个月心脑血管事件发生率显著高于CABG。在积分较低（0～22分）的患者，如左心功能正常的孤立性无保护左主干病变，或合并单支血管病变者，可根据患者具体情况选择PCI或CABG。在中度积分（23～32分）患者，PCI是合理的，但应根据患者具体情况选择治疗。而积分较高（≥33分）的患者，其病变较为复杂，PCI一般不可行，应选择CABG[3]。

二、SCAD冠状动脉非左主干多支血管病变

对于多支冠状动脉血管病变的SCAD患者，包括三支血管病变（伴或不伴前降支近端病变），或前降支病变伴其他一支血管病变时，CABG对改善生存率有益。CABG对改善二支血管病变伴严重和广泛心肌缺血患者的生存率有益，也对改善轻中度左心功能不全（LVEF 35%～50%）的多支血管病变患者或左前降支近端狭窄但心肌存活患者的生存

率有益。对三支血管病变并且 SYNTAX 积分＞22 或累及前降支的患者，CABG 较 PCI 更优先考虑[4]。同样，糖尿病多支血管病变患者（三支血管病变或包含近侧左前降支病变的复杂性两支病变，尤其是可以应用左内乳动脉作为旁路血管时），相比 PCI，可能优先考虑 CABG 改善生存率（推荐类别Ⅰ，证据等级 B）。在对前降支 CABG 时，应尽量使用内乳动脉作为旁路移植血管。对以往接受过 CABG 的患者，尚存在一支或多支血管病变不能进行 PCI 治疗时，为了控制心绞痛症状，CABG 可能较 PCI 更为合理。对有存活心肌的心绞痛患者，CABG 时血管重建可以改善症状。

对于非糖尿病多支血管病变患者，裸金属支架（BMS）时代大量研究显示，PCI 与 CABG 的死亡与心肌梗死（MI）发生率相当，但 PCI 再次血管重建率高于 CABG。ARTS 试验是第一项比较 BMS 和 CABG 的随机试验。1 年随访结果显示，BMS 组和 CABG 组的死亡、卒中和 MI 发生率相当，但 BMS 组再次血管重建率更高，主要与 PCI 术和再狭窄有关。

一项包括 23 个随机试验的 meta 分析显示，多支血管病变患者 PCI 与 CABG 的 30 天死亡率（1.1% *vs.* 1.8%，P＝NS）和 5 年死亡率（10.2% *vs.* 9.1%，P＝NS）均相当。另一项包括 4 个随机试验共 3051 例患者的 meta 分析也显示，PCI 与 CABG 的 5 年生存率无显著性差异，但 CABG 组的 5 年无再次血管重建生存率却明显高于 PCI 组。

BAITI 试验 10 年随访结果也显示，PCI 与 CABG 的 10 年生存率无显著性差异，在非糖尿病患者中，两者生存率几乎相当。然而，PCI 的再次血管重建率显著高于 CABG。与 CABG 相比，非糖尿病多支血管病变患者使用药物洗脱支架（DES）不增加死亡与 MI，但其再次血管重建率可能依然高于 CABG。ARTSⅡ试验将植入雷帕霉素洗脱支架的多支血管病变患者与 ARTSⅠ试验中植入 BMS 或接受 CABG 的患者进行非随机对比，结果显示，雷帕霉素洗脱支架组的 1 年主要不良心脑血管事件发生率与 CABG 基本相当，而雷帕霉素洗脱支架组的 1 年死亡、脑血管意外与 MI 的发生率还低于 CABG 组。一项比较多支血管病变 DES 与 CABG 的非随机研究显示，两者死亡、脑血管事件发生率均无显著性差异。新近发表的纽约州注册资料显示，在三支血管病变患者，CABG 的 18 个月未校正生存率与 DES 相当，但 CABG 的 18 个月校正生存率依然高于 DES。SYNTAX 试验（90%以上为多支病变）显示，紫杉醇洗脱支架与 CABG 的 30 天与 12 个月死亡率相当。与 CABG 相比，紫杉醇洗脱支架的卒中发生率更低。将 SYNTAX 试验中死亡、MI 与卒中等安全终点联合进行分析发现，紫杉醇洗脱支架与 CABG 的总体安全终点事件发生率无显著性差异。而 PCI 的再次血管重建率依然高于 CABG。采用 SYNTAX 进行分层分析显示，在积分较低（0～22 分）的三支血管病变患者，紫杉醇洗脱支架与 CABG 的 12 个月主要不良心脑血管事件发生率相当；而在积分中度（23～32 分）与较高（≥33 分）的患者，PCI 的 12 个月心脑血管事件发生率均显著高于 CABG。

以上研究显示，老年多支血管病变的治疗中，与 CABG 相比，PCI 并不增加患者死亡或 MI 的发生率，但可能会增加再次血管重建率。应根据患者病变的严重程度选择治疗方式。此外，如果预计 SCAD 患者不能耐受 PCI 术后适当的双联抗血小板治疗，行冠状动脉内支架植入术时应慎重决策。

三、SCAD 冠状动脉单支血管病变

SCAD 无前降支近段病变的单支血管病变，首选 PCI 的推荐类别Ⅰ，证据等级 C，首选 CABG 的推荐类别Ⅱb，证据等级 C，PCI 优于 CABG。SCAD 存在前降支近段病变的单支病变，首选 PCI 的推荐类别Ⅰ，证据等级 A，首选 CABG 的推荐类型Ⅰ，证据等级 A，其 PCI 与 CABG 相当。对于单支血管病变的患者，PCI 与 CABG 的远期生存率和 MI 发生率相当[1]。

四、SCAD 合并糖尿病的治疗方式选择

对于糖尿病多支血管病变患者，BMS 时代大量研究显示，CABG 的生存率可能与 PCI 相当或更高。BART 试验 10 年随访结果显示，糖尿病多支血管病变患者 CABG 的 10 年生存率显著高于 PCI。Hlatky 等的一项包括 6 个随机试验共 499 例糖尿病患者的 meta 分析显示，PCI 与 CABG 的 5 年死亡率并无显著性差异[4]。DES 有望改善糖尿病多支血管病变患者 PCI 的临床结果，但其不良事件发生率仍高于 CABG。ARTS 试验 2 年随访结果显示，

糖尿病患者CABG后死亡与不良心脏事件的发生率显著低于BMS组。最近公布的CARDIA试验显示，在合并复杂病变（61%为三支血管病变）的糖尿病患者，使用雷帕霉素洗脱支架行PCI的1年心脑血管事件发生率与CABG无显著性差异，雷帕霉素洗脱支架的再次血管重建率却依然高于CABG。SYNTAX试验显示，在接受药物治疗的糖尿病患者，植入紫杉醇洗脱支架患者的心脑血管事件发生率显著高于CABG[5]。在糖尿病多支病变患者，现有资料更多支持CABG[6]。

所以，PCI适合中等范围以上心肌缺血或有存活心肌的证据，伴有前降支受累的单支或双支血管病变，能达到完全血管重建，PCI成功率高、手术风险低、再狭窄率低的病变人群；以及能够进行完全血管重建的多支病变，有外科手术禁忌证或外科手术高危，或要接受非心脏外科大手术的患者。

合并糖尿病、多支血管病变、左心室功能减退、左主干远端以及伴有前降支近段病变的多支血管病变以及通过PCI不能达到完全血管重建的患者，选择CABG的获益更大。CABG适于左主干病变（狭窄>50%）、多支血管病变伴左心室功能异常（LVEF<50%）、伴有前降支近端明显狭窄的双支血管病变、经充分药物治疗后仍存在进行性缺血且病变不适合PCI或其效果不理想者、前降支闭塞而无前壁MI的患者；以及非前降支开口或近端的不能血管重建的单支血管病变患者。

年龄>75岁是PCI并发症风险增加的主要因素之一。并且，老年人的冠状动脉病理形态学改变以及临床情况更为复杂，随着年龄增加，出现不良事件的风险逐渐增加。老年患者进行PCI的可行性虽然已明确，但需要进行PCI的老年患者合并存在多种疾病，如肾衰竭、卒中、肿瘤等，因此风险高。至今缺乏针对老年患者PCI与CABG的随机研究。在支架植入时代，老年患者PCI的成功率和再狭窄率与非老年患者相似，但是住院期间心血管事件的发生率、远期死亡率、PCI相关并发症和出血事件发生率却明显增高。老年稳定性冠心病患者PCI的适应证参照稳定性冠心病PCI适应证，但要结合老年患者具体病情，评估手术风险，衡量与其他治疗方式相比较的疗效差异进行综合评估。

（唐其东　杨瑶琳）

参考文献

[1] 中华医学会心血管病学分会介入心脏病学组，中华心血管病杂志编辑委员会. 中国经皮冠状动脉介入治疗指南. 中华心血管病杂志，2016，44（05）：382-400.

[2] 美国和欧洲稳定性冠心病诊治指南解读. 中华心血管病杂志，2014，42（1）：70-71.

[3] Lee SW，Kim SH，Kim SO，et al. Comparative long-term efficacy and safety of drug-eluting stent versus coronary artery bypass grafting in ostial left main coronary artery disease：analysis of the MAIN-COMPARE registry. Catheter Cardiovasc Interv，2012，80（2）：206-212.

[4] 中华医学会心血管病学分会. 中华医学会经皮冠状动脉介入治疗指南. 中华心血管病杂志，2009，37（1）：4-25.

[5] 韩雅玲，王效增，荆全民，等. 雷帕霉素洗脱支架与冠状动脉旁路移植术治疗多支病变冠心病疗效的比较. 中华医学杂志，2005，85（40）：2826-2829.

[6] YANG Jin-kui. BARI 2D：Revascularization no better than medical therapy for stable IHD in type 2 diabetics. International Journal of Endocrinology and Metabolism，2009，29（4）：250 -251.

第六章　结构性心脏病介入治疗的现状与展望

结构性心脏病中的心脏瓣膜疾病（valvular heart diseases，VHD）是老年人心力衰竭最常见的原因之一[1]，药物治疗往往效果不佳[2-3]。尽管主动脉瓣和二尖瓣病变在结构性心脏病（structural heart disease，SHD）中最为常见，但严重的三尖瓣病变会导致更差的临床结果。近来，在主动脉瓣和二尖瓣病变中行微创、外科和导管介入的手术数量显著增加。过去十年，经导管主动脉瓣植入术（transcatheter aortic valve implantation，TAVI）用于治疗主动脉瓣狭窄（aortic stenosis，AS）并取得满意临床效果，引发了人们使用介入手段治疗二尖瓣反流（mitral regurgitation，MR）和三尖瓣反流（tricuspid regurgitation，TR）病变。本章将总结介入治疗在SHD方面的现状和进展。

一、经导管主动脉瓣植入术（transcatheter aortic valve implantation，TAVI）

AS是最常见的心脏瓣膜疾病，75岁以上患者的发病率在2%～4%之间[4-5]。由衰老、先天性改变或风湿性疾病等引起的进行性瓣膜结构钙化变性[4]，最终导致左心室功能受损，出现呼吸困难、胸痛和晕厥等症状，甚至猝死。因此，在有症状的患者中行瓣膜置换手术是必要的，可改善患者的预后[5-7]。目前，外科主动脉瓣置换术（surgical aortic valve replacement，SAVR）或TAVI是治疗AS的首选治疗方案，治疗方案的选择取决于患者是否合并冠状动脉疾病和（或）其他心脏瓣膜疾病等[7-8]。经股动脉入路是目前TAVI最常用的方法[9]。

（一）TAVI在高、中危患者中的应用

主动脉经导管瓣膜试验（PARTNER trial）证实：使用Edward Sapien球囊扩张瓣膜的TAVI术后生存率与SAVR相似[10-11]。同样使用美敦力自膨式瓣膜进行的TAVI患者与SAVR相比，试验证明了TAVI的安全性、有效性和较好的生存率[12-13]。TAVI除可应用于外科手术高风险的患者，同样也开始应用于外科手术中等风险的患者，并且许多观察性研究表明，在外科手术中等风险患者中，TAVI组和SAVR组相比具有同样的近期和中期死亡率，甚至更优于SAVR组[14-16]。在2016年，公布了PARTNER 2试验结果：使用Sapien-XT瓣膜系统进行的TAVI与SAVR相比，2年全因死亡率和卒中致残发生率相似（TAVI组和SAVR组分别为19.3%和21.1%）。使用美敦力14-16 Fr自膨式瓣膜系统应用于外科手术中等风险患者中，TAVI组结果并不亚于SAVR组[17-18]。瓣膜操作系统的进一步发展和改进，以及来自随机和非随机的研究数据，已将TAVI的指征扩大到外科手术中等病变风险患者[19]。

（二）新一代瓣膜系统——降低TAVI并发症的发生率

最新的Edward Sapien 3瓣膜系统（Edwards Lifesciences Corp.，Irvine，CA，USA）是一种低架构，球囊扩张式瓣膜，旨在进一步减少瓣周漏（paravalvular leak，PVL）的发生。它具有三叶牛心包瓣膜的几何结构，并使用14～16 Fr可膨胀输送鞘，有利于通过狭窄和扭曲的血管，减少外周血管并发症。

美敦力公司的Evolut R和Evolut PRO瓣膜系统（Medtronic Inc.，Minneapolis，MN，USA）具有电动操作系统的自膨式瓣膜，可重复利用并可复位和重复定位。这种瓣膜具有独特的环上设计，防止了术后瓣膜的下移，并且具有更大的瓣口面积，心包的裙边设计减少了PVL的发生。球囊扩张式瓣膜与自膨式瓣膜系统相比：自膨式瓣膜表现出更好的结果[20]。

波士顿Lotus系统（Boston Scientific Corporation，Marlborough，MA，USA）是一个机械扩展系统，具有完全的复位和可重新定位特性，由三叶牛心包组织组成。Lotus瓣膜的应用研究[21]表明，

其 PVL 发生率较低；系列研究表明[22-26]，起搏器植入发生率为 24.0%～31.8%。该瓣膜于 2016 年退出市场。新款瓣膜已于 2019 年再次进入欧洲市场。

新的自膨式瓣膜 ACURATE（Symetis/Boston，Ecublens，Switzerland）是新一代的瓣膜系统。在早期临床试验和注册登记研究中，由于瓣膜具有独特的设计特征，降低了传导障碍的发生率[27-28]。通过股动脉系统更加灵活和稳定，允许轴向校准。此外，瓣膜特有的上冠结构更利于环上锚定，降低冠状动脉阻塞和 PVL 发生的风险，而瓣膜的下冠具有最小程度的左心室流出道突出，避免传导障碍的发生。裙边系统有助于防止 PVL 的发生[29]。ACURATE Neo 瓣膜具有环上瓣叶结构和更大的有效瓣口面积。经股动脉 ACURATE Neo 瓣膜植入注册登记研究显示其具有良好的 30 天和 1 年随访结果[30-31]。

（三）未来的 TAVI 瓣膜系统——更高的性能和更低的并发症发生率

下一代 TAVI 瓣膜系统包括 Sapien 3 Ultra（Edwards Lifesciences Corp.，Irvine，CA，USA）、Centera（Edwards Lifesciences Corp.，Irvine，CA，USA）、Acurate Neo AS（Symetis SA，Ecublens，Switzerland）和 Lotus Edge（Boston Science Corporation，Marlborough，MA，USA）、新型 Jenavalve 经股动脉系统（Jenavalve Technology，Munich，Germany）和 NVT Allegra（New Valve Technology，Hechingen，Germany）。

带 Axela 鞘（14 Fr 可扩展鞘）的 Sapien 3 Ultra 是 Sapien 3 的进一步发展。不需要在瓣膜植入前进行定位，瓣膜定位期间可进行单手操作。更高的裙边系统进一步防止 PVL 的发生。关于 Sapien 3 Ultra 的研究数据目前还不够充分。

Centera 是下一代自膨式 TAVI 系统，与 14 Fr 鞘兼容。它是一种可重新定位和可重复使用的器械，具有可跟踪性、同轴对准和机动手柄等特点。Tchetche 等报告了使用 Centera 的 203 名患者的初步临床结果：技术和设备成功率分别为 97.5% 和 96.4%，30 天的临床结果死亡率为 1.0%，卒中发生率为 4.0%，主要血管并发症发生率为 6.4%，起搏器植入率为 4.9%。只有 0.6%的患者在 30 天内发生中度主动脉瓣反流，没有患者发生重度主动脉瓣反流。

Lotus Edge 采用可膨胀鞘（14Fr），是一种新型的 Lotus 瓣膜系统，保持了第一代系统的优势（如自适应密封、完全可重新定位、无需精确放置的快速起搏、血流动力学稳定性和早期瓣膜功能），并改进了输送系统和使用更灵活的导管。深度保护技术旨在限制植入深度，优化部署。自适应密封设计符合不规则的解剖表面，以尽量减少 PVL。Walters 等报告的可行性研究显示技术成功率为 100%，中重度 PVL 发生率为 0，永久起搏器植入率为 11.8%。

Acurate Neo-AS 是 Acurate Neo 的改进模型，采用改良的裙边材料，有望降低 PVL 发生率。新一代 Jenavalve 是一种可以治疗单纯主动脉瓣反流的经股动脉入路装置。对中度或重度主动脉瓣反流和外科手术高风险患者使用 Jenavalve 的 TAVI 临床研究表明，30 天内没有死亡或卒中发生[32]。

NVT Allegra 经导管心脏瓣膜是一种自膨式和可重新定位的 TAVI 瓣膜系统，其设计目的是为了避免血流动力学受损，并通过三步释放机制和放射性标志物加强正确定位。这种特殊的设计有助于在后期进行经皮冠状动脉介入治疗。第一个可行性研究显示：手术成功率高，短期临床和血流动力学结果满意[33]。

（四）TAVI 的未来——在低外科手术风险患者中的应用

Rosato 等报道了一项关于 SAVR-TAVI 手术治疗严重主动脉瓣狭窄疗效观察研究的亚组分析。注册研究在低手术风险患者中使用自膨式瓣膜 CoreValve 和球囊扩张式 SAPIEN XT 瓣膜的 TAVI 治疗效果。他们发现与 TAVI 组相比，SAVR 组的 3 年生存率明显更高，结论是 TAVI 适应证向低外科手术风险患者的扩展尚不合理[34]。Nordic 主动脉瓣介入试验是一项随机对照试验，用于评估低外科手术风险患者使用自膨式瓣膜 CoreValve 的 TAVI 试验，发现 TAVI 和 SAVR 患者 1 年时全因死亡、卒中或心肌梗死的复合结局没有统计学意义的差异[35]。Waksman 等报道了 TAVI 在低外科手术风险患者中的应用，TAVI 并发症发生率低、住院时间短、零死亡率和零 30 天致残性卒中，表现出良好的结果[36]。目前可能没有足够的数据来证明在低外科手术风险人群中 TAVI 的合理性；但是，使用第二代 Sapien 3 和 Evolut R 瓣膜的低外科手术风险患者的 TAVI 临床试验正在进行中。此外，TAVI 技术发展迅速，可改善临床结果，减少并发症，还有一些其他设备正在开发中，以改善当前 TAVI 存在的问题[37-38]。在没有足够的临床证据出来之前，对低外科手术风险患者，仔细地进行术前评估和制订手术策略是必要的；然而，TAVI 的指征正逐渐向低外科手术风险患者转移。

（五）TAVI 的未来策略——扩展到复杂解剖病例

1. 二叶式主动脉瓣狭窄

二叶式主动脉瓣是最常见的先天性心脏病，常伴有主动脉根部扩张[39]。二叶式主动脉瓣的 TAVI 仍然具有挑战性，因为瓣环为椭圆形，主动脉根部的解剖结构增大，植入瓣膜不对称和扩张不足，以及主动脉瓣瓣叶及交界过度钙化，导致血流动力学受损[40]。根据瓣脊的数量，二叶式主动脉瓣形态分为 0 型、1 型和 2 型，可以利用高分辨率 CT 得到很好的评价[41]。SAVR 长期以来一直是二叶式主动脉瓣患者的治疗金标准，但由于不断增长的经验、积累的数据和技术发展也导致了 TAVI 在二叶式主动脉瓣患者中的广泛应用[42]。13 项观察研究的 meta 分析显示[43]：TAVI 在二叶式主动脉瓣患者中的成功率为 95%，但中重度 PVL 的发生率为 12.2%，高于三叶式主动脉瓣患者。全因死亡、卒中、危及生命的出血、严重血管并发症、环破裂或瓣膜功能障碍等早期事件发生率与三叶式主动脉瓣相似，而二叶式主动脉瓣 TAVI 中永久性起搏器植入率较高。技术上的调整，如植入瓣膜大小的改变以及瓣膜类型对二尖瓣解剖结构的适应等，可能降低永久性起搏器植入率、降低 PVL 发生率和改善血流动力学[44]。先进的技术和新一代瓣膜系统将提高瓣膜植入的成功率和降低并发症的发生率。

2. 单纯主动脉瓣反流

在单纯主动脉瓣反流（AR）患者中 TAVI 的数据有限。与 AS 相比，TAVI 治疗单纯 AR 仍然具有挑战性，因为无瓣膜钙化使瓣环平面内经导管植入瓣膜的固定复杂化[45]。有报道称单纯 AR 患者不适合行 TAVI 治疗[46-51]。一项针对包括 237 名患者在内的单纯 AR 患者行 TAVI 的综述表明，79%的患者使用了自膨式瓣膜，单纯 AR 患者行 TAVI 是可以的，并且与可接受的早期死亡风险相关[52]。经股动脉 Jenavalve 系统针对的是单纯 AR 患者，虽然目前 SAVR 仍是单纯 AR 的治疗金标准，但更多的研究和更长期的随访数据以及设备技术的发展可能会将 TAVI 指征扩大到单纯 AR。

3. 低缺血性卒中发生率

TAVI 后缺血性卒中是一种严重的并发症，与急性和长期随访增加相关[53-56]。TAVI 治疗后缺血性卒中发生率高达 10.0%[57-58]，研究表明 TAVI 治疗后缺血性卒中发生率约为 3.4%，而 SAVR 治疗后缺血性卒中发生率为 5.6%[18]。此外，由于卒中对患者的不利影响，需将卒中控制在绝对最低限度。美国食品药品监督管理局（FDA）最近批准了 Sentinel 大脑保护系统（Claret Medical，Santa Rosa，CA，USA）[59]，Sentinel 随机临床试验显示，使用双滤过脑栓塞保护装置可以使脑磁共振成像下的病变体积减小 44%[60]。由于本研究的主要终点是中立的，并强调了预防卒中的重要性，这一点引起了高度关注。西格等对 Sentinel US IDE 试验[58]、Clean-Tavi[57] 和 Sentinel-Ulm[61] 的研究患者进行综合分析，与无保护装置相比，具有保护装置的 TAVI 手术卒中发生率显著降低（1.88% *vs.* 5.44%，$P=0.0028$）[62]。

（六）TAVI 未来展望综述

TAVI 操作系统下一代产品将使 TAVI 的局限性（如 PVL、电导干扰、缺血性卒中和血管并发症）最小化。强调操作者使用鞘管、导丝、瓣膜的改进，重要操作步骤的制订和谨慎的患者选择等。TAVI 的指征将继续转向低外科手术风险患者。进一步的研究将证明 TAVI 在二叶式主动脉瓣 AS 或单纯 AR 患者中的应用是可行、合理、安全和有效的。

二、经导管二尖瓣修复与置换

二尖瓣反流（mitral regurgitation MR）是最常见的瓣膜疾病之一[63]。二尖瓣解剖比主动脉瓣解剖更为复杂，临床证据也较 TAVI 有限。外科二尖瓣修复或置换仍是当前二尖瓣疾病治疗的金标准。然而，手术仅限于低到中等手术风险的患者，而且通常不适合高手术风险的患者。随着新型微创外科手术的进展，已经建立或正在研究经导管技术来完成手术修复和置换策略［经导管二尖瓣修复（TMVR）和经导管二尖瓣植入（TMVI）］。

（一）MitraClip 的发展和适应证——模拟外科手术缘对缘二尖瓣修复术

继发性（功能性）二尖瓣关闭不全/反流由左心室扩张和功能障碍、左心房扩张和二尖瓣环扩张引起[64-66]。相反，原发性（退行性）二尖瓣关闭不全是由二尖瓣瓣叶或瓣下装置的结构疾病引起的。也有另一种依据缺血性和非缺血性的分类。缺血性二尖瓣关闭不全是指在有显著冠状动脉疾病的情况下发生的二尖瓣反流，是由室壁运动异常或由缺血性心肌导致的乳头肌功能障碍引起的，并伴有左心室功能障碍[67]，而非缺血性二尖瓣关闭不全则是在无显著冠状动脉疾病的情况下发生的，如扩张型心肌病。超声心动图是诊断和量化二尖瓣关闭不全的主要方法[66]。

2003 年，首次经导管途径使用 MitraClip 装置（Abbott Vascular，Santa Clara，CA，USA）来治疗原发性二尖瓣关闭不全。MitraClip 装置的设计是根据外科手术缘对缘瓣膜修复术而来，在高手术风险与原发性二尖瓣关闭不全的患者中应用[68]。随后，MitraClip 装置已在全世界数万名患者中使用。对于功能性二尖瓣关闭不全，药物治疗是一线治疗[66]。对于接受冠状动脉旁路移植术的重度功能二尖瓣关闭不全患者，建议手术修复二尖瓣，如果存在二尖瓣关闭不全复发的形态学危险因素，则应考虑行二尖瓣置换术[66]。对于无血运重建和左心室射血分数（LVEF）大于 30%的患者，根据手术风险和瓣膜形态，可以考虑外科手术或经导管修复术。对于左心室射血分数<30%的患者，各机构的心脏小组应个体化讨论治疗方案。

（二）二尖瓣缘对缘修复术的现状——功能性二尖瓣关闭不全修复的证据

使用 MitraClip 装置进行缘对缘修复术已经在全球二尖瓣关闭不全患者中应用，患者数已经超过 60 000 例。在美国，初步经验表明，78%的病例以 A2/P2 定位为目标，37%的病例需要 1 个以上的 MitraClip 装置[69]。A2/P2 段二尖瓣瓣叶位置与 MR 减少的成功率较高相关（OR，2.29；$P=0.02$）。此外，A2/P2 的位置与术后 MR 减少、不转为心脏手术和无住院死亡率的复合结果有良好的相关性（OR，2.36；$P=0.008$）[69]。残余瓣膜疾病是导致二尖瓣关闭不全复发的主要因素，Buzzatti 等报道使用 1 个 MitraClip 装置与 2 个 MitraClip 装置相比，无论是在功能性二尖瓣关闭不全还是在原发性二尖瓣关闭不全中，二尖瓣关闭不全的复发率都增加了[70]。

尽管退行性二尖瓣关闭不全可能认为是 MitraClip 的理想选择，但最常见的临床指征是功能性二尖瓣关闭不全[71]。meta 分析显示，与退行性二尖瓣关闭不全患者相比，功能性二尖瓣关闭不全患者在 1 年内二尖瓣再干预率较低（分别为 4%和 10%，$P=0.04$），但功能性二尖瓣关闭不全和退行性二尖瓣关闭不全患者的死亡率无显著差异（$P=0.18$）[72]。一项多中心随机对照研究，评估 MitraClip 装置在功能性二尖瓣关闭不全中的作用，这些试验比较了经皮缘对缘修复与最佳药物治疗（Coapt，Reshape，Mitra-fr 试验[73]）或手术治疗（matterhorn 试验）在功能性二尖瓣关闭不全患者中的作用。在 1 年时全因死亡和非计划性心力衰竭住院的复合结局方面，Mitra-fr 试验显示 MitraClip 装置与最佳药物治疗组之间无显著差异，而 Coapt 试验表现出在 MitraClip 装置组 2 年因心力衰竭（主要结局）和全因死亡（次要终点）住院率[74-75]方面显著降低。在两个随机对照试验中，基线特征和指数化左心室舒张末期容积是不同的。这些差异可能导致结果不一致，我们应该等待 Reshape 试验的结果进一步证实，以助于我们对功能性二尖瓣关闭不全患者进行决策。需要进一步的研究来评估二尖瓣系统对内科和外科治疗的结果。

第二代 MitraClip 装置是 MitraClip NTR/XTR 装置（Abbott Vascular），夹臂和夹持器内的设计变化有利于更有效地抓取瓣叶[76]。Edwards PASCAL 经导管二尖瓣修复系统（Edwards Lifesciences Corp.，Irvine，CA，USA）是一种新型的经皮缘对缘二尖瓣修复装置，解决了 MitraClip 装置的几个局限性问题。这包括简化左心房内的导航，通过植入间隔物进一步减少二尖瓣反流，以及独立的瓣叶抓取。一项多中心、前瞻性、观察性研究，包括功能性二尖瓣关闭不全、退行性二尖瓣关闭不全和混合性二尖瓣关闭不全病因，在所有患者中均成功，尽管二尖瓣关闭不全的解剖结构很复杂，但 96%患者的残余二尖瓣反流为 2+或更低。一项多中心、多国家、前瞻性研究（CLASP 研究）正在进行中，以评估 Edwards PASCAL 的安全性、性能和临床结果[77]。

（三）当前其他用于功能性二尖瓣关闭不全装置——模拟外科瓣环成形术

在临床实践中，大多数接受二尖瓣介入治疗的患者患有功能性二尖瓣疾病[78-79]。对功能性二尖瓣关闭不全行缘对缘介入修复术的耐久性是一个有争议的问题，因为其是一种仅针对瓣膜瓣叶进行修复的方法，存在明显的有限性。因此，模拟功能性二尖瓣关闭不全手术金标准的介入治疗可能是首选的治疗方案，目的是减少瓣环尺寸。最初的想法是基于冠状静脉窦瓣环成形术（间接瓣环成形术），因为从技术角度来看，这似乎相对简单，有可能模仿已成熟的手术步骤[80]。一种冠状静脉窦瓣环成形术装置——Carillon 二尖瓣轮廓系统（Cardial Dimensions Inc.，Kirkland，WA，USA）已获得欧洲统一认证（CE）批准[81]，但其他装置仍处于早期阶段[82-83]。

在各种瓣环成形术装置中，the Cardioband TM（Edwards Lifesciences Corp. Irvine，CA，USA）最类似于外科瓣环成形环。基于令人满意的装置安全性，该装置于 2015 年 9 月获得了 CE 批准。该装置通过经房间隔通路输送，瓣环直接植入二尖瓣环的心房侧。第一个锚栓被锚定在外交界处，然后将瓣环从输送导管中以小片段挤压出来，每一个锚栓依次由包围二尖瓣后瓣环的螺钉固定，直到最后一个锚栓被锚定在内侧交界处。可以收紧以减小二尖瓣瓣环周长。Nickenig 等报告了 31 名参加 the Cardioband TM 可行性试验的患者 6 个月的临床结果，平均年龄（71.8±6.9）岁，平均左心室射血分数 34%±11%，平均欧洲心脏手术风险评分（Euroscore）Ⅱ为 8.6%±5.9%[84]。77.4%的患者有严重（3～4+）二尖瓣反流，93.6%的患者无住院死亡或严重并发症[84]。在 6 个月的随访中，观察到二尖瓣反流的良性降低和纽约心脏协会（NYHA）分类、6 min 步行试验和生活质量的显著改善。最近一项多中心试验结果显示，在 1 年的随访中，大多数功能有显著改善的患者的二尖瓣反流程度明显降低[85]。the Cardioband TM 系统的结果与 MitraClip 装置早期的结果一致，并且比目前报道的其他瓣环成形装置的结果更好[78,86-87]。

（四）其他基于当前装置的退行性二尖瓣关闭不全策略——人工腱索植入

对于因单叶脱垂或瓣叶连枷样改变导致严重二尖瓣关闭不全的患者，经心尖 Off-Pump 二尖瓣修补术（NeoChord implantation top-mini）是一种新的 TMVR 选择，可采用微创入路植入人工腱索[88-90]。在经食管超声心动图的指导下，使用 NeoChord DS1000 系统（NeoChord，Inc.，Eden Praire，MN，USA）进行手术，将扩张的聚四氟乙烯（E-PTFE）缝合线作为人工腱索，无需心肺转流。在全身麻醉下进行标准的左侧小切口开胸手术，以进入左心室顶点。自其第一次报道[91]，NeoChord 在严重二尖瓣关闭不全患者中减少二尖瓣反流方面即表现出良好的效果[90,92]。尽管先前有报道植入的新腱索断裂，但罕见[76]。

（五）严重二尖瓣关闭不全的未来策略

目前，我们对于如何用微创、经导管的技术治疗高危患者的严重二尖瓣关闭不全的认识仍然有限。这主要是由于二尖瓣解剖结构复杂，二尖瓣关闭不全的潜在病因多变，专用设备有限，治疗二尖瓣关闭不全的最佳手术策略仍在争论中。手术证据表明，“小叶修复”与瓣环成形术相结合可能比单叶手术或瓣环成形术更具优势[94-97]。第一次结合 MtriClip 和 the Cardioband TM 的经验给我们带来了希望[98]。此外，一些病例报告还描述了 the Cardioband TM 与经心尖人工腱索植入修复术的联合应用[99]。

然而，证据表明，长期以来认为的外科二尖瓣修复术的优势可能被二尖瓣置换术所淡化[100]。迄今为止，经导管二尖瓣植入术（TMVI）已在瓣膜病变患者中进行[101-102]，并报告了少数 TAVI 中将瓣膜植入到钙化的二尖瓣病变中[103-104]。目前，一些二尖瓣置换技术正在开发中，包括经心尖入路和经房间隔入路[105-106]。Tendyne 系统的早期可行性研究（Tendyne Holdings，LLC，Roseville，MN，USA）令人鼓舞[107-108]。对其他更新的系统也进行了研究[109-111]。目前，主要的局限性包括二尖瓣内装置的锚定，由于瓣膜设计而导致的左心室流出道阻塞，以及需要一个经心尖的大口径入路。

（六）二尖瓣关闭不全干预的未来前景

有或无瓣环成形术、瓣叶修复、模仿手术修复的缘对缘修复术的有效性和安全性必须通过技术改进、设备开发和进一步的新研究来证实。对于高危或不能手术的患者，二尖瓣缘对缘修复术是单叶修复的一种选择。随机研究初步结果证实，TMVI 可能是有症状的严重二尖瓣关闭不全伴有良好解剖结构（如左心室流出道梗阻的低风险、低钙化程度）患者的外科手术替代策略。目前外科修复和置换术仍是低至中危患者的标准治疗方法。

三、三尖瓣反流的当前和未来干预策略

三尖瓣反流（tricuspid regurgitation TR）是一种常见的心脏瓣膜疾病，据估计，在美国，中度或重度 TR 的患病人数约为 160 万人[112]。由左心功能病变引起的功能性 TR 是最常见的病因，其特征是瓣环扩大和瓣叶脱垂，腱索冗长等[113]。TR 的器质性病因不常见，由 TR 引起的症状可能不确定，特别是在早期阶段，所以一般到晚期就诊。在当前的欧洲指南中，有症状的重度 TR 手术指征被普遍接受（推荐类别Ⅰ）。关于中度 TR 的治疗，有干预的趋势，特别是在左心瓣膜疾病手术或三尖瓣环显著扩张的情况下（推荐类别ⅡA）[114]。如果不治疗，TR 通常会发展为右心衰竭，影响患者的生活质量和预后[115]。然而，考虑到患者的复杂性和死亡率，手术指征仍有待进一步商榷[116]。

临床上对症状严重的 TR 患者，需要制订合理的经导管治疗策略。目前所有针对 TR 的经导管策略都处于早期阶段[117]。三尖瓣解剖的复杂性包括大瓣环、瓣膜和（或）瓣环钙化不足、与右冠状动脉相邻和组织脆弱。目前的方法包括缘对缘修复（使用专用三尖瓣适配夹系统）、the Cardioband TM 系统的瓣环成形术、专用三尖瓣系统（FORMA）、异位腔静脉经导管瓣膜植入术和瓣膜置换术[118-120]。

MitraClip 装置已成功地用于治疗高危重度 TR 患者[121]。Nickenig 等报道了 64 例高危重度 TR 患者用三尖瓣夹闭术治疗 30 天的结果[119]：88％的患者表现为功能性 TR，88％的患者有严重或大量的 TR；97％的患者成功地将 MitraClip 装置植入三尖瓣，患者的心率明显降低，无并发症，患者 NYHA 分级和 6 min 步行距离显著改善[119]。证据表明，如果同时存在 TR，单纯接受 MitraClip 装置行 MR 手术的患者获益较少[122-123]，因此在一个手术中同时治疗二尖瓣和三尖瓣是合理的。

严重的 TR 通常是由于显著的环形扩张，外科瓣环成形术是首选手术方式。the Cardioband TM 系统是一种外科式瓣环成形术，已经用于严重的二尖瓣关闭不全治疗。在一项治疗 20 例严重功能性 TR 患者的研究中，三尖瓣中隔环尺寸减小了 27％。在 30 天时，显示 TR 降低，症状和生活质量显著改善。缘对缘和瓣环成形术的联合治疗，类似于外科技术[124-125]。未经治疗的 TR 会导致进行性右心室功能不全和瓣环扩张，因此在 TR 病变加重之前，早期干预 TR 是必不可少的，因为后期病变加重，右心室功能紊乱变得严重，再对患者治疗则获益不大。以不同方法结合的进一步临床研究，如经导管瓣环成形术与缘对缘修复结合，可能会得到更好的手术结果和显著的临床效益[126]。

四、结论

结构性心脏病干预措施的改进和发展使更多的老年患者能够接受微创心脏瓣膜干预，这些措施延长了许多以前被认为不适合手术的患者的寿命和（或）改善了他们的生活质量。持续的技术和设备改进以及证据的积累将扩大结构性心脏病干预的可能性。

（杨文钢）

参考文献

[1] Wilson PW. Anepidemiologicperspectiveofsystemichypertension，ischemic heart disease，and heart failure. Am J Cardiol，1997，80：3J-8J.

[2] Mangion JR，Tighe DA. Aortic valvular disease in adults. Postgrad Med，1995，98：127-140.

[3] Grigioni F，Enriquez-Sarano M，Ling LH，et al. Sudden death in mitral regurgitation due to flail leaflet. J Am Coll Cardiol，1999，34：2078-2085.

[4] Supino PG，Borer JS，Preibisz J，et al. The epidemiology of valvular heart disease：a growing public health problem. Heart Fail Clin，2006，2：379-393.

[5] Pibarot P，Dumesnil JG. Prosthetic heart valves：selection of the optimal prosthesis and long-term management. Circulation，2009，119：1034-1048.

[6] Brown ML，Pellikka PA，Schaff HV，et al. The benefits of early valve replacement in asymptomatic patients with severe aortic stenosis. J Thorac Cardiovasc Surg，2008，135：308-315.

[7] Pai RG，Kapoor N，Bansal RC，et al. Malignant natural history of asymptomatic severe aortic stenosis：

benefit of aortic valve replacement. Ann Thorac Surg, 2006, 82: 2116-2122.

[8] Cribier A, Eltchaninoff H, Bash A, et al. Percutaneous transcatheter implantation of an aortic valve prosthesis for calcific aortic stenosis: first human case description. Circulation, 2002, 106: 3006-3008.

[9] Blackstone EH, Suri RM, Rajeswaran J, et al. Propensity-matched comparisons of clinical outcomes after transapical or transfemoral transcatheter aortic valve replacement: a placement of aortic transcatheter valves (PARTNER) -I trial substudy. Circulation, 2015, 131: 1989-2000.

[10] Leon MB, Smith CR, Mack M, et al. Transcatheter aortic-valve implantation for aortic stenosis in patients who cannot undergo surgery. N Engl J Med, 2010, 363: 1597-1607.

[11] Smith CR, Leon MB, Mack MJ, et al. Transcatheter versus surgical aortic-valve replacement in high-risk patients. N Engl J Med, 2011, 364: 2187-2198.

[12] Popma JJ, Adams DH, Reardon MJ, et al. Transcatheter aortic valve replacement using a self-expanding bio- prosthesis in patients with severe aortic stenosis at extreme risk for surgery. J Am Coll Cardiol, 2014, 63: 1972-1981.

[13] Adams DH, Popma JJ, Reardon MJ, et al. Transcatheter aortic-valve replacement with a self-expanding prosthesis. N Engl J Med, 2014, 370: 1790-1798.

[14] Latib A, Maisano F, Bertoldi L, et al. Transcatheter vs surgical aortic valve replacement in intermediate-surgical-risk patients with aortic stenosis: a propensity score-matched case- control study. Am Heart J, 2012, 164: 910-917.

[15] D'Errigo P, Barbanti M, Ranucci M, et al. Transcatheter aortic valve implantation versus surgical aortic valve replacement for severe aortic stenosis: results from an intermediate risk propensity- matched population of the Italian OBSERVANT study. Int J Cardiol, 2013, 167: 1945-1952.

[16] Piazza N, Kalesan B, van Mieghem N, et al. A 3-center comparison of 1-year mortality outcomes between transcatheter aortic valve implantation and surgical aortic valve replacement on the basis of propensity score matching among intermediate-risk surgical patients. Cardiovascular Interventions, 2013, 6 (5): 443-451.

[17] Leon MB, Smith CR, Mack MJ, et al. Transcatheter or surgical aortic-valve replacement in intermediate-risk patients. N Engl J Med, 2016, 374: 1609-1620.

[18] Reardon MJ, Van Mieghem NM, Popma JJ, et al. Surgical or transcatheter aortic-valve replacement in intermediate-risk patients. N Engl J Med, 2017, 376: 1321-1331.

[19] Thourani VH, Kodali S, Makkar RR, et al. Transcatheter aortic valve replacement versus surgical valve replace- ment in intermediate-risk patients: a propensity score analysis. Lancet, 2016, 387: 2218-2225.

[20] Abdel-Wahab M, Neumann FJ, Mehilli J, et al. 1-Year outcomes after transcatheter aortic valve replacement with balloon- expandable versus self-expandable valves: results from the CHOICE randomized clinical trial. J Am Coll Cardiol, 2015, 66: 791-800.

[21] Meredith Am IT, Walters DL, Dumonteil N, et al. Transcatheter aortic valve replacement for severe symptom- atic aortic stenosis using a repositionable valve system: 30-day primary endpoint results from the REPRISE II study. J Am Coll Cardiol, 2014, 64: 1339-1348.

[22] Rampat R, Khawaja MZ, Byrne J, et al. Transcatheter aortic valve replacement using the repositionable LOTUS valve: United Kingdom experience. JACC Cardiovasc Interv, 2016, 9: 367-372.

[23] Meredith IT, Walters DL, Dumonteil N, et al. 1-Year outcomes with the fully repositionable and retrievable lotus transcatheter aortic replacement valve in 120 high-risk surgical patients with severe aortic stenosis: results of the REPRISE II study. JACC Cardiovasc Interv, 2016, 9: 376-384.

[24] Meredith IT, Worthley SG, Whitbourn RJ, et al. Transfemoral aortic valve replacement with the repositionable Lotus Valve System in high surgical risk patients: the REPRISE I study. Euro Intervention, 2014, 9: 1264-1270.

[25] Gooley RP, Talman AH, Cameron JD, et al. Comparison of self-expanding and mechanically expanded transcatheter aortic valve prostheses. JACC Cardiovasc Interv, 2015, 8: 962-971.

[26] Wohrle J, Gonska B, Rodewald C, et al. Transfemoral aortic valve implantation with the repositionable Lotus valve for treatment of patients with symptomatic severe aortic stenosis: results from a single-centre experience. Euro Intervention, 2016, 12: 760-767.

[27] Kempfert J, Treede H, Rastan AJ, et al. Transapical aortic valve implantation using a new self-expandable bio- prosthesis (ACURATE TA): 6-month out-

comes. Eur J Cardiothorac Surg, 2013, 43: 52-56.
[28] Kempfert J, Holzhey D, Hofmann S, et al. First registry results from the newly approved ACURATE TA TAVI system- dagger. Eur J Cardiothorac Surg, 2015, 48: 137-141.
[29] Schafer U, Conradi L, Diemert P, et al. ACURATE TAVI: review of the technology, developments and current data with this self-expanding transcatheter heart valve. Minerva Cardioangiol, 2015, 63: 359-369.
[30] Mollmann H, Hengstenberg C, Hilker M, et al. Real-world experience using the ACURATE neo prosthesis: 30-day outcomes of 1, 000 patients enrolled in the SAVI TF registry. Euro Intervention, 2018, 13: e1764-1770.
[31] Kim WK, Hengstenberg C, Hilker M, et al. The SAVI-TF Registry: 1-year outcomes of the European Post-Market Registry using the ACURATE neo transcatheter heart valve under real-world conditions in 1, 000 patients. JACC Cardiovasc Interv, 2018, 11: 1368-1374.
[32] Seiffert M, Diemert P, Koschyk D, et al. Transapical implantation of a second-generation transcatheter heart valve in patients with noncalcified aortic regurgitation. JACC Cardiovasc Interv, 2013, 6: 590-597.
[33] Wenaweser P, Stortecky S, Schutz T, et al. Transcatheter aortic valve implantation with the NVT Allegra transcatheter heart valve system: first-in-human experience with a novel self-expanding transcatheter heart valve. Euro Intervention, 2016, 12: 71-77.
[34] Rosato S, Santini F, Barbanti M, et al. Transcatheter aortic valve implantation compared with surgical aortic valve replacement in low-risk patients. Circ Cardiovasc Interv, 2016, 9: e003326.
[35] Thyregod HG, Steinbruchel DA, Ihlemann N, et al. Transcatheter versus surgical aortic valve replacement in patients with severe aortic valve stenosis: 1-year results from the All-Comers NOTION Randomized Clinical Trial. J Am Coll Cardiol, 2015, 65: 2184-2194.
[36] Waksman R, Rogers T, Torguson R, et al. Transcatheter aortic valve replacement in low-risk patients with symptom- atic severe aortic stenosis. J Am Coll Cardiol, 2018, 72: 2095-2105.
[37] Willson AB, Rodes-Cabau J, Wood DA, et al. Transcatheter aortic valve replacement with the St Jude Medical Portico valve: first-in-human experience. J Am Coll Cardiol, 2012, 60: 581-586.
[38] Manoharan G, Walton AS, Brecker SJ, et al. Treatment of symptomatic severe aortic stenosis with a novel resheathable supra-annular self-expanding transcatheter aortic valve system. JACC Cardi- ovasc Interv, 2015, 8: 1359-1367.
[39] Verma S, Siu SC. Aortic dilatation in patients with bicuspid aortic valve. N Engl J Med, 2014, 370: 1920-1929.
[40] Praz F, Windecker S, Huber C, et al. Expanding indications of transcatheter heart valve interventions. JACC Cardiovasc Interv, 2015, 8: 1777-1796.
[41] Sievers HH, Schmidtke C. A classification system for the bicuspid aortic valve from 304 surgical specimens. J Thorac Cardiovasc Surg, 2007, 133: 1226-1233.
[42] Yoon SH, Sharma R, Chakravarty T, et al. Transcatheter aortic valve replacement in bicuspid aortic valve stenosis: where do we stand? J Cardiovasc Surg, 2018, 59: 381-391.
[43] Reddy G, Wang Z, Nishimura RA, et al. Transcatheter aortic valve replacement for stenotic bicuspid aortic valves: systematic review and meta analyses of observational studies. Catheter Cardiovasc Interv, 2018, 91: 975-983.
[44] Yoon SH, Lefevre T, Ahn JM, et al. Transcatheter aortic valve replacement with early- and new-generation devices in bicuspid aortic valve stenosis. J Am Coll Cardiol, 2016, 68: 1195-1205.
[45] Bekeredjian R, Grayburn PA. Valvular heart disease: aortic regurgitation. Circulation, 2005, 112: 125-134.
[46] Roy DA, Schaefer U, Guetta V, et al. Transcatheter aortic valve implantation for pure severe native aortic valve regurgitation. J Am Coll Cardiol, 2013, 61: 1577-1584.
[47] Seiffert M, Bader R, Kappert U, et al. Initial German experience with transapical implantation of a second-generation transcatheter heart valve for the treatment of aortic regurgitation. JACC Cardiovasc Interv, 2014, 7: 1168-1174.
[48] Schofer J, Nietlispach F, Bijuklic K, et al. Transfemoral implantation of a fully repositionable and retrievable trans- catheter valve for noncalcified pure aortic regurgitation. JACC Cardiovasc Interv, 2015, 8: 1842-1849.
[49] Testa L, Latib A, Rossi ML, et al. CoreValve implantation for severe aortic regurgitation: a multicentre registry. Euro- Intervention, 2014, 10: 739-745.

[50] Wei L, Liu H, Zhu L, et al. A new transcatheter aortic valve replacement system for predominant aortic regurgitation implantation of the J-valve and early outcome. JACC Cardiovasc Interv, 2015, 8: 1831-1841.
[51] Wendt D, Kahlert P, Pasa S, et al. Transapical transcatheter aortic valve for severe aortic regurgitation: expanding the limits. JACC Cardiovasc Interv, 2014, 7: 1159-1167.
[52] Franzone A, Piccolo R, Siontis GC, et al. Transcatheter aortic valve replacement for the treatment of pure native aortic valve regurgitation: a systematic review. JACC Cardiovasc Interv, 2016, 9: 2308-2317.
[53] Bernick C, Kuller L, Dulberg C, et al. MRI infarcts and the risk of future stroke: the cardiovascular health study. Neurology, 2001, 57: 1222-1229.
[54] Fairbairn TA, Mather AN, Bijsterveld P, et al. Diffusion-weighted MRI determined cerebral embolic infarction following transcatheter aortic valve implantation: assessment of predictive risk factors and the relationship to subsequent health status. Heart, 2012, 98: 18-23.
[55] Vermeer SE, Longstreth Jr WT, Koudstaal PJ. Silent brain infarcts: a systematic review. Lancet Neurol, 2007, 6: 611-619.
[56] Eggebrecht H, Schmermund A, Voigtlander T, et al. Risk of stroke after transcatheter aortic valve implantation (TAVI): a meta- analysis of 10, 037 published patients. Euro Intervention, 2012, 8: 129-138.
[57] Haussig S, Mangner N, Dwyer MG, et al. Effect of a cerebral protection device on brain lesions following transcatheter aortic valve implantation in patients with severe aortic stenosis: the CLEAN-TAVI randomized clinical trial. JAMA, 2016, 316: 592-601.
[58] Kapadia SR, Kodali S, Makkar R, et al. Protection against cerebral embolism during transcatheter aortic valve re- placement. J Am Coll Cardiol, 2017, 69: 367-377.
[59] Rogers T, Alraies MC, Torguson R, et al. Overview of the 2017 US Food and Drug Administration circulatory system devices panel meeting on the sentinel cerebral protection system. Am Heart J, 2017, 192: 113-119.
[60] Kapadia SR. Routine use of embolic protection during transcatheter aortic valve replacement. JACC Cardiovasc Interv, 2017, 10: 2304-2306.
[61] Seeger J, Gonska B, Otto M, et al. Cerebral embolic protection during transcatheter aortic valve replacement significantly reduces death and stroke compared with unprotected procedures. JACC Cardiovasc Interv, 2017, 10: 2297-2303.
[62] Seeger J, Kapadia SR, Kodali S, et al. Rate of periprocedural stroke observed with cerebral embolic protection during trans- catheter aortic valve replacement: a patient-level propensity-matched analysis. Eur Heart J, 2018, 40 (17): 1334-1440.
[63] Iung B, Baron G, Butchart EG, et al. A prospective survey of patients with valvular heart disease in Europe: the Euro Heart Survey on valvular heart disease. Eur Heart J, 2003, 24: 1231-1243.
[64] Asgar AW, Mack MJ, Stone GW. Secondary mitral regurgitation in heart failure: pathophysiology, prognosis, and therapeutic considerations. J Am Coll Cardiol, 2015, 65: 1231-1248.
[65] Punnoose L, Burkhoff D, Cunningham L, et al. Functional mitral regurgitation: therapeutic strategies for a ventricular disease. J Card Fail, 2014, 20: 252-267.
[66] Baumgartner H, Falk V, Bax JJ, et al. 2017 ESC/EACTS Guidelines for the management of valvular heart disease. Eur Heart J, 2017, 38: 2739-2791.
[67] Pierard LA, Carabello BA. Ischaemic mitral regurgitation: pathophysiology, outcomes and the conundrum of treatment. Eur Heart J, 2010, 31: 2996-3005.
[68] Feldman T, Kar S, Elmariah S, et al. Randomized comparison of percutaneous repair and surgery for mitral regurgitation: 5- year results of EVEREST II. J Am Coll Cardiol, 2015, 66: 2844-2854.
[69] Sorajja P, Mack M, Vemulapalli S, et al. Initial experience with commercial transcatheter mitral valve repair in the United States. J Am Coll Cardiol, 2016, 67: 1129-1140.
[70] Buzzatti N, Denti P, La Canna G, et al. Does implantation of a single clip provide reliable durability after transcatheter mitral repair? Eur J Cardiothorac Surg, 2017, 52: 137-142.
[71] Whitlow PL, Feldman T, Pedersen WR, et al. Acute and 12-month results with catheter-based mitral valve leaflet repair: the EVEREST II (Endovascular Valve Edge-to-Edge Repair) high risk study. J Am Coll Cardiol, 2012, 59: 130-139.
[72] Chiarito M, Pagnesi M, Martino EA, et al. Outcome after percutaneous edge-to-edge mitral repair for

functional and degenerative mitral regurgitation: a systematic review and meta-analysis. Heart, 2018, 104: 306-312.
[73] Obadia JF, Armoiry X, Iung B, et al. The MITRA-FR study: design and rationale of a randomised study of percutaneous mitral valve repair compared with optimal medical management alone for severe secondary mitral regurgitation. Euro Intervention, 2015, 10: 1354-1360.
[74] Obadia JF, Messika-Zeitoun D, Leurent G, et al. Percutaneous repair or medical treatment for secondary mitral regurgitation. N Engl J Med, 2018, 379: 2297-2306.
[75] Stone GW, Lindenfeld J, Abraham WT, et al. Transcatheter mitral-valve repair in patients with heart failure. N Engl J Med, 2018, 379: 2307-2318.
[76] Tabata N, Weber M, Sinning JM, et al. Successful edge-to-edge mitral repair using the New MitraClip XTR system following rupture of transapical implanted neochord. JACC Cardiovasc Interv, 2018, 11: e175-177.
[77] Praz F, Spargias K, Chrissoheris M, et al. Compassionate use of the PASCAL transcatheter mitral valve repair system for patients with severe mitral regurgitation: a multicentre, prospective, observational, first-in-man study. Lancet, 2017, 390: 773-780.
[78] Maisano F, Franzen O, Baldus S, et al. Percutaneous mitral valve interventions in the real world: early and 1-year results from the ACCESS-EU, a prospective, multicenter, nonrandomized post-approval study of the MitraClip therapy in Europe. J Am Coll Cardiol, 2013, 62: 1052-1061.
[79] Nickenig G, Estevez-Loureiro R, Franzen O, et al. Percutaneous mitral valve edge-to-edge repair: in-hospital results and 1-year follow-up of 628 patients of the 2011-2012 Pilot European Sentinel Registry. J Am Coll Cardiol, 2014, 64: 875-884.
[80] Feldman T. Percutaneous mitral annuloplasty: not always a cinch. Catheter Cardiovasc Interv, 2007, 69: 1062-1063.
[81] Schofer J, Siminiak T, Haude M, et al. Percutaneous mitral annuloplasty for functional mitral regurgitation: results of the CARILLON Mitral Annuloplasty Device European Union Study. Circulation, 2009, 120: 326-333.
[82] Rogers JH, Thomas M, Morice MC, et al. Treatment of heart failure with associated functional mitral regurgitation using the ARTO system: initial results of the first-in-human MAVERIC trial (Mitral Valve Repair Clinical Trial). JACC Cardiovasc Interv, 2015, 8: 1095-1104.
[83] Rogers JH, Boyd WD, Smith TW, et al. Early experience with Millipede IRIS transcatheter mitral annuloplasty. Ann Cardiothorac Surg, 2018, 7: 780-786.
[84] Nickenig G, Hammerstingl C, Schueler R, et al. Transcatheter mitral annuloplasty in chronic functional mitral regurgitation: 6-month results with the cardioband percutaneous mitral repair ystem. JACC Cardiovasc Interv, 2016, 9: 2039-2047.
[85] Messika-Zeitoun D, Nickenig G, Latib A, et al. Transcatheter mitral valve repair for functional mitral regurgitation using the Cardioband system: 1 year outcomes. Eur Heart J, 2019, 40: 466-472.
[86] Nickenig G, Schueler R, Dager A, et al. Treatment of chronic functional mitral valve regurgitation with a percutaneous annuloplasty system. J Am Coll Cardiol, 2016, 67: 2927-2936.
[87] Siminiak T, Hoppe UC, Schofer J, et al. Effectiveness and safety of percutaneous coronary sinus-based mitral valve repair in patients with dilated cardiomyopathy (from the AMADEUS trial). Am J Cardiol, 2009, 104: 565-570.
[88] Perier P, Hohenberger W, Lakew F, et al. Toward a new paradigm for the reconstruction of posterior leaflet prolapse: midterm results of the "respect rather than resect" approach. Ann Thorac Surg, 2008, 86: 718-725.
[89] Seeburger J, Rinaldi M, Nielsen SL, et al. Off-pump transapical implantation of artificial neo-chordae to correct mitral regurgitation: the TACT Trial (Transapical Artificial Chordae Tendinae) proof of concept. J Am Coll Cardiol, 2014, 63: 914-919.
[90] Rucinskas K, Janusauskas V, Zakarkaite D, et al. Off-pump transapical implantation of artificial chordae to correct mitral regurgitation: early results of a single-center experience. J Thorac Cardiovasc Surg, 2014, 147: 95-99.
[91] Seeburger J, Borger MA, Tschernich H, et al. Transapical beating heart mitral valve repair. Circ Cardiovasc Interv, 2010, 3: 611-612.
[92] Colli A, Manzan E, Besola L, et al. One-year outcomes after transapical echocardiography-guided mitral valve repair. Circulation, 2018, 138: 843-845.
[93] Colli A, Manzan E, Aidietis A, et al. An early Eu-

ropean experience with transapical off-pump mitral valve repair with NeoChord implantation. Eur J Cardiothorac Surg, 2018, 54: 460-466.
[94] Nielsen SL, Timek TA, Lai DT, et al. Edge-to-edge mitral repair: tension on the approximating suture and leaflet deformation during acute ischemic mitral regurgitation in the ovine heart. Circulation, 2001, 104: I29-35.
[95] Timek TA, Nielsen SL, Lai DT, et al. Mitral annular size predicts Alfieri stitch tension in mitral edge-to-edge repair. J Heart Valve Dis, 2004, 13: 165-173.
[96] Timek TA, Nielsen SL, Lai DT, et al. Effect of chronotropy and inotropy on stitch tension in the edge-to-edge mitral repair. Circulation, 2007, 116: I276-281.
[97] De Bonis M, Lapenna E, Maisano F, et al. Long-term results (</=18 years) of the edge-to-edge mitral valve repair without annuloplasty in degenerative mitral regurgitation: implications for the per- cutaneous approach. Circulation, 2014, 130: S19-24.
[98] Mangieri A, Colombo A, Demir OM, et al. Percutaneous direct annuloplasty with edge-to-edge technique for mitral regurgitation: replicating a complete surgical mitral repair in a one-step procedure. Can J Cardiol, 2018, 34: 1088. e1-2.
[99] von Bardeleben RS, Colli A, Schulz E, et al. First in human transcatheter COMBO mitral valve repair with direct ring annulo- plasty and neochord leaflet implantation to treat degenerative mitral regurgitation: feasibility of the simultaneous toolbox concept guided by 3D echo and computed tomography fusion imaging. Eur Heart J, 2018, 39: 1314-1315.
[100] Acker MA, Parides MK, Perrault LP, et al. Mitral-valve repair versus replacement for severe ischemic mitral regurgitation. N Engl J Med, 2014, 370: 23-32.
[101] Descoutures F, Himbert D, Maisano F, et al. Transcatheter valve-in-ring implantation after failure of surgical mitral re- pair. Eur J Cardiothorac Surg, 2013, 44: e8-15.
[102] Cheung A, Al-Lawati A. Transcatheter mitral valve-in-valve implantation: current experience and review of literature. Curr Opin Cardiol, 2013, 28: 181-186.
[103] Fassa AA, Himbert D, Brochet E, et al. Transseptal transcatheter mitral valve implantation for severely calcified mitral stenosis. JACC Cardiovasc Interv, 2014, 7: 696-697.
[104] Hasan R, Mahadevan VS, Schneider H, et al. First in human transapical implantation of an inverted transcatheter aortic valve prosthesis to treat native mitral valve stenosis. Circulation, 2013, 128: e74-76.
[105] Maisano F, Buzzatti N, Taramasso M, et al. Mitral transcatheter technologies. Rambam Maimonides Med J, 2013, 4: e0015.
[106] De Backer O, Piazza N, Banai S, et al. Percutaneous transcatheter mitral valve replacement: an overview of devices in preclinical and early clinical evaluation. Circ Cardiovasc Interv, 2014, 7: 400-409.
[107] Muller DWM, Farivar RS, Jansz P, et al. Transcatheter mitral valve replacement for patients with symptomatic mitral regurgitation: a global feasibility trial. J Am Coll Cardiol, 2017, 69: 381-391.
[108] Bapat V, Rajagopal V, Meduri C, et al. Early experience with new transcatheter mitral valve replacement. J Am Coll Cardiol, 2018, 71: 12-21.
[109] Cheung A, Banai S. Transcatheter mitral valve implantation: Tiara. Euro Intervention, 2016, 12: Y70-2.
[110] Ussia GP, Quadri A, Cammalleri V, et al. Percutaneous transfemoral-transseptal implantation of a second-generation CardiAQ mitral valve bioprosthesis: first procedure description and 30-day follow-up. Euro Intervention, 2016, 11: 1126-1131.
[111] Meredith I, Bapat V, Morriss J, et al. Intrepid transcatheter mitral valve replacement system: technical and product description. Euro Intervention, 2016, 12: Y78-80.
[112] Stuge O, Liddicoat J. Emerging opportunities for cardiac surgeons within structural heart disease. J Thorac Cardiovasc Surg, 2006, 132: 1258-1261.
[113] Taramasso M, Vanermen H, Maisano F, et al. The growing clinical importance of secondary tricuspid regurgitation. J Am Coll Cardiol, 2012, 59: 703-710.
[114] Buzzatti N, Iaci G, Taramasso M, Nisi T, et al. Long-term outcomes of tricuspid valve replacement after previous left-side heart surgery. Eur J Cardiothorac Surg, 2014, 46: 713-719.
[115] Nath J, Foster E, Heidenreich PA. Impact of tricuspid regurgitation on long- term survival. J Am Coll Cardiol, 2004, 43: 405-409.
[116] Leviner DB, Medalion B, Baruch I, et al. Tricuspid valve replacement: the effect of gender on operative

results. J Heart Valve Dis，2014，23：209-215.
[117] Natarajan D，Joseph J，Denti P，et al. The big parade：emerging percutaneous mitral and tricuspid valve devices. Euro Intervention，2017，13：A51-59.
[118] Rodes-Cabau J，Hahn RT，Latib A，et al. Transcatheter therapies for treating tricuspid regurgitation. J Am Coll Cardiol，2016，67：1829-1845.
[119] Nickenig G，Kowalski M，Hausleiter J，et al. Transcatheter treatment of severe tricuspid regurgitation with the edge-to- edge MitraClip technique. Circulation，2017，135：1802-1814.
[120] Perlman G，Praz F，Puri R，et al. Transcatheter tricuspid valve repair with a new transcatheter coaptation system for the treatment of severe tricuspid regurgitation：1-year clinical and echocardiographic results. JACC Cardiovasc Interv，2017，10：1994-2003.
[121] Braun D，Nabauer M，Orban M，et al. Transcatheter treatment of severe tricuspid regurgitation using the edge-to-edge repair technique. Euro Intervention，2017，12：e1837-1844.
[122] Schueler R，Ozturk C，Sinning JM，et al. Impact of baseline tricuspid regurgitation on long-term clinical outcomes and survival after interventional edge-to-edge repair for mitral regurgitation. Clin Res Cardiol，2017，106：350-358.
[123] Kalbacher D，Schafer U，von Bardeleben RS，et al. Impact of tricuspid valve regurgitation in surgical high-risk patients undergoing MitraClip implantation：results from the TRAMI registry. Euro- Intervention，2017，12：e1809-1816.
[124] von Bardeleben RS，Ruf T，Schulz E，et al. First percutaneous COMBO therapy of tricuspid regurgitation using direct annuloplasty and staged edge-to- edge repair in a surgical-like Clover technique. Eur Heart J，2018，39：3621-3622.
[125] Sugiura A，Weber M，Sinning JM，Nickenig G. Staged transcatheter valve repair via MitraClip XTR after Cardioband for tricuspid regurgitation. Eur Heart J Cardiovasc Imaging，2019，20：118.
[126] Mack MJ，Leon MB，Smith CR，et al. PARTNER 1 trial investigators 5-year outcomes of transcatheter aortic valve replacement or surgical aortic valve replacement for high surgical risk patients with aortic stenosis (PARTNER 1)：a randomised controlled trial. Lancet，2015，385：2477-2484.

第七章　老年人与心房颤动

一、概述

心房颤动（atrial fibrillation，AF，简称房颤）是最常见的慢性心律失常[1]，其发生率和患病率均随着增龄而增加[2-3]，尤其是 65 岁以上的老年人发生率高达 9%[4]，在发达国家更高[5-6]。房颤是多种因素作用下，如低收缩力、脂肪浸润、炎症、血管重塑等，心房受到组织改变的影响（如心房增大及纤维化），导致心电生理及传导特性受损的结果[7]。上述因素在维持和发展心电活动紊乱过程中起关键作用[8]。房颤不是一种良性的临床症状，当房颤出现时，患者全因死亡率会增加 2 倍，卒中风险大约是普通人群的 5 倍。这是由于左心房机械活动受限，导致血液淤积并最终促进血栓形成，尤其是左心耳血栓。研究发现，房颤患者具有较高的住院风险，可导致生活质量受损，左心室功能障碍，心力衰竭及认知能力下降。其中，栓塞性卒中具有严重的破坏性，通常比其余类型卒中更严重、更致命，具有更长的住院时间和更高的残疾率。口服抗凝治疗可以预防卒中事件的发生，这是房颤患者治疗的基石[9]。

二、房颤及其流行病学

心房颤动（AF）是老年患者中最常见的心律失常[10]。房颤与年龄有密切的关系，其发生率和患病率随着年龄的增长而增加，2/3 的房颤患者年龄在 75 岁或以上[11]。研究发现，在≤55 岁和≥80 岁的人群中，房颤的患病率已从<0.1%上升到10%[10,12]。目前，全球 80 岁以上的人口正在快速增多，预计在未来 30 年内将从 1.37 亿增加到 4.25 亿[13]，这一变化将导致房颤患病率进一步上升。因此，近年来由于人口老龄化，房颤已具有流行病学特征。即使没有其他心血管疾病，房颤风险亦会随着年龄的增长而逐渐增加，可能继发于心房纤维化，导致其发病率和死亡率显著增加。关于房颤危险因素研究中，大约 70%的房颤患者年龄在 65～85 岁，年龄>80 岁人群的房颤患病率为 10%[14]。在亚洲>80 岁老年人群中房颤的患病率和发生率同样显著增加[15]。

房颤是老年人发生卒中的主要原因之一，可导致一系列不良后果，血栓栓塞是增加房颤患者死亡率和致残率的最严重并发症之一。房颤患者数量的增加将导致心脏栓塞性卒中患者数量的增加[8,16-17]。日本卒中临床登记显示，心源性栓塞性脑卒中的发生率一直上升[18]。据统计，2008 年，房颤治疗的直接费用约占英国医疗支出的 1%，美国为（60～260）亿美元。这些费用主要来自房颤相关并发症（如卒中）及其治疗费用。在美国，与非房颤患者相比，房颤患者的医疗费用高出 73%，大约人均增加 8075 美元[19-20]。房颤影响美国 220 万至 500 万人，年龄是其最重要的预测指标[21]。Framingham 研究发现，房颤对所有年龄段的卒中都有重要影响，尤其是老年患者及体力活动减少人群[12]。一项前瞻性的老年综合评估登记显示，百岁老人经常出现心电图改变和超声心动图异常，其中超过 1/5 的人有房颤，大多数合并舒张功能障碍。此外，左心室扩张与 6 min 步行距离下降有关，超声心动图的显著异常与死亡率密切相关[22]。因此对于老年人房颤的早期筛查非常有必要，能大大降低房颤相关医疗费用的消耗并改善老年患者的生活质量。

三、老年房颤的临床表现

房颤在老年人中的临床表现，除了典型的房颤相关卒中外，还包括组织缺血、心动过速性心肌病和心力衰竭，以及老年人中非典型和无症状性表现。非典型表现包括全身无力、跌倒、功能衰退和（或）认知障碍等，然而，亦有 3%～44%的老年房颤患者没有症状[23-24]。关于老年人房颤筛查的最新数据显示，65～74 岁人群的房颤患病率为 6%，

75～84岁人群中为12%，年龄≥85岁的人群中为16%。全国长期护理调查中，80岁、90岁和100岁的患者相比较，发现心肌梗死、心力衰竭、糖尿病和卒中在内的几种疾病的发病率随着年龄的增长而下降[24]，然而，对房颤患病率的meta分析显示，房颤患病率每10年都在增加，但过百岁老人的房颤患病率有所下降[25]。

四、房颤的筛查

随着房颤患病率的增加及人口老龄化，房颤已具有流行病学特征，多数患者在常规临床检查中被诊断为房颤，使得进行正确的人群筛查及早期预防已成为医疗卫生系统的主要关注点[26]。房颤在疾病早期阶段通常是阵发性的，随着衰老和相关合并症发展为持续性和永久性房颤[27]，因此，早期发现和治疗房颤可能会延缓进展并预防慢性房颤相关并发症。多数房颤通常无症状或呈阵发性，因此往往未能被完全诊断[28]，但其有较高缺血性卒中风险，急性脑卒中的发生率比持续性或症状性房颤更常见[29-30]。因此，早期筛查及诊断无症状或阵发性房颤至关重要，能显著改变患者长期预后。

对于存在血栓栓塞高风险的受试者，常规检测房颤是一项重要的公共卫生目标。在不同人群中，房颤检出率为0.2%～5.3%，重要的是，房颤的检测率随着监测时间的延长而增加[31]。心电图可以检测偶然发生的房颤，但通过在特定的时间点进行系统的心电图筛查能更准确地发现房颤患者。有些患者在发展成房颤之前会出现心电图变化，如P波变宽提示电活动和传导减慢，随后可导致房内传导阻滞，即Bayés征[32-33]。研究提出，血栓栓塞风险不仅与房颤的存在与否相关，并且与房颤的次数及持续时间有关[34]。因此，了解房颤、血栓形成和预防性抗凝治疗这三部曲之间的作用效应，促使预防监测技术在统计学、基因或实验室检查方面的实际应用具有重要意义。

一项研究提出建立规范化房颤筛查体系的观点，在初级卫生保健系统中常规检测房颤，并在高危患者中启动口服抗凝治疗，以更好地预防卒中及其危险[35]。该研究使用了Zenicor拇指心电图进行短期心电监测，发现其对院外检测无症状房颤具有较高的敏感性和特异性。该研究的目的是利用间歇性心电图开发初级保健医疗机构的筛查模型，以识别房颤患者，并在此类患者中早期开始适当的抗凝治疗，以防止卒中事件发生。这种简便的拇指心电图设备在检测房颤时显示出了更大的便利性及更高的敏感性，然而该技术目前尚未普及。另一项研究提出，对于疑似房颤患者目前最佳筛查方法是通过易插入型且风险较低的皮下监测仪，只有持续监测才能确定房颤发生情况[36]。当使用植入式心脏监护仪时，出现隐匿性卒中且无房颤病史的患者在卒中后6个月诊断为房颤的比率为8.9%，在卒中后12个月诊断为房颤的比率为12.4%。瑞典的一项研究对75岁普通人群进行了为期2周的间歇性心电图（ECG）检查，发现3%的房颤患者漏诊，0.5%的参与者首次心电图即诊断为房颤[36]，然而，目前房颤的最佳筛查策略仍存在争议，《欧洲心房颤动管理指南》（European Guidelines for AF）建议年龄≥65岁的患者应进行“机会性筛查”，对于脉搏不规则或心电图节律异常，缺血性卒中或TIA发作的患者进行至少72 h的监测[34]。目前因缺乏大型临床研究结果，美国心脏病学会/美国心脏协会/美国心脏节律协会指南中暂未提出筛查建议，而供应商国际协会则提出：①筛选所有年龄≥65岁的患者，并用单时间点、单导联心电图或脉搏检查判断心电图节律不规则性；②年龄≥75岁或年轻高危房颤患者应进行2周心电图筛查；③不明来源栓塞性卒中患者需长期持续监测（ESUS）[37]。

除了明确筛查的群体之外，医生还需要决定使用哪些设备进行房颤筛查，筛查多长时间，以及如何管理筛查结果。传统上，可以采用连续心电监测（Holter）器、植入循环记录器（ELR）、移动心脏遥测装置和植入式心脏监视器等，然而，随着可穿戴设备和基于智能手机技术的不断发展，门诊节律监测的种类逐渐扩大。鉴于房颤监测技术的不断进展，了解现有模式的诊断效果至关重要[37]。Sejr等进行的一项前瞻性连续队列研究纳入了1412名既往均无房颤史的患者，其中包含急性缺血性卒中（n=849，60%），短暂性脑缺血发作（n=562，40%）患者。该研究评估了连续48 h心电图记录与ELR对心电重构性房颤的诊断率[38]。研究结果提出ELR与连续心电监测相比较，有6例（15.8%）房颤患者被漏诊，25例（1.8%）被误诊为房颤。ELR结果经心内科医师审核后，与连续心电监测相比房颤检测的敏感性和特异性分别为84.2%和

98.2%，阳性预测值和阴性预测值分别为 56.1% 和 99.6%。因此，目前这一领域存在下列问题：①如何筛查房颤？②筛查多长时间？③哪些群体从筛查中获益最多？④AF 筛查是否最终能改善临床结果？⑤亚临床房颤应持续使用多长时间口服抗凝药物以改善远期疗效。Sejr 等的发现为第一个问题给出了合理的答案，尤其是在无明确原因卒中或短暂性脑缺血发作患者需要高灵敏度筛选手段，并提出了从 ELR 转向使用植入式心脏监视器进行长期监测的概念。目前需要更多关于房颤筛查的研究来回答这些重要的问题。

五、房颤的危险因素

房颤分五种类型：首发房颤、阵发性房颤、持续性房颤、长程持续性房颤和永久性房颤。房颤与全因死亡、卒中、心血管死亡、心脏事件、心力衰竭和慢性认知障碍的相对高风险有关，是最常见的需要住院治疗的心律失常，也是心脏病住院最常见的原因之一[39]。除了年龄，其他因素也被发现与房颤的发生有关，如性别（男性）、中心肥胖、甲状腺疾病、既往心力衰竭或心血管病史[40]。老年人常见的多种病理生理变化，包括左心房结构重构、自主神经失调、离子通道功能障碍、左心室舒张充盈减少等，均可导致房颤的发生。已知有几种危险因素和心脏病与房颤的发生和（或）持续有关，通过不同的病理生理学途径对易感的心房电生理解剖基质起作用。这些危险因素包括：遗传易感性、年龄、性别、种族等不可改变的因素及全身动脉高血压、糖尿病、吸烟、阻塞性睡眠呼吸暂停和肥胖等可改变因素，这些因素对心血管血流动力学以及心脏结构和功能有不良影响，增加房颤的患病率[41]。除此之外，心力衰竭常与房颤共存，心力衰竭易导致房颤，反之亦然。左心室功能障碍因血流动力学超负荷而与房颤有关，而射血分数与房颤无关；另一方面，房颤可减少有效心房收缩而引起心输出量降低[42-43]。众所周知，炎症和氧化应激是心房纤维化、心肌细胞凋亡和（或）坏死以及不规则肌细胞肥大（细胞排列紊乱、巨噬细胞向内皮表面聚集）并最终发展为房颤的关键因素[44]。所有这些因素构成了不应期的缩短和分散，传导速度的减慢以及电回路的形成，从而导致解剖和电生理紊乱及心房重构，使房颤发生和发展。炎症细胞因子和房颤风险之间的联系在大量研究中已被反复论证，如 C 反应蛋白和白细胞介素-6 均与房颤发生风险独立相关[45]。Framingham 研究显示年龄、糖尿病、高血压、充血性心力衰竭、冠心病及心脏瓣膜疾病均是房颤的独立危险因素[46]。另一项研究发现 CHA_2DS_2-VASc 评分为0～1 的非瓣膜病性房颤（NVAF）患者血栓事件发生率为 11.4%，提示此类患者血栓事件发生率较高，而临床上认为 CHA_2DS_2-VASc 评分 0～1 分组血栓形成风险较低[47]。在调整年龄、性别等参数后，非瓣膜病性房颤患者 CHA_2DS_2-VASc 评分为 0～1 分时，Lp（a）血浆水平和左心房内径（LAD）与血栓形成呈正相关。因此，进一步研究房颤的危险因素具有重要的临床意义。在未来，需要进行前瞻性多中心队列研究综合分析，以确定房颤患者血栓事件的潜在风险因素，并帮助指导临床实践。

六、老年房颤的评分

$CHADS_2$[48]［充血性心力衰竭、高血压、年龄≥75 岁、糖尿病、既往卒中或短暂性脑缺血发作］和 CHA_2DS_2-VASc[49]［充血性心力衰竭、高血压、年龄≥75 岁、糖尿病、既往卒中或 TIA、年龄 65～74 岁、性别（女性）］是 2 个经过充分验证的风险分层评分，用于预测房颤患者的卒中风险。CHA_2DS_2-VASc 是由美国心脏协会/美国心脏病学会/美国心律协会《心房颤动患者管理指南》推荐的卒中危险分层评分标准[50]。在 Framingham 研究中，男性患房颤的风险是女性的 1.5 倍[51]。根据 2016 年欧洲心脏病学会（ESC）制定的《2016 ESC 心房颤动管理指南》，卒中风险评估基于 CHA_2DS_2-VASc 评分标准，若男性≥2 分，女性≥3 分，明确推荐使用抗凝治疗预防卒中；若男性 1 分，女性 2 分，应考虑抗凝治疗；若 CHA_2DS_2-VASc 评分男性 0 分或女性 1 分不应进行任何形式的抗血栓治疗[52]。《2016 ESC/EACTS 心房颤动管理指南》建议，评估非瓣膜病性房颤患者的血栓风险应基于 CHA_2DS_2-VASc 评分系统[53]。一项研究收集 1071 名 75 岁以上老年房颤患者，平均随访（2.57±1.37）年[54]，得出 CHA_2DS_2-VASc 评分对 75 岁以上老年房颤患者的缺血性卒中（IS）、短暂性脑缺血发作、血栓栓塞（TE）有预测价值，但不能预测死亡率。因此，识别卒中风险的个体并采取有效治疗措施将有助于达到早期诊断、早期预防的最佳目标，然而，目前迫切需要可靠的卒中风险预测方案改善患者的预后。

七、老年人抗凝治疗的选择

随着人口老龄化，房颤负担和并发症不断增加，与此同时，老年房颤患者卒中和大出血的风险均同步上升。房颤治疗目标包括通过抗凝来预防心脏栓塞事件，并通过节律或心率控制策略来控制症状[55]。过去几十年，抗维生素 K 拮抗剂在抗凝治疗中发挥了核心作用，尽管其可显著降低房颤患者的卒中和死亡风险，但在使用这些药物时，临床医生应考虑一些问题，例如狭窄的治疗窗，可变的剂量反应，个体间和个体内差异（特别是在老年人中不同的药代动力学和药效学）和多种药物相互作用（特别是有合并症及多种药物联合应用的患者），以及凝血功能监测［国际标准化比值（INR）］的需要[56-57]。近几年，新型口服抗凝药（NOAC）的引入在一定程度上改善了这些限制，新型口服抗凝药对凝血级联反应的关键因子起着选择性抑制作用，其中三种是Ⅹa 因子抑制剂（依多沙班、阿哌沙班、利伐沙班），一种是凝血酶直接抑制剂（达比加群）。这些 NOAC 不仅克服了维生素 K 拮抗剂（VKA）的一些缺点，并在非瓣膜病性房颤（NVAF）患者预防卒中疗效和安全性方面表现出良好的风险-效益特征，例如：达比加群在降低卒中、颅内出血和死亡风险方面表现出与 VKA 相似甚至更高的疗效。其他 NOAC（如低剂量达比加群、依多沙班和阿哌沙班）与 VKA 相比，表现出较低的大出血及颅内出血风险[58]。因此，最新的欧洲临床实践指南推荐大多数非瓣膜病性房颤患者应优先使用 NOAC 而非 VKA[10]。尽管有这些证据，目前仍缺乏关于 NOAC 在高龄老年患者（>80 岁）中的有效性和安全性的数据，老年患者通常伴有多种合并症和联合用药史，且肾功能受损率高于年轻患者，因此 NOAC 在高龄老年患者中仍未得到充分利用。在老年人及虚弱患者中，与 VKA 相比，NOAC 可降低颅内出血的风险以及大出血的风险，但针对于利伐沙班的出血风险仍存在争议，因为该亚组患者的胃肠道出血率较高[59]。

一项关于老年房颤患者口服抗凝药的有效性和安全性系统评价和 meta 分析结果显示：在降低老年房颤患者卒中/TE 风险方面，使用华法林优于不使用华法林组、阿司匹林使用组和无抗凝治疗组，这种有益的效果不受年龄的影响，但可能增加大出血风险。NOAC 在预防卒中/TE、降低老年房颤患者的大出血风险方面优于华法林，年龄越大，卒中/TE 的 RR 降低越大，但大出血风险降低的趋势减弱[60]。另一项有关非维生素 K 拮抗剂新型口服抗凝药（NOAC）的随机临床试验（RCT）显示，NOAC 对没有机械心脏瓣膜或明显（风湿性）二尖瓣狭窄的房颤患者具有优越的疗效和安全性[61]，然而，对老年非瓣膜病性房颤患者直接口服抗凝药物（DOAC）临床应用的安全性系统评价研究显示，DOAC（达比加群和利伐沙班）使用组出血风险可能更高，可能因为接受 DOAC 治疗的患者年龄更高，合并症较多，基础情况较差[62]。尽管一些观察性研究显示了相互矛盾的结果，但在真实世界的房颤患者群体中，NOAC 比华法林具有临床优势[63-65]。

年龄是房颤患者的重要危险因素。据统计，年龄≥80 岁的患者房颤患病率为 9%～10%，其与栓塞性卒中风险增加 4～5 倍有关，与每 10 年老年卒中风险增加 1.45 倍有关。随着年龄的增长，口服抗凝治疗也会增加大出血的风险。因此，老年患者抗凝药物的管理尤其具有挑战性，需要对患者进行全面评估，深入了解现有的治疗方法和剂量，以最大限度地提高净效益。尽管使用了指南中推荐的抗凝药剂量，但与年龄增长相关的出血事件比缺血性事件增加得更多[66]。管理老年房颤患者的关键之一是评估每个个体的风险-效益比，以同时最小化卒中和严重出血的风险。然而，在一个预期寿命不断增长的时代，对有卒中风险的房颤患者进行临床决策已成为一个更大的临床挑战。VKA 治疗的难点之一是治疗范围狭窄，与推荐的治疗范围 2.0～3.0 相比，INR>3.0 的出血风险翻倍，INR>4.5 的出血风险指数级增加，此外，当治疗范围内时间（TTR）>65%时，卒中风险显著降低。研究指出，TTR 与大出血发生率和血栓栓塞事件发生率存在相关性，那么当 TTR 达到多少时，VKA 治疗具有显著获益，这对临床医生提出了决策难点，由于 VKA 亦有许多药物-药物和药物-食物的相互作用，对患者基因型的不同反应以及不同患者内和患者间的不同剂量反应，因此，VKA 治疗的患者需要经常监测，调整剂量，密切关注饮食和伴随治疗的变化[67-69]。

抗血栓治疗最关键的是评估并选择抗凝治疗效果大于出血风险的患者，因为出血和血栓形成风险往往同时并存。尽管如此，大多数情况下，抗凝治疗的益处超出出血风险，因此，在老年患者开始口服抗凝治疗之前，应进行整体的老年评估[70]。这包括对治疗的风险和益处做出谨慎的临床决策，如通过卒中风险评分表（如 $CHADS_2$、CHA_2DS_2-VASc）评估卒中风险，通过出血风险评分表（如 HAS-BLED、ATRIA、$HEMORR_2$-HAGES）评估出血风险，除此之外，应考虑多种药物间治疗作用、肾功能、认知状态、营养评估和预期寿命等[71-73]。与此同时，药物治疗过程中，应密切关注药物吸收、代谢和排泄等问题，并谨慎地进行剂量调整。

值得注意的是，无论年龄如何，NOAC 的临床有效性和安全性取决于所用的剂量[74-75]。每个 NOAC 都有一个基于临床特征（如年龄、体重、肾功能和伴随用药）的推荐剂量。在随机临床试验中，每种 NOAC 预防房颤患者卒中的推荐剂量有效性和安全性已得到证实[10,76]。临床中常可观察到非标准 NOAC 处方，目前 NOAC 标准给药的依从性约为 60%，高龄（≥75 岁）、女性、体重较轻（≤60 kg）、肾功能损害（CrCl≤50 ml/min）、高血压、既往卒中/TIA/TE 病史、既往出血、抗血小板药物使用史均与 NOAC 用药剂量降低有关[77]。一项亚洲房颤患者使用标准和低剂量非维生素 K 新型口服抗凝药使用后的结果评价研究显示 3 种 NOAC（达比加群、利伐沙班和阿哌沙班）均显著降低缺血性卒中的风险和系统性栓塞风险。关于安全性结果，使用达比加群和阿哌沙班与华法林相比，大出血或任何出血风险较低；利伐沙班的出血风险与华法林相似。研究发现，较低的 NOAC 剂量经常用于日常实践，然而，与华法林相比，阿哌沙班不合理低剂量使用与 75 岁以下无 CKD 患者较低的临床疗效相关。研究提出与推荐标准剂量组相比，低剂量组患者卒中风险明显升高，因此，为了改善亚洲房颤患者的临床结果，需增强 NOAC 推荐剂量的依从性[78]。因此，未来对于老年患者的研究应侧重于更好地确定抗凝治疗相关出血的危险因素，此外，日常临床实践中的研究应确定抗凝治疗的风险-效益比，并确定风险超过益处的限度。最后，应根据每位患者的临床特征确定最适合的 NOAC 类型。

在非瓣膜病性房颤患者中，肾功能不全的存在增加了血栓和出血的风险。在轻、中度肾功能不全患者，尽管通常需要调整剂量，NOAC 比华法林更有效。在肾衰竭/透析患者中，目前没有确切证据表明华法林的有益治疗效应，亦不建议使用 NOAC。有研究提出，接受抗凝治疗的慢性肾病患者缺血性卒中、出血和全因死亡的危险比分别为 2.60、2.42 和 0.82。对伴有房颤和慢性肾病的老年人使用抗凝药物，会增加缺血性卒中和出血的发生率，但却会降低全因死亡率[79-80]。因此，应加强并建立肾功能不全的抗凝治疗患者随访体系，包括全面的临床评估、伴随表现、肝肾功能和血红蛋白值的分析监测。建议至少每年监测一次肾功能，并在中重度肾功能不全患者中每 6 个月监测一次肾功能。根据肾小球清除率计算标准剂量。Ⅹa 因子抑制剂可用于严重肾功能不全［肾小球滤过率 15～29 ml/（min・1.73 m^2）］患者，而达比加群在这种情况下是禁忌的。对抗凝活性的监测和抗凝效果的逆转是老年患者特别关注的两个问题，老年患者往往有高浓度药物水平和出血风险。监测 NOAC 的药物浓度或抗凝作用是否有效，以及如何有效逆转Ⅹa 因子抑制剂，仍是未来需要解决的重要问题[61,81]。

因此，除非是有机械瓣膜的患者或患有严重风湿性二尖瓣疾病的老年患者（此类患者首选维生素 K 拮抗剂治疗），均应首选 NOAC。因为在大多数老年非瓣膜病性房颤患者中，NOAC 可能是最有益的选择。有效的精准医疗不仅应包括对新药物所针对的分子靶点的精确评估，还应包括老年患者口服抗凝治疗前对个体的基因型和表型特征的全面评估，同时综合评估卒中风险、出血风险、基线肾功能、认知状况、活动和跌倒风险、多种药物治疗、营养状况和预期寿命等。我们相信，通过使用这种方法，更多的患者将受益于通常的治疗，提高医疗成本效益，并在全球范围内提高健康预期寿命、减少残疾寿命[82]。

八、老年房颤节律控制与心率控制的选择

房颤是严重心血管事件（如卒中和心力衰竭）的主要危险因素，即使不能直接威胁到生命，也无疑与死亡风险增加有关[83]。房颤以其异常的心率

和节律可直接或间接地加重其他并存的心脏疾病，如心脏瓣膜疾病、高血压、缺血性心肌病、扩张型心肌病和肥厚型心肌病。房颤的电重构和结构重构决定房颤的持续性，以及房颤从突发性向持续性和永久性的发展。一个患者开始节律治疗的时间越长，恢复窦性心律就越难[84]。目前房颤治疗方案，如抗心律失常药物，尚未在老年人群中得到广泛评估。最近药物治疗和侵入性技术的突破为房颤的治疗策略开辟了新的视角，但其实际临床应用仍存在争议。

在老年患者中，心率控制及节律控制两种策略都没有被证明其中一种优于另一种。长期节律控制取决于药物治疗或导管消融。在维持窦性心律方面，导管消融比抗心律失常药物疗法更有效，尤其在症状严重的情况下，然而，很少有研究支持其在老年患者群体中的有效性和安全性。此外，永久性房颤是老年人房颤的最常见表现形式，因此节律控制可能更难以实现，并且可能以药物副作用或手术为代价，由此面临的风险可能比获益更大[85]。

老年患者由于心房活动的丧失、心率的增加和RR间期的不规则，开始了一个房颤恶性循环，导致心力衰竭，并通过神经认知状态和功能的损害，导致明显的残疾、痴呆和死亡率上升。一般来说，在老年人中，最好的选择是心率控制（尤其在心房大的患者中），建议将静息心率控制在80～110次/分[86]。β受体阻滞剂或钙通道阻滞剂（维拉帕米或地尔硫䓬，在没有左心室收缩功能障碍的情况下）是该人群的最佳选择。一项对≥70岁患者的研究表明，在降低死亡率和住院治疗率方面，心率控制优于节律控制[87]。一项临床试验亦证明，与节律控制策略相比，老年患者房颤的心率控制策略可以显著改善预后[88]。同样，真实世界数据显示，在老年受试者中，心率控制优于节律控制[89]。AFFIRM（心律管理的心房颤动随访研究）的亚组分析结果同样表明，在随访3.4年后，70～80岁患者组中，节律控制组的全因死亡率明显高于心率控制组（23% *vs.* 18%，$P=0.010$）[90]，再次证实了老年房颤患者心率控制的优势。

老年房颤患者常需要面临并发症带来的负担，与没有房颤的老年患者相比，房颤老人有更高的心力衰竭、冠状动脉疾病和高血压可能，此外非心血管疾病的发病率也会增高，如癌症、慢性阻塞性肺疾病、慢性肾衰竭、糖尿病和肥胖症等[91]。老年房颤的治疗不应局限于心率控制或节律控制，而是更长远地考虑保留功能及认知状态。尽管房颤症状表现的可变性很高，目前的治疗指南推荐基于患者症状的临床治疗决策[92]。目前房颤治疗包括心率和节律控制，心脏复律和消融，改善症状、生活质量、功能状态和情绪状态等[92-94]。研究提出在缺乏抗凝治疗的情况下，房颤的节律控制可以防止认知功能下降[95]，但需要进一步的前瞻性研究来探索节律和心率控制策略对这一衰弱人群认知功能的影响。

在过去的几十年里，新的药物和治疗方法已经应用于老年房颤患者。因老年患者合并症多、身体功能较差，治疗上必须针对老年患者的个体情况决策。在老年人中决定心率控制还是节律控制仍需更多的临床试验进一步验证。

九、房颤与老年综合征及认知障碍的关系

前期大量研究证明老年房颤与血栓栓塞性心血管事件的相关性，然而，其与非心血管事件的关系知之甚少，尤其是与老年综合征和诸如痴呆、抑郁、身体功能受损、多药治疗、跌倒和生活质量低下等疾病或状态的关系。研究发现房颤与老年综合征有很大关联，房颤是老年综合征病情发展的重要危险因素，长期治疗房颤在降低老年综合征病情风险方面有潜在益处[96]。鉴于房颤对老年人心血管结局和老年综合征以及多种合并症的影响，医疗保健专业人员需要综合考虑这些复杂情况，合理管理老年房颤。存在多种合并症和联合多种药物治疗的老年患者需要一种单独的房颤管理方法，这可能有助于降低疾病、疾病-药物和药物-药物相互作用的风险，期间需要特别关注患者的认知障碍以及坚持治疗的能力。

老年综合征的常见症状包括认知障碍、抑郁、跌倒、头晕、骨质疏松、骨折及虚弱，加大了照顾老年房颤患者的复杂性[97]。总体来说，评估老年综合征作为房颤评估的一部分，可以完善复杂老年房颤患者的管理体系，并预防各类并发症。

房颤与急性认知障碍（如谵妄）和慢性认知障碍［如轻度认知障碍（MCI）和痴呆］等有关，但这种关联在不同的研究中结果并不一致。最近研究表明，在没有卒中的情况下，房颤本身就是MCI

和痴呆的独立危险因素[98]。

精神错乱（谵妄）：一项前瞻性研究纳入了260名接受心脏手术的患者，研究发现，术前房颤与术后谵妄的发生率增加7倍相关[99]。另一项回顾性研究检查了8474名接受冠状动脉旁路移植术的患者，如果患者术前房颤，则发生术后谵妄的绝对风险从6.9%增加到13.3%（$P<0.0001$）[100]

轻度认知障碍：评估房颤与MCI或其标志物之间的关系的研究相对较少。Thacker等对患者进行了超过7年的改良的微型精神状态检查，发现那些偶发房颤患者得分明显较低。目前为止，评估和诊断MCI的方法包括：使用简单的筛查测试，如微型精神状态检查、蒙特利尔认知评估、改良后的微型精神状态检查等，但尚缺乏正式的诊断标准[101]。

痴呆：以人群为基础的临床研究显示，即使调整了年龄、性别和包括卒中在内的血管危险因素后，75岁以上患者房颤与痴呆的发生率仍有显著关联。Kalantarian等进行的meta分析（包括横断面和纵向研究）表明房颤是痴呆的预测因子，但需要进一步的研究来阐明它与痴呆的特定亚型之间的关系[102]。另一项研究显示，在年龄≥65岁的既往没有痴呆和卒中病史的房颤患者中，患痴呆的风险有所增加。房颤持续时间越长，年轻参与者患痴呆的风险越大[103]。一项前瞻性研究的meta分析显示，在没有卒中且基线认知功能正常的人群中，房颤与突发痴呆风险的增加独立相关[104]。

房颤和痴呆患者认知功能下降的病理生理机制有许多共同的危险因素，如遗传、年龄、高血压、糖尿病、高脂血症、睡眠呼吸暂停、饮酒、心力衰竭和慢性肾病[105]。将房颤与痴呆联系起来的具体机制包括继发于心输出量减少的脑灌注不足，脑小血管缺血性疾病和微出血，其可导致脑萎缩和脑容量减少。另一种可能的机制是通过增加炎症标志物水平引起血管炎症[106]。房颤也可能增加由静息性梗死引起的痴呆风险[107]。Dublin等[108]对328名参与者进行的尸检研究显示，房颤与47%的神经斑块增加和40%的神经纤维缠结增加有关。Knecht等研究显示无卒中的房颤认知障碍患者与海马萎缩相关[109]。

房颤心室率低（<50次/分）或高（>90次/分）均可预测痴呆风险，因此，心室率似乎在认知功能受损的老年房颤患者中起着重要作用，使用β受体阻滞剂和钙通道阻滞剂等抗心律失常药物治疗可改善这一问题[110]。除此之外，华法林治疗时，INR值处于治疗范围内的时间很重要，因为它影响痴呆的发生率[111]。此外，开始抗凝治疗的时间越长，患痴呆的风险就越大，但延迟治疗使房颤患者面临更高的风险，因为在房颤认知障碍背后有许多潜在的机制，例如，华法林治疗的延迟与患痴呆的风险增加2.5倍有关。如果在诊断后立即开始使用华法林，这种痴呆风险增加程度几乎为零[112]。他汀类药物和选择性胆固醇吸收抑制剂的降胆固醇治疗可以减少炎症，这似乎有助于减轻房颤患者的认知能力下降和脑容量损失[113]。Lappegard等发现，使用阿托伐他汀和依折麦布强化降脂治疗超过1年的老年房颤患者，可以减缓神经认知功能的恶化和某些脑区体积的减少[114]。房颤患者认知障碍的高患病率可能会影响他们参与疾病管理的能力。患有认知障碍的人更可能忘记服用药物，更容易摔倒，并且发生严重不良事件的风险更高。因此，应该对房颤患者进行认知障碍筛查。通过焦虑/抑郁筛查、药物评价、跌倒风险/活动能力评估以及价值观和目标评估，进行筛查，也可能帮助临床医生提供更个性化的治疗，从而改善与健康相关的生活质量，减轻疾病负担。由于房颤与老年综合征的相互作用，这些综合征的管理是房颤现代临床实践的重要组成部分。未来的研究需要开发和测试适当的策略来管理房颤，以降低老年房颤患者发生老年综合征的风险，并更好地管理老年房颤和老年综合征患者。

综上所述，老年房颤患者在临床研究和基础实验中的代表性往往不足。因此老年房颤患者的治疗应从个体的基因型和表型特征出发，全面评估卒中风险、出血风险、合并症、基线肾功能、认知状况、活动和跌倒风险、联合药物治疗、营养状况、依从性和预期寿命等，权衡风险-效益比，同时综合考虑其安全性和有效性，以确保制订个体化的最佳治疗方法，在全球范围内提高医疗成本效益，提高患者预期寿命，减少残疾，改善长期预后。

（穆叶赛•尼加提）

参考文献

[1] Chugh SS, Havmoeller R, Narayanan K, et al. Worldwideepidemiology of atrial fibrillation: a Global Burden of Disease2010 Study. Circulation, 2014, 129: 837-847.

[2] Miyasaka Y, Barnes ME, Gersh BJ, et al. Secular trends in incidence of atrial fibrillation in Olmsted County, Minnesota, 1980 to 2000, and implications on the projections for future prevalence. Circulation, 2006, 114: 119-125.

[3] Lakshminarayan K, Solid CA, Collins AJ, et al. Atrial fibrillation and stroke in the general medicare population: a 10-year perspective (1992 to 2002). Stroke, 2006, 37: 1969-1974.

[4] Wasmer K, Eckardt L, Breithardt G. Predisposing factors for atrial fibrillation in the elderly. J Geriatr Cardiol, 2017, 14: 179-184.

[5] Heeringa J, Van der Kuip DA, Hofman A, et al. Prevalence, incidence and lifetime risk of atrial fibrillation: the Rotterdam study. Eur Heart J, 2006, 27: 949-953.

[6] Gómez-Doblas JJ, Muñiz J, Martin JJ, et al. Prevalence of atrial fibrillation in Spain. Rev Esp Cardiol (Engl Ed), 2014, 67: 259-269.

[7] Burstein B, Nattel S. Atrial fibrosis: mechanisms and clinical relevance in atrial fibrillation. J Am Coll Cardiol, 2008, 51: 802-809.

[8] Thind M, Holmes DN, Badri M, et al. Embolic and Other Adverse Outcomes in Symptomatic Versus Asymptomatic Patients With Atrial Fibrillation (from the ORBIT-AF Registry). Am J Cardiol, 2018, 122 (10): 1677-83.

[9] Odutayo A, Wong CX, Hsiao AJ, et al. Atrial fibrillation and risks of cardiovascular disease, renal disease, and death: systematic review and meta-analysis. BMJ, 2016, 354: i4482.

[10] Kirchhof P, Benussi S, Kotecha D, et al. 2016 ESC Guidelines for the management of atrial fibrillation developed in collaboration with EACTS. Europace, 2016, 18: 1609-1678.

[11] January CT, Wann LS, Alpert JS, et al. 2014 AHA/ACC/HRS guideline for the management of patients with atrial fibrillation: A report of the American College of Cardiology/American Heart Association task force on practice guidelines and the heart rhythm society. J Am Coll Cardiol, 2014, 64 (21): e1-76.

[12] Lloyd-Jones DM, Wang TJ, Leip EJ, et al. Lifetime risk for development of atrial fibrillation: The Framingham Heart Study. Circulation, 2004, 110: 1042-1046.

[13] Landriqan PJ, Fuller R, Acosta NJR, et al. The Lancet Commission on pollution and health. Lancet, 2018, 391 (10119): 462-512.

[14] Go AS, Hylek EM, Phillips KA, et al. Prevalence of diagnosed atrial fibrillation in adults: national implications for rhythm management and stroke prevention: the AnTicoagulation and Risk Factors in Atrial Fibrillation (ATRIA) Study. JAMA, 2001, 285: 2370-2375.

[15] M. Zoni-Berisso, F. Lercari, T. Carazza, et al. Epidemiology of atrial fibrillation: European perspective. Clinical Epidemiology, 2014, 6 (16): 213-220.

[16] Lee SR, Choi EK, Han KD, et al. Trends in the incidence and prevalence of atrial fibrillation and estimated thromboembolic risk using the CHA2DS2-VASc score in the entire Korean population. Int J Cardiol, 2017, 236: 226-231.

[17] Benjamin EJ, Wolf PA, D'Agostino RB, et al. Impact of atrial fibrillation on the risk of death: the Framingham Heart Study. Circulation, 1998, 98 (10): 946-952.

[18] Maeda K, Toyoda K, Minematsu K, et al. Effects of sex difference on clinical features of acute ischemic stroke in Japan. J Stroke Cerebrovasc Dis, 2013, 22: 1070-1075.

[19] Stewart S, Murphy N, Walker A, et al. Cost of an emerging epidemic: An economic analysis of atrial fibrillation in the UK. Heart, 2004, 90: 286-292.

[20] Kim MH, Johnston SS, Chu BC, et al. Estimation of total incremental health care costs in patients with atrial fibrillation in the United States. Circ Cardiovasc-Qual Outcomes, 2011, 4: 313-320.

[21] Rabunal-Rey R, Monte-Secades R, Gomez-Gigirey A, et al. Electrocardiographicabnormalities in centenarians: impact on survival. BMC Geriatr, 2012, 12: 15.

[22] Martinez-Selles M, Garcia de la Villa B, Cruz-Jentoft AJ, et al. Centenarians and their hearts: a prospective registry with comprehensive geriatric assessment, electrocardiogram, echocardiography, and follow-up. Am Heart J, 2015, 169: 798-805. e792.

[23] Ahmad Y, Kirchhop P. Gone fishing (for silent atrial

fibrillation). Circulation, 2013, 127: 870-872.
[24] Kreutz R1, Schmidt IM1, Dräger D2, et al. Atrial fibrillation and medication treatment among centenarians: Are all very old patients treated the same?. Geriatr Gerontol Int, 2018, 18 (12): 1634-1640.
[25] Friberg L, Bergfeldt L. Atrial fibrillation prevalence revisited. J Intern Med, 2013, 274: 461-468.
[26] Gómez-Doblas JJ, Muñiz J, Martin JJ, et al. Prevalence of atrial fibrillation in Spain. Rev Esp Cardiol (Engl Ed), 2014, 67: 259-269.
[27] Jahangir A, Lee V, Friedman PA, Trusty JM, et al. Long-term progression and outcomes with aging in patients with lone atrial fibrillation: a 30-year follow-up study. Circulation, 2007, 115: 3050-3056.
[28] Chan NY, Choy CC. Screening for atrial fibrillation in 13 122 Hong Kong citizens with smartphone electrocardiogram. Heart, 2017, 103: 24-31.
[29] Xiong Q, Proietti M, Senoo K, et al. Asymptomatic versus symptomatic atrial fibrillation: a systematic review of age/gender differences and cardiovascular outcomes. Int J Cardiol, 2015, 191: 172-177.
[30] Rizos T, Wagner A, Jenetzky E, et al. Paroxysmal atrial fibrillation is more prevalent than persistent atrial fibrillation in acute stroke and transient ischemic attack patients. Cerebrovasc Dis, 2011, 32: 276-282.
[31] Reiffel JA. Optimum risk assessment for stroke in atrial fibrillation: should we hold the status quo or consider magnitude synergism and left atrial appendage anatomy. Arrhythmia & Electrophysiology Review, 2017, 6: 161-6.
[32] Bayes de Luna A, Platonov P, Cosio FG, et al. Interatrial blocks. A separate entity from left atrial enlargement: a consensus report. J Electrocardiol, 2012, 45: 445-451.
[33] Bayes de Luna A, Baranchuk A, Escobar Robledo A, et al. Diagnosis of interatrial block. J Geriatr Cardiol, 2017, 14: 161-165.
[34] Mairesse GH, Moran P, Van Gelder IC, et al. Screening for atrial fibrillation: a EHRA consensus document, endorsed by HRS, APHRS, and SOLAECE. Europace, 2017, 19: 1589-1623.
[35] Faris G, Holger T, Mårten R, et al. Feasibility and outcomes of atrial fibrillation screening using intermittent electrocardiography in a primary healthcare setting: Across-sectional study. Plos one, 2018, 5: 113-117.
[36] James A. Reiffel, M.D. Mass Screening for Atrial Fibrillation: The Hype, The Methods, The Application. Am J Med, 2019, 132 (6): 668-670.
[37] Freedman B, Camm J, Calkins H, et al. Screening for atrial fibrillation: a report of the AF-SCREEN International collaboration. Circulation, 2017, 135: 1851-1867.
[38] Serj M. External continuous ECG versus loop recording for atrial fibrillation detection in stroke patients. Heart: heartjnl-2018-314186.
[39] Severino P, Mariani MV, Maraone A, et al. Triggers for Atrial Fibrillation: The Role of Anxiety. Cardiol Res Pract, 2019, 2019: 1208505.
[40] Pablo Díez-Villanueva, Fernando Alfonso. Atrial fibrillation in the elderly. Journal of Geriatric Cardiology, 2019, 16: 49-53.
[41] L. Staerk, J. A. Sherer, E. J. Benjamin, et al. Atrial fibrillation. Circulation Research, 2017, 120: 1501-1517.
[42] F. Fedele, M. Massimo, F. Adamo, et al. Heartfailure with preserved, mid-range, and reduced ejection fraction the misleading definition of the new guidelines, Cardiology in Review, 2017, 1 (25): 2016-2017.
[43] M. E. Scott, G. C. Patterson. Cardiac output after directcurrent conversion of atrial fibrillation. Heart, 1969, 87 (31): 87-90.
[44] N. Takahashi, O. Kume, O. Wakisaka et al, Novel strategy to prevent atrial fibrosis and fibrillation. Circulation Journal, 2012, 10 (76): 2318-2326.
[45] T. Liukkonen, P. Rasanen, J. Jokelainen, et al. Association between anxiety and C-reactive protein (CRP) levels: results from the northern Finland 1966 birth cohort study, European Psychiatry, 2011, 6 (26): 363-369.
[46] Benjamin EJ, Levy D, Vaziri SM, et al. Independent risk factors for atrial fibrillation in a population-based cohort. The Framingham Heart Study. JAMA, 1994, 271: 840-844.
[47] Yan S1, Li Q, Xia Z, et al. Risk factors of thromboembolism in nonvalvular atrial fibrillation patients with low CHA2DS2-VASc score. Medicine (Baltimore), 2019, 98 (8): e14549.
[48] B. F. Gage, A. D. Waterman, W. Shannon, et al. Validation of clinical classification schemes for predicting stroke: results from the National Registry of Atrial Fibrillation, JAMA, 2001, 285 (22): 2864-2870.
[49] G. Y. Lip, R. Nieuwlaat, R. Pisters, et al., Refining clinical risk stratification for predicting stroke and

thromboembolism in atrial fibrillation using a novel risk factor-based approach: the euro heart survey on atrial fibrillation, Chest, 2010, 137: 263-272.

[50] W. Saliba, N. Gronich, O. Barnett-Griness, et al. Usefulness of CHADS2 and CHA2DS2-VASc scores in the prediction of new-onset atrial fibrillation: a population-based study, Am J Med, 2016, 129 (8): 843-849.

[51] R. Misier, I. Klinieken, J. Paul, et al. Sex-Based Differences in Cardiac Arrhythmias, ICD Utilisation and Cardiac Resynchronisation Therapy. Netherlands Heart Journal, 2011, 19 (1): 35-40.

[52] None. Ten Commandments of 2016 ESC Guidelines for the management of atrial fibrillation. European Heart Journal, 2016, 37 (38): 2853-2853.

[53] Kirchhof P, Benussi S, Kotecha D, et al. 2016 ESC Guidelines for the management of atrial fibrillation developed in collaboration with EACTS. Eur J Cardiothorac Surg, 2016, 50: e1-88.

[54] Yunli Xing, Ying sun, hongwei li, et al. ChA2Ds2-VAsc score as a predictor of long term cardiac outcomes in elderly patients with or without atrial fibrillation. Clinical Interventions in Aging, 2018, 13: 497-504.

[55] Van Gelder IC, Rienstra M, Crijns HJGM, Olshansky B. Rate control in atrial fibrillation. Lancet, 2016, 388: 818-28.

[56] Lip GY, Clementy N, Pericart L, Banerjee A, et al. Stroke and major bleeding risk in elderly patients aged ⩾75 years with atrial fibrillation: the Loire Valley atrial fibrillation project. Stroke, 2015, 46 (1): 143-150.

[57] Budnitz DS, Lovegrove MC, Shehab N, et al. Emergencyhospitalizations for adverse drug events in older Americans. N Engl J Med, 2011, 365: 2002-2012.

[58] Steffel J, Verhamme P, Potpara TS, et al. The 2018European Heart Rhythm Association Practical Guide on the use of non-vitamin K antagonist oral anticoagulants in patients with atrial fibrillation. Eur Heart J, 2018, 39 (16): 1330-1393.

[59] Halperin JL, Hankey GJ, Wojdyla DM, et al. Efficacy and safety of rivaroxaban compared with warfarin among elderly patients with nonvalvular atrial fibrillation in the Rivaroxaban Once Daily, Oral, Direct Factor Xa Inhibition Compared With Vitamin K Antagonism for Prevention of Stroke and Embolism Trial in Atrial Fibrillation (ROCKET AF). Circulation, 2014, 130 (2): 138-146.

[60] Bai Y, Guo S D, Deng H, et al. Effectiveness and safety of oral anticoagulants in older patients with atrial fibrillation: a systematic review and meta-regression analysis. Age and Ageing, 2017: 1-9.

[61] Ruff CT, Giugliano RP, Braunwald E, et al. Comparison of the efficacy and safety of new oral anticoagulants with warfarin in patients with atrial fibrillation: a meta-analysis of randomised trials. Lancet, 2014, 383: 955-962.

[62] Carlos Rodríguez-Pascual, Ivett Torres-Torres. Alejandro Gómez-Quintanilla MD a Safety of Direct Oral Anticoagulants and Vitamin K Antagonistsin Oldest Old Patients: A Prospective Study. JAMDA, 2018: 1-6.

[63] Larsen TB, Skjøth F, Nielsen PB, et al. Comparative effectiveness and safety of non-vitamin K antagonist oral anticoagulants and warfarin in patients with atrial fibrillation: propensity weighted nationwide cohort study. BMJ, 2016, 353: i3189.

[64] Graham DJ, Reichman ME, Wernecke M, et al. Stroke, bleeding, and mortality risks in elderly medicare beneficiaries treated with Dabigatran or Rivaroxaban for nonvalvular atrial fibrillation. JAMA Intern Med, 2016, 176: 1662-1671.

[65] Staerk L, Fosbøl EL, Lip GYH, et al. Ischaemic and haemorrhagic stroke associated with non-vitamin K antagonist oral anticoagulants and warfarin use in patients with atrial fibrillation: a nationwide cohort study. Eur Heart J, 2017, 38: 907-915.

[66] Hart RG, Pearce LA, Aguilar MI. Meta-analysis: antithrombotic therapy to prevent stroke in patients who have nonvalvular atrial fibrillation. Ann Intern Med, 2007, 146: 857-67.

[67] Cannegieter, S. C, Rosendaal, F. R, et al. Optimal oral anticoagulant therapy in patients with mechanical heart valves. N Engl J Med, 1995, 333: 11-17.

[68] Fuster,V, Ryden, L. E, Cannom, D. S, et al. 2011 ACCF/AHA/HRS focused updates incorporated into the ACC/AHA/ESC 2006 Guidelines for the management of patients with atrial fibrillation: a report of the American College of Cardiology Foundation/American Heart Association Task Force on Practice Guidelines developed in partnership with the European Society of Cardiology and in collaboration with the European Heart Rhythm Association and the Heart Rhythm Society. J Am Coll Cardiol, 2011, 57: e101-198.

[69] Hellyer,J. A, Azarbal, F, Than, C. T, et al. Im-

pact of Baseline Stroke Risk and Bleeding Risk on Warfarin International Normalized Ratio Control in Atrial Fibrillation (from the TREAT-AF Study). Am J Cardiol, 2017, 119: 268-274.
[70] Andreotti F, Rocca B, Husted S, et al. Antithrombotic therapy in the elderly: expert position paper of the European Society of Cardiology Working Group on Thrombosis. Eur HeartJ, 2015, 36: 3238-3249.
[71] Granziera S, Cohen AT, Nante G, et al. Thromboembolic prevention in frail elderly patients with atrial fibrillation: a practical algorithm. J Am Med Dir Assoc, 2015, 16: 358-364.
[72] Petidier Torregrossa R, Abizanda Soler P, Noguerón García A, et al. Oral anticoagulation therapy in the elderly population with atrial fibrillation. Rev Esp Geriatr Gerontol, 2018, 53: 344-355.
[73] Steffel J, Verhamme P, Potpara TS, et al. The 2018 European Heart Rhythm Association Practical Guide on the use of non-vitamin K antagonist oral anticoagulants in patients with atrial fibrillation. Eur Heart J, 2018, 39: 1330-1393.
[74] Nielsen PB, Skjøth F, Søgaard M, et al. Effectiveness and safety of reduced dose non-vitamin K antagonist oral anticoagulants and warfarin in patients with atrial fibrillation: propensity weighted nationwide cohort study. BMJ, 2017, 356: j510.
[75] Patti G, Cavallari I, Hanon O, et al. The safety and efficacy of non-vitamin K antagonist oral anticoagulants in atrial fibrillation in the elderly. Int J Cardiol, 2018, 265: 118-124.
[76] Giugliano RP, Ruff CT, Braunwald E, et al. Edoxaban versus warfarin in patients with atrial fibrillation. N Engl J Med, 2013, 369: 2093-104.
[77] So-Ryoung Lee, Young Soo Lee, Ji-Suck Park, et al. Label Adherence for Non-Vitamin K Antagonist Oral Anticoagulants in a Prospective Cohort of Asian Patients with Atrial Fibrillation. Yonsei Med J, 2019, 60 (3): 277-284.
[78] Min Soo Cho, Ji Eun Yun, Outcomes After Use of Standard- and Low-Dose Non-Vitamin K Oral Anticoagulants in Asian Patient. Stroke, 2019, 50: 00-00.
[79] A. Gullón. Use of oral anticoagulants in complex clinical situations with atrial fibrillation, Med Clin (Barc), 2018, 150: 8-24.
[80] Koverech A, Soldati V, Polidori V, et al. Changing the Approach to Anticoagulant Therapy in Older Patients with Multimorbidity Using a Precision Medicine Approach. Int J Environ Res Public Health, 2018, 15 (8): 1364.
[81] Kato ET, Goto S, Giugliano RP. Overview of Oral Antithrombotic Treatment in Elderly Patients with Atrial Fibrillation. Ageing Res Rev, 2019, 1 (49): 115-124.
[82] Petidier Torregrossa R, Abizanda Soler P, Noguerón García A, et al. Oral anticoagulation therapy in the elderly population with atrial fibrillation. A review article, Rev Esp Geriatr Gerontol, 2018, 6: 344-355.
[83] Go AS, Hylek EM, Phillips KA, et al. Prevalence of diagnosed atrial fibrillation in adults: national implications for rhythm management and stroke prevention: the Anticoagulation and Risk Factors in Atrial Fibrillation (ATRIA) study. JAMA, 2001, 285: 2370-2375.
[84] Burstein B, Nattel S. Atrial fibrosis: mechanisms and clinical relevance in atrial fibrillation. J Am Coll Cardiol, 2008, 51: 802-809.
[85] Jackson LR 2nd, Rathakrishnan B, Campbell K, et al. Sinusnode dysfunction and atrial fibrillation: a reversible phenomenon? Pacing Clin Electrophysiol, 2017, 40: 442-450.
[86] Hanon O, Assayag P, Belmin J, et al. Expert Consensus of the French Society of Geriatrics and Gerontology and the FrenchSociety of Cardiology on the management of atrial fibrillation in elderly people. Arch Cardiovasc Dis, 2013, 106: 303-323.
[87] Shariff N, Desai RV, Patel K, et al. Rate-control versus rhythm control strategies and outcomes in Septugenarian patients with atrial fibrillation. Am J Med, 2013, 126: 887-893.
[88] Stefano F, Serena B, Simone P, et al. Rate-control vs rhythm-control of atrial fibrillation in elderly patients. From new, age-oriented outcomes to a more complex management strategy. Monaldi Archives for Chest Disease, 2018, 88: 955.
[89] Fumagalli S, Said SAM, Laroche C, et al. Age-related differences in presentation, treatment, and outcome of patients with atrial fibrillation in Europe. The EORP-AF General Pilot Registry (EURObservational Research Programme-Atrial Fibrillation). JACC Clinical Electrophysiol, 2015, 1: 326-34.
[90] Shariff N, Desai RV, Patel K, et al. Rate-control versus rhythm control strategies and outcomes in septuagenarians with atrial fibrillation. Am J Med, 2013, 126: 887-93.

[91] Chamberlain AM, Alonso A, Gersh BJ, et al. Multimorbidity and the risk of hospitalization and death in atrial fibrillation: A population based study. Am Heart J, 2017, 185: 74-84.
[92] Prystowsky EN, Padanilam BJ, Fogel RI. Treatment of atrial fibrillation. JAMA, 2015, 314 (3): 278.
[93] Bai Y, Bai R, Wu J, et al. Differences in quality of life between atrial fibrillation patients with low stroke risk treated with and without catheter ablation. J Am Heart Assoc, 2015, 4 (9): e002130.
[94] Bulková V, Fiala M, Havránek S, et al. Improvement in quality of life after catheter ablation for paroxysmal versus long-standing persistent atrial fibrillation: a prospective study with 3-year follow-up. J Am Heart Assoc, 2014, 3 (4): 1-15.
[95] Sarah D, Luca P, Laura C. Atrial Fibrillation: Possible Influences of Rate and Rhythm Control Strategy on Cognitive Performance. JAGS, 2018: 1-5.
[96] Kannayiram A, Maciej B, Darren M, et al. Role of Geriatric Syndromes in the Management of Atrial Fibrillation in Older Adults: A Narrative Review. JAMDA, 2018: 1-8.
[97] Gujidic DI, Hilmer SN, Blyth FM, et al. Polypharmacy cutoff and outcomes: Five or more medicines were used to identify community-dwelling older men atrisk of different adverse outcomes. J Clin Epidemiol, 2012, 65: 989-995.
[98] Thacker EL, McKnight B, Psaly BM, et al. Atrial Fibrillation and cognitive decline: A longitudinal cohort study. Neurology, 2013, 81: 119-125.
[99] Banach M, Kazmierski J, Kowman M, et al. Atrial fibrillation as a nonpsychiatricpredictor of delirium after cardiac surgery: A pilot study. Med Sci Monit, 2008, 14: CR286-CR291.
[100] Martin B, Buth K, Arora RC, et al. Delirium: A cause for concern beyond the immediate postoperative period. Ann Thorac Surg, 2012, 93: 1114-1120.
[101] Marzona I, O'Donnell M, Teo K, et al. Increased risk of cognitive and functional decline in patients with atrial fibrillation: Results of the ONTARGET and TRANSCEND studies. CMAJ, 2012, 184: E229-E336.
[102] Kalantarian S, Stern TA, Mansour M, et al. Cognitive impairment associated with atrial fibrillation: A meta-analysis. Ann Intern Med, 2013, 158: 338-346.
[103] de Brujin RF, Heeringa J, Wolters FJ, et al. Association between atrial fibrillation and dementia in the general population. JAMA Neurol, 2015, 72: 1288-1294.
[104] Santangeli P, Di Biase L, Bai R, et al. Atrial fibrillation and risk of incident dementia: A meta-analysis. Heart Rhythm, 2012, 9: 1761-1768.
[105] Whitmer RA, Sidney S, Selby J, et al. Midlife cardiovascular risk factors and risk of dementia in late life. Neurology, 2005, 64: 277-281.
[106] Aldrugh S, Sardana M, Henninger N, et al. Atrial fibrillation, cognition and dementia: A review. J Cardiovasc Electrophysiol, 2017, 28: 958-965.
[107] Ezekowitz MD, James KE, Nazarin SM, et al. Silent cerebral infarction in patients with nonrheumatic atrial fibrillation. The Veteran's Affairs stroke prevention in nonrheumatic atrial fibrillation investigators. Circulation, 1995, 92: 2178-2182.
[108] Dublin S, Anderson ML, Heckbert SR, et al. Neuropathological changes associated with atrial fibrillation in a population-based autopsy cohort. J Gerontol ABiol Sci Med Sci, 2014, 69: 609-615.
[109] Knecht S, Oelschlager C, Duning T, et al. Atrial fibrillation in stroke free patientis associated with memory impairment and hippocampal atrophy. Eur Heart J, 2008, 29: 2125-2132.
[110] Cacciatore F, Testa G, Langellotto A, et al. Role of ventricular rate response on dementia in cognitively impaired elderly subjects with atrial fibrillation: A 10-year study. Dement Geriatr Cogn Disord, 2012, 34: 143-148.
[111] Jacobs V, Woller SC, Stevens S, et al. Time outside of therapeutic range in atrial fibrillation patients is associated with long-term risk of dementia. HeartRhythm, 2014, 11: 2206-2213.
[112] Bunch TJ, May HT, Bair TL, et al. Dementia rates increase with delays in initiation of anticoagulation treatment for atrial fibrillation. Heart Rhythm, 2017, 14: S73.
[113] Banach M, Rizzo M, Nikolic D, et al. Intensive LDL-cholesterol lowering therapy and neurocognitive function. Pharmacol Ther, 2017, 170: 181-191.
[114] Lappegard KT, Pop-Purceleanu M, van Heerde W, et al. Improved neurocognitive functions correlate with reduced inflammatory burden in atrial fibrillation patients treated with intensive cholesterol lowering therapy. J Neuroinflammation, 2013, 28: 1-78.

第八章　老年非瓣膜病性心房颤动患者的介入治疗选择

心房颤动是一类易引发血栓栓塞类疾病的心律失常，在中国人群开展的流行病学调查中，随着增龄，其发病率和患病率也在增加，与 60 岁以下人群相比，60 岁以上人群的心房颤动患病率增加 4～5 倍[1]，由此带来的缺血性卒中、慢性心功能不全等并发症也与增龄同步，对老年人群的预期寿命、生活质量及社会医疗负担造成了不良影响。

心房颤动（以下简称房颤）按病因分类，分为瓣膜病性与非瓣膜病性。瓣膜病性房颤合并心脏瓣膜的器质性病变，包括合并中重度二尖瓣狭窄或人工机械瓣膜置换的房颤，而非瓣膜病性房颤则是指除外以上瓣膜疾病的房颤[2-3]。在房颤的治疗中，预防血栓、复律和维持窦性心律和控制心室率是房颤的主要基质，可通过抗凝药、抗心律失常药物等治疗，但对药物治疗无效或不能耐受长期药物治疗副作用的患者，也可通过介入治疗策略达到治疗目的，因此，本章将重点讨论老年非瓣膜病性房颤患者的介入治疗。

一、老年房颤患者的冷冻球囊消融治疗

冷冻球囊消融作为房颤的一种治疗措施，其有效性和安全性已被 STOP-AF、Fire and Ice[4-5] 等多个大型临床研究所证实，目前主要应用的是第二代冷冻球囊 ArcticFront ADVANCE。Fire and Ice 研究[4] 观察了冷冻球囊消融和射频消融治疗阵发性房颤患者的疗效，两组术后 1 年的房颤复发率无显著性差异（34.6% *vs.* 35.9%），达到非劣效，而手术的安全性终点对比无显著差异（10.2% *vs.* 12.8%，$P=0.24$），其中冷冻球囊消融组的心脏压塞和出血事件发生率低于射频消融组，而膈神经麻痹的发生率高于射频消融组，约为 3.5%。在早期的 STOP-AF 研究[5] 中，冷冻球囊消融的膈神经麻痹发生率高达 11.2%，究其原因与 23 mm 小球囊应用较多有关，在该研究中 60% 的肺静脉应用了小球囊，可能进入肺静脉过深而与膈神经间距小从而引起膈神经的损伤或麻痹，在之后的临床研究中，多应用 28 mm 的大球囊，所报道的膈神经麻痹发生率一般为 2%～4%，较 STOP-AF 试验低。

目前国内尚缺乏针对老年房颤患者冷冻消融治疗效果的经验总结，而国外有少许相关研究，关注的人群为 75 岁以上的高龄房颤患者。Christian-Hendrik Heeger 等开展了迄今为止，纳入年龄 75 岁以上患者数最多的一项多中心回顾性研究[6]。该研究共纳入了在德国 3 个心律失常中心 208 例接受第二代冷冻球囊（Arctic Front Advance）消融治疗的房颤患者，75 岁及以上和 75 岁以下的患者各有 104 例。高龄组与低龄组的肺静脉电隔离成功率分别为 100% 和 99.5%（$P=0.9999$），低龄组 2 例右上肺静脉消融时因出现膈神经麻痹而不得不终止冷冻消融过程从而未达到完全肺静脉隔离，两组肺静脉隔离成功率无显著性差异。高龄组与低龄组的术中 X 线照射时间（17.8 min *vs.* 19.1 min）、手术主要并发症发生率（6.7% *vs.* 6.7%）、膈神经麻痹发生率（3.8% *vs.* 3.8%）、大出血发生率（0 *vs.* 1%）、手术次要并发症发生率（3.8% *vs.* 3.8%）等术中主要观察指标均无显著差异，两组中共有 14 例膈神经麻痹，均于术后 1 年内恢复。高龄组中 1 例 92 岁的阵发性房颤患者，在冷冻消融后出现咯血，并发肺炎，最终在术后第 13 天因呼吸衰竭而死亡。而在术后的长期随访中，高龄组与低龄组的单次冷冻消融临床成功率（即无房颤复发率）在第 1 年、第 2 年和第 3 年分别为：80% *vs.* 82%、70% *vs.* 58% 和 59% *vs.* 49%，无显著性差异。因此，该研究表明，与低龄组房颤患者相比，冷冻球囊消融在高龄患者中的安全性与有效性相当，对于具备冷冻消融适应证的高龄患者，冷冻球囊消融有助于改善症状、提高生活质量。但对于合并多种临床疾病的老年患者，仍需综合考虑其耐受

性和安全风险。

二、老年房颤患者的射频消融治疗

射频消融是最早用于治疗房颤的一种导管消融策略，其实也是肺静脉电位隔离。在老年人中，持续性房颤的患病率和新增发病率较年轻患者均增高[1]，而持续性房颤的维持存在更为复杂的机制，因此，心房基质改良、线性消融等术式也在不断的探索之中，但能否使患者额外获益，也存在争议。

J. MOSER 等开展的一项德国多中心注册研究显示[7]，75 岁及以上的高龄房颤患者主要不良心脑血管事件（MACCE）发生率高于低龄患者（1.3% *vs.* 0.2%，$P=0.016$），而主要不良心血管事件（MACE）的发生率两组间无显著差异（$P=1.00$）。造成这种不同的原因在于高龄患者围术期缺血性脑卒中的风险高于低龄患者（1.3% *vs.* 0.1%，$P<0.01$），而其他非致命性的严重并发症发生率两组之间并无显著性差异（4.4% *vs.* 2.7%，$P=0.14$）。同样在围术期之外的长期随访中，高龄患者的 MACCE 发生率显著高于低龄患者（2.3% *vs.* 0.9%，$P=0.036$），MACCE 与出血事件的复合终点发生率也高于后者（3.7% *vs.* 1.5%，$P=0.024$）。

可以看出，不论在射频消融的围术期，或是长期随访中，脑血管事件都是高龄患者中需要警惕的并发症。高龄患者中缺血性和（或）出血性脑卒中、高血压、糖尿病等临床合并症较低龄患者常见，且随增龄而促进其进展，其 CHA_2DS_2-VASc 和 HAS-BLED 评分均较低龄患者明显增加，因此如何平衡高龄患者的出血和栓塞风险，需要进一步的探索。

Metzner 等对 93 例 75 岁以上的房颤患者进行研究显示[8]，在约 3 年的随访期间，阵发性房颤、持续性房颤和长程持续性房颤患者在单次射频消融后窦性心律的维持率分别为 46%、31% 和 10%。二次消融后，阵发、持续与长程持续性房颤患者的术后窦性心律维持率分别为 74%、41% 和 20%。而在随访期间，持续和长程持续性房颤患者中各有 20.6% 和 20% 转为阵发性房颤。而在该研究中，不论阵发或持续性房颤患者，单纯肺静脉电位隔离对术后窦性心律的维持均不劣于额外增加线性消融和（或）心房碎裂电位消融的策略。这也提示，对高龄房颤患者而言，仅进行肺静脉电位隔离也可获益，并减少因额外增加消融范围而导致的相关手术并发症。

三、老年房颤患者导管消融的围术期抗凝策略

如上文所述，缺血性脑卒中仍是导管消融围术期需要警惕的严重并发症之一，尤其是在高龄患者中常见，同时也有研究表明，消融术后经磁共振检测的无症状性颅内微缺血灶较术前增多[9]，因此围术期抗凝管理至关重要。

在拟行导管消融的房颤患者中，建议术前至少口服抗凝药 3 周。对于服用维生素 K 拮抗剂（即华法林）的患者，指南推荐围术期不间断口服[3]。RE-CIRCUIT 研究结果显示[10]，与不间断华法林相比，不间断口服非维生素 K 拮抗剂新型口服抗凝药达比加群（150 mg，2 次/日）并未增加血栓栓塞事件的发生率，而出血事件显著降低（1.6% *vs.* 6.9%，$P<0.001$），相对于服用华法林的出血风险降低了 77%。但对于高龄患者，不间断口服抗凝药是否具有同样的安全性和有效性，目前缺乏前瞻性的随机对照研究。

日本名古屋大学 Yanagisawa S 等进行的一项回顾性研究显示[11]，与 75 岁以下的低龄患者相比，不间断口服抗凝的高龄患者大出血（3.1% *vs.* 1.3%，$P=0.023$）和小出血（9.2% *vs.* 5.0%，$P=0.002$）事件风险均显著增高。目前，在包括中国在内的大部分东亚地区，对拟行导管消融的房颤患者，采用的主要是手术当日停用一次口服抗凝药的方案，服用维生素 K 拮抗剂的患者于术前 2～3 天应用低分子量肝素进行桥接抗凝，以减少围术期出血并发症。

四、老年房颤患者的左心耳封堵术

血栓栓塞是房颤患者主要致残和（或）致死性并发症，随着增龄，在房颤的药物治疗策略中，抗凝占据着重要地位。对于非瓣膜病性房颤患者，指南推荐根据 $CHADS_2$ 或 CHA_2DS_2-VASc 评分评估血栓风险[2-3]，≥2 分的患者推荐长期口服抗凝药，不论是阵发或持续性房颤，尤其是年龄≥75 岁和（或）既往有缺血性脑卒中病史的患者。

而对于有长期抗凝指征，但同时合并出血高危

风险的患者，经皮左心耳封堵术在指南中为Ⅱb类推荐[3]，可能从中获益。该推荐的依据主要来自于美国食品药品监督管理局（FDA）对 Watchman 封堵器的上市批准，以及 PROTECT-AF 和 PREVAIL 两项随机对照试验。

PROTECT-AF 和 PREVAIL 均为前瞻性随机对照研究，共纳入 1114 例血栓和出血高危的非瓣膜病性房颤患者，以 2：1 的比例分入 Watchman 封堵器植入组和华法林组。2017 年对这两项研究 5 年临床结果的 meta 分析显示[12]，相对于华法林，Watchman 组发生卒中、系统性栓塞、心源性或不明原因死亡的复合终点事件的风险比为 0.82（0.58～1.17，P=0.27），其中缺血性卒中的风险比为 0.96（0.60～1.54，P=0.87），达到非劣效性。而亚组分析中，年龄≥75 岁、基础 CHA_2DS_2-VASc 和 HAS-BLED 评分均未对该复合终点的结果产生明显的影响。但 Watchman 组平均每年颅内出血的发生率显著低于华法林组（风险比 0.2，0.17% *vs.* 0.87%，0.07～0.56，P=0.0022），非手术操作相关的出血发生率也显著低于后者（风险比 0.48，1.7% *vs.* 3.6%，0.32～0.71，P=0.0003），同样观察到的还有 Watchman 组平均每年心源性或不明原因死亡的发生率低于华法林组（风险比 0.73，3.6% *vs.* 4.9%，0.54～0.98，P=0.035）。

左心耳封堵器植入后，因手术操作相关的出血增多，且在封堵器表面完全内皮化以前仍需持续口服抗凝药，因此植入后早期相对于华法林其降低出血发生的优势并不明显。但随着时间的延长，封堵器内皮化后器械植入组的患者停用抗凝药、改用抗血小板药物，同时年龄的增加也使得平均 CHA_2DS_2-VASc 评分和血栓栓塞的风险增高，器械植入的优势，尤其是减少抗凝药相关的出血风险方面优势会逐渐显现。

需要注意的是，左心耳封堵器植入后仍需要服用至少 45 天的抗凝药，以促进封堵器表面内皮化，减少残余漏和器械表面血栓的形成。同时，随着非维生素 K 拮抗剂新型口服抗凝药的应用日趋广泛，其与左心耳封堵在降低房颤患者卒中、血栓栓塞风险方面，以及出血事件发生风险方面的比较中，孰优孰劣仍需进一步的临床试验证实。

五、老年房颤患者介入治疗小结

冷冻球囊或射频消融等导管消融的治疗方式对老年患者安全有效，对于有症状的老年房颤患者，如抗心律失常药物控制不佳或不能耐受长期药物副作用，仍可从导管消融中获益。而对于具备长期抗凝指征但同时合并高危出血风险的老年患者，经皮左心耳封堵术可能是一种有效的替代选择。

（张　浩　方丕华）

参考文献

[1] Li Y，Wu YF，Chen KP，et al. Prevalence of atrial fibrillation in China and its risk factors. Biomedical and environmental sciences：BES，2013，26（9）：709-716.

[2] Kirchhof P，Benussi S，Kotecha D，et al. 2016 ESC Guidelines for the management of atrial fibrillation developed in collaboration with EACTS. Europace，2016，18（11）：1609-1678.

[3] January C T，Wann L S，Calkins H，et al. 2019 AHA/ACC/HRS Focused Update of the 2014 AHA/ACC/HRS Guideline for the Management of Patients With Atrial Fibrillation. Circulation，2019，3（0）：665.

[4] Kuck K H，Brugada J，Furnkranz A，et al. Cryoballoon or Radiofrequency Ablation for Paroxysmal Atrial Fibrillation. N Engl J Med，2016，374（23）：2235-2245.

[5] Packer D L，Kowal R C，Wheelan K R，et al. Cryoballoon Ablation of Pulmonary Veins for Paroxysmal Atrial Fibrillation. Journal of the American College of Cardiology，2013，61（16）：1713.

[6] Heeger C，Bellmann B，Fink T，et al. Efficacy and safety of cryoballoon ablation in the elderly：A multicenter study. International Journal of Cardiology，2019，278：108-113.

[7] Moser J M，Willems S，Andresen D，et al. Complication Rates of Catheter Ablation of Atrial Fibrillation in Patients Aged ≥75 Years versus <75 Years—Results from the German Ablation Registry. Journal of Cardiovascular Electrophysiology，2017，28（3）：258-265.

[8] Metzner I，Wissner E，Tilz RR，et al. Ablation of atrial fibrillation in patients ≥75 years：long-term clinical outcome and safety. Europace：European pacing，arrhythmias，and cardiac electrophysiology：journal of the working groups on cardiac pacing，arrhythmias，and cardiac cellular electrophysiology of the European Society of Cardiology，2016，18（4）：543-549.

[9] Miyazaki S, Watanabe T, Kajiyama T, et al. Thromboembolic Risks of the Procedural Process in Second-Generation Cryoballoon Ablation Procedures. Circulation: Arrhythmia and Electrophysiology, 2017, 10 (12): e5612.
[10] Maddox W, Kay G N, Yamada T, et al. Dabigatran versus warfarin therapy for uninterrupted oral anticoagulation during atrial fibrillation ablation. J Cardiovasc Electrophysiol, 2013, 24 (8): 861-865.
[11] Yanagisawa S, Inden Y, Fujii A, et al. Uninterrupted Direct Oral Anticoagulant and Warfarin Administration in Elderly Patients Undergoing Catheter Ablation for Atrial Fibrillation: A Comparison With Younger Patients. JACC Clin Electrophysiol, 2018, 4 (5): 592-600.
[12] Reddy V Y, Doshi S K, Kar S, et al. 5-Year Outcomes After Left Atrial Appendage Closure: From the PREVAIL and PROTECT AF Trials. Journal of the American College of Cardiology, 2017, 70 (24): 2964-2975.

第九章　非心脏手术围术期心肌损伤及心肌梗死

全球每年有超过2亿3千万例患者行非心脏手术[1]，并且数量还在持续增长。在大型队列研究及人群研究中，中高危非心脏手术患者术后30天死亡率超过2%，在心脏高风险的患者，死亡率超过5%[2]。心脏并发症是非心脏手术术后死亡最主要的原因，而围术期心肌损伤（myocardial injury）和心肌梗死（myocardial infarction，MI）是最常见的心血管并发症[3-4]。随着人口老龄化，越来越多心血管高风险的患者接受非心脏手术治疗，围术期心肌损伤和MI成为日趋严峻的问题。本章将结合新定义、指南、相关的研究进展对非心脏手术围术期心肌损伤和MI的定义、病理生理机制、临床特点、预测方法及治疗等方面进行阐述。

一、围术期心肌损伤和MI的定义

传统急性MI的定义是1979年世界卫生组织（World Health Organization，WHO）根据心电图（electrocardiographic，ECG）变化、心肌酶及临床症状制定的标准。大部分非心脏手术术后MI缺乏心肌缺血的症状或体征，并且合并的骨骼肌损伤导致心肌坏死标志物肌酸激酶同工酶在诊断的敏感性和特异性上受到影响[2-5]，因而，其诊断常被延误，甚至被漏诊。随着更敏感的心脏生物标志物，如肌钙蛋白（cardiac troponin，cTn）的出现，欧洲心脏病学会（European Society of Cardiology，ESC）、美国心脏病学会（American College of Cardiology，ACC）、美国心脏协会（American Heart Association，AHA）和世界心脏联盟（World Heart Federation，WHF）在2000年首次修订了1979年WHO制定的MI诊断标准，基于心肌标志物（首选cTn）的升高或降低同时有心肌缺血的证据：心脏症状，ECG改变或影像学变化，提出心肌梗死全球统一定义（universal definition of myocardial infarction，UDMI）[6]。此后这一定义不断更新，2018年ESC公布了新的第4版UDMI，同时提出了心肌损伤的概念[7]。心肌损伤的定义是cTn＞正常上限99%，如果有cTn升高或降低，考虑急性心肌损伤。MI的定义（1、2、3型）：当急性心肌损伤有急性心肌缺血的临床症状，即cTn＞正常上限99%且有升高或降低，同时符合下列心肌缺血证据之一：缺血症状；ECG提示新发ST-T改变或新发左束支传导阻滞（LBBB）或病理性Q波形成；新发局部室壁运动异常或存活心肌丢失；造影或尸检提示冠状动脉内血栓[7]。

非心脏手术后心肌损伤（myocardial injury after non-cardiac surgery，MINS）定义为非心脏手术术后30天内由于心肌缺血所致的cTn升高（有别于其他显而易见的原因如肺栓塞或心肌炎等所致的cTn升高）[3]。围术期心肌梗死（perioperative myocardial infarction，PMI）是非心脏手术术后30天内发生的MI[5]。两种定义的区别在于MINS定义比PMI更广，MINS包括非心脏手术术后30天内MI和单纯缺血原因所致的cTn升高[3]，但不包括由于脓毒血症、快速心房颤动、肺栓塞、慢性cTn升高等非缺血原因所致的cTn升高[8]。

二、病理生理机制

MINS这一概念提出仅5年，其定义包括PMI，可能与PMI有共同的病理生理机制，主要包括两方面：

1. 冠状动脉血栓形成（1型MI）：易损斑块或不稳定斑块发生自发性破裂或糜烂，导致急性冠状动脉血栓形成，心肌缺血、梗死。尽管斑块内炎症被认为是引起斑块不稳定和自发性急性冠脉综合征（acute coronary syndrome，ACS）的主要因素，手术相关的生理和情绪上压力诱发术后儿茶酚胺和皮质醇分泌增加，疼痛、手术创伤、贫血、低体温等都可导致应激相关激素增加；交感神经兴奋诱导血流动力学变化，冠状动脉血管收缩，促凝状态等促进斑块破裂。同时围术期心动过速和高血压增加血管剪应力，导致斑块的外部重构：纤维帽变薄、斑块表面高张力牵拉，或内部重构：斑块周围高的血流速度引起内皮侵蚀，以及严重的冠状动脉狭窄，诱发斑块破裂。此外，术后促凝物质（纤维蛋白原、凝血因子Ⅷ、vWF、α1 抗胰蛋白酶）增加，血小板活性增加，内源性抗凝物质（蛋白 C、抗凝血酶Ⅲ、α2 巨球蛋白）减少以及纤溶系统活性降低也可引起血栓形成和心肌缺血[2]。

2. 心肌供氧与需氧不匹配（2 型 MI）：既往研究表明心脏高风险的患者，非心脏手术围术期动态心电图结果显示无症状的心率相关的 ST 段压低在术后很普遍，且与院内和远期死亡率相关。围术期心脏并发症包括猝死，常常发生在持续的无症状性 ST 段压低之后。cTn 峰值与 ST 段压低持续时间、肺动脉充血或胸痛相关。因而，2 型 MI 的临床谱，从无症状的 cTn 轻度升高、ECG 上较少发生缺血改变的微小心肌损伤，到持续多个 ECG 导联严重缺血改变、cTn 显著升高的心肌梗死。

围术期心肌更高的耗氧需求不能被有限的心肌供血满足，最终导致心肌缺血和 MI。术后贫血、心动过速、低血压（术后低血容量、出血、系统性血管舒张）、高血压（应激激素水平升高、血管收缩）、高碳酸血症均加重缺血。应激和缺血诱导的冠状动脉血管收缩进一步影响冠状动脉灌注。此外缺血和容量超负荷加重冠心病患者心脏收缩功能和（或）舒张功能不全，导致心脏失代偿和 2 型 MI[2]。

不论患者是否存在冠状动脉狭窄病变的基础，这些心肌损伤或 MI 的机制均可发生。然而，严重冠心病在 PMI 患者更为常见[9]。

冠状动脉斑块破裂和血栓形成（1 型 MI）只出现在约 50%的 PMI 患者。由于 PMI 患者的造影率很低，关于 PMI 的病理机制，最早源于两项小样本尸检研究，提示 40%～50%的 PMI 源于斑块破裂和血栓形成[10-11]。Gualandro 等通过冠状动脉造影检查也发现约 50%非心脏手术术后 ACS 患者是斑块破裂即 1 型 MI 所致[12]。但其他研究更支持需求性缺血（demand ischemia）是 PMI 的主要病因，一项包括 66 例 PMI 患者的造影研究显示仅 26%为冠状动脉血栓形成所致，55%为血管狭窄所致的需求性缺血，19%的患者冠状动脉无狭窄[13]。最近一项研究包括 146 例非心脏手术后发生 ACS 并且行冠状动脉造影检查的患者，106 例患者（72.6%）造影结果显示需求性缺血，仅有 37 例（26.7%）为急性冠状动脉血栓形成（1 型 MI），另有 3 例（2.1%）为支架内血栓所致[14]。

Ellis 等研究 1242 例血管手术术前行常规冠状动脉造影的患者，发现 21 例 PMI 或心源性死亡的患者中 17 例（81%）术前冠状动脉造影提示慢性闭塞性病变、同时有侧支循环形成；相比之下 42 例匹配的无心脏并发症的对照组中慢性闭塞性病变发生率仅为 29%。PMI 或心源性死亡的患者严重狭窄的血管支数更多（2.1±1.4 *vs.* 0.7±1.2）[15]。

三、临床特点

相比未发生心肌损伤的患者，MINS 患者一般年龄更大，有更多合并症，以及心血管疾病的发生率更高[5,16]。术后麻醉或镇静剂的使用容易掩盖心肌缺血症状，因此与自发性 MI 相比，大部分 PMI/MINS 患者通常不表现出任何心肌缺血症状，如胸痛、心绞痛或呼吸困难，或仅表现为轻微而短暂的心肌缺血症状[4-6,17-18]。大部分 MINS 患者缺乏典型缺血症状，因而 ECG 不易捕捉心肌缺血改变。ECG 检测到的缺血变化中，ST 段压低或 T 波倒置更为常见，极少一部分患者表现为 ST 段抬高。因此绝大部分 PMI 表现为非 ST 段抬高型心肌梗死（non ST-segment elevation myocardial infarction，NSTEMI），只有 10%～15%的患者表现为 ST 段抬高型心肌梗死（ST-segment elevation myocardial infarction，STEMI）[4-5,14,17-18]。

实际临床工作中如果不常规监测 cTn，超过 80%的 MINS 事件将被漏诊[3-5,16]。通过术后 3 天连续监测 cTn 显示 MINS 发生率为 1%到 19%不等[2-5,8,16]。由于采用的定义、心肌坏死标志物以及研究人群的不同，发生率有差异。74%～87%的 MINS 事件发生在术后 24～48 h 内[3-5]。

围术期心肌缺血评估（perioperative ischemic evaluation，POISE）研究纳入 8351 例年龄≥45 岁有动脉粥样硬化性疾病或相关风险的非心脏手术患者，415 例（5%）符合 MI 的定义。PMI 患者仅 35%有缺血症状，47.5% ECG 提示心肌缺血改变，其中 31.3%表现为 ST 段压低，21.7%为 T 波倒置，仅 10.6%为 ST 段抬高，12.3%有 Q 波形成。

74.1%的 PMI 发生在术后 2 天内。697 例（8.3%）患者表现为 cTn 升高，但不符合 UDMI 的标准[5]。

非心脏手术血管事件队列研究（vascular events in noncardiac surgery cohort evaluation，VISION）前瞻性纳入多个国家、15000 多例年龄≥45 岁的非心脏手术患者，连续监测患者术后3 天cTn 水平以及心肌缺血的症状和特征，约 1200 例（8%）患者 cTn 升高，其中不到一半的患者（41.8%）符合心肌梗死的定义。87.1%的 MINS 事件发生在术后 2 天，85%的 MINS 患者无任何临床缺血症状，只有 35%有 ECG 上缺血改变，其中 23.3%表现为 T 波倒置，16.4%表现为 ST 段压低。MINS 事件发生独立预测因子包括：年龄≥75 岁，女性，心血管危险因素（如肾功能不全、糖尿病），明确的心血管疾病（如冠心病、周围血管疾病、卒中），手术因素（急诊手术）等[3]。

Waes 研究中前瞻性纳入 2232 例>60 岁行中高危手术的患者，1627 例连续监测 cTn，315 例（19%）cTn 升高，其中只有 10 例（3.2%）有典型胸痛症状，30 例（9.5%）患者 ECG 提示新发生的心肌缺血改变。78.7%发生在术后 2 天[4]。

Uelacher 等最近开展的一项大规模前瞻性研究，纳入年龄≥65 岁，或≥45 岁有明确冠心病、周围血管疾病、脑梗死病史的非心脏手术患者 2564 例，通过筛查高敏 cTn（hsT）来发现术后急性心肌损伤事件，结果表明，397 例（16%）发生 MINS 事件，82%无任何症状，仅 6%有典型胸痛症状，18%有其他症状。其中仅 117 例（29%）满足 MI 的其他条件[16]。60 例（24%）患者 ECG 提示心肌缺血，主要表现为 T 波倒置和 ST 段压低。在详细分析每例患者临床资料后，心血管专家仅建议 10%的 MINS 患者行冠状动脉造影检查。这从另一方面提示 MINS 主要的病理生理机制可能从根本上有别于自发性 MI。大部分 PMI 患者心肌损伤主要是由于低血压、贫血、心动过速等所导致的心肌供氧与需氧不匹配，而非斑块破裂[16]。

四、预后

MINS 的发生与患者的近期和远期预后不良密切相关[3-5,16,19-21]。POSIE 研究中 PMI 患者 30 天死亡率为 11.6%，而未发生 PMI 患者死亡率为 2.2%（$P<0.001$）。PMI 患者更容易发生非致死性心搏骤停、冠状动脉血运重建和充血性心力衰竭。有心肌缺血症状的 PMI 患者 30 天死亡率与无心肌缺血症状的患者相似[5]。POISE 研究中单纯 cTn 升高的患者 30 天内冠状动脉血运重建以及非致死性心搏骤停事件的发生风险显著增加[5]。

VISION 研究中 MINS 与术后 30 天死亡率及心血管并发症显著增加相关，cTn 浓度升高是非心脏手术术后 30 天死亡及发生心血管并发症的强烈预测因子，患者非致死性心搏骤停、充血性心力衰竭、卒中等发生风险明显增高。MINS 患者 30 天死亡率为 9.8%，显著高于没有发生 MINS 的患者（1.1%）[3]。cTn 浓度越高，死亡风险越大。同时该研究还显示 cTn 峰值越高，死亡风险越大，术后到死亡的中位数时间越短[3]。

不符合 UDMI 定义的心肌损伤同样与非心脏手术术后近期与远期不良预后有关，30 天死亡率与满足 UDMI 标准的 PMI 相当[3,16]。

一项 meta 分析纳入 11 项 2193 例非心脏非血管手术的患者，系统性分析评价术后 cTn 升高的预测作用，围术期心肌损伤与 30 天死亡率密切相关（OR=3.52，95%CI 2.21～5.62），也是术后 1 年死亡率的独立预测因子（OR = 2.53，95% CI，1.20～5.36）。

五、风险指数

减少围术期心血管并发症发生风险的有效策略包括术前根据患者的危险因素进行心脏评估。对于心脏低风险的患者，无需延迟可直接进行手术。对于心脏高风险的患者，可采取相应的治疗措施降低风险。围术期针对性管理、早期发现心脏不良事件，也有助于改善患者的预后[22-23]。2014AHA/ACC 围术期心血管风险评估指南（以下简称指南）中推荐了 3 种术前风险评估系统[22]。

第一种为修正的心脏危险指数（revised cardiac risk index，RCRI），是目前应用最为广泛且易于操作的评分系统，用来预测主要心血管并发症（MI、肺水肿、心室颤动或心搏骤停、完全性心脏传导阻滞），包括 6 项危险预测因子，以下每个预测因子计 1 分：高危手术（腹腔内、胸腔内和腹股沟上的血管手术）；缺血性心脏病；慢性心力衰竭病史；脑血管病史；胰岛素依赖型糖尿病；术前肌酐>2.0 mg/dl。评分越高，围术期心脏事件的风险越大。0～1 个预测因子提示发生主要不良心血管事件（major adverse cardiovascular events，MACE）风险低，≥2 个预测因子则风险升高。尽管 RCRI 对于非心脏手术后高风险和低风险 MACE 患者有较好的区分，但在预测血管手术后的心脏事件或非心脏手术后的全因病死率方面效果较差。由于 RCRI 仅限于预测 MACE，因此无法准确估计围术期的总体致残率和死亡率。

另外两种新评分系统是美国外科医师协会/国家外科质量改进计划（American College of Surgeons/National Surgical Quality Improvement Program，ACS/NSQIP）量表，前瞻性收集美国 525 家医院 100 多万例手术数据资料的基础上生成危险计算器，包括 MI 或心搏骤停（myocardial infarction and cardiac arrest，MICA）和外科手术风险计算器（surgical risk calculator）两种，为在线评估方法，涉及参数较多。NSQIP MICA 网址为 http://www.surgicalriskcalculator.com/miorcardiacarrest；NSQIP 外科手术风险计算器网址为 http://riskcalculator.facs.org。NSQIP MICA 量表是基于 180 家医院、>20 万例患者的基础上计算出来的，计算的结果可以给出一个准确的百分比，预测术中/术后 30 天内心肌梗死及心搏骤停的概率。5 项预测因子包括：手术类型、功能状态、血肌酐水平升高（>130 μmol/L 或>1.5 mg/dl）、美国麻醉医生协会（American Society of Anesthesiology，ASA）分级和年龄。NSQIP 外科手术风险计算器的参数包括：手术类型、年龄、性别、活动能力、激素使用史、30 天内是否有腹水、48 h 内是否有败血症、机械通气、肿瘤转移、糖尿病、高血压、慢性阻塞性肺疾病、心力衰竭、呼吸困难、吸烟、透析、急性肾衰竭、身高、体重等。输入这些变量后系统会计算出 MACE 事件、死亡以及 8 个其他结局的客观量化风险[22]。NSQIP 评分系统的缺陷在于在 NSQIP 所收集资料以外的人群中还未得到证实，MI 的定义只包括 STEMI 或 cTn 显著升高（>参考值上限 3 倍）且有临床症状的 MI。另一个缺陷就是参数里包括 ASA 分级，ASA 为麻醉科常用的评分系统，预测 MACE 的可靠性较差，其他专业的医生不熟悉[22-23]。

2014 年 AHA/ACC 指南建议被这些风险评估工具评估为风险较低并且行择期手术的患者可以不进行其他的检查[22]。

六、生物标志物

生物标志物包括 cTn 和利钠肽（B-type natriuretic peptide，BNP）或 N-末端 B 型利钠肽前体（N-terminal fragment of proBNP，NT-proBNP）在检测心脏不良事件风险和术后病死率方面显示出重要价值。

cTn 是心肌细胞坏死最敏感和特异的标志物，近年来高敏 cTn（high-sensitivity cardiac troponin，hs-cTn）检测已进入临床常规，通过测量术前和术后 hs-cTn 可实现急性心肌损伤的早期精确诊断。如前所述，大部分 MINS 缺乏临床症状，ECG 缺血性改变常常短暂不易捕捉，如果不常规筛查监测 cTn，超过 80%的患者会被临床忽略或漏诊[3-5]，那么是否所有非心脏手术术后都应常规监测 cTn 呢？研究表明对于低危患者，cTn 升高与死亡率降低相关，这种情况下 cTn 升高往往继发于心肌缺血以外的原因。在 Waes 的研究中，cTn 升高与全因死亡率相关，而非 MI 所致死亡[4]。在 VISION 研究中，非血管原因死亡多于血管性死亡，提示 cTn 是不良事件的非特异性标志物[21]。因此专家建议筛查时必须基于风险。术后推荐筛查 cTn，但不能作为所有患者的常规检查，而是限于临床高风险和高危手术的患者。专家建议对于血管外科手术，高危手术（普外科、神经外科、急诊手术），以及年龄>65 岁，有明确冠心病史或危险因素的患者，术后可筛查 cTn[24]。2014 年 ACC/AHA 指南建议有心肌缺血症状或体征的患者术后监测 cTn（推荐类别Ⅰ，证据等级 A），高危但无心肌缺血症状或体征的患者推荐类别Ⅱb（Ⅱb 级是因为缺乏证实有效的治疗手段去减少或降低这种 cTn 升高带来的相关风险），对于无缺血症状或体征的非选择性患者，常规筛查 cTn 并无获益[22]。2014 年 ESC 指南建议对于高危患者考虑术前及大手术后 48～72 h 内进行 cTn 检测（推荐类别Ⅱb，证据等级 B）[23]。

BNP/NT-proBNP 是非心脏手术围术期心血管并发症的另一个重要预测因子。BNP/NT-proBNP 能预测围术期死亡率可能与它对心室功能变化的敏感性有关，由于心肌缺血和（或）容量超负荷所造成的心室功能轻微变化即可导致循环 BNP 水平的升高[25]。一系列研究及 meta 分析均表明术前、术后 BNP/NT-proBNP 水平与术后 30 天及 180 天 MACE 事件发生风险增加有关[26-28]。Choi 等还发现，将术前 NT-proBNP 联合 RCRI 可显著提高 RCRI 对于 MACE 的预测价值[29]。因此，2017 年加拿大心脏病学会指南建议对于术前 BNP/NT-proBNP 升高，或 65 岁以上，或 45～64 岁有严重心脏病，或 RCRI 大于 1 的患者监测 BNP/NT-ProBNP，以加强围术期心脏风险评估效果（有条件的建议，低质量证据）[30]。2014 年 ESC 指南推荐对于高危患者可以检测 BNP 或 NT-proBNP，以获得有关围术期及长期的独立预后信息（推荐类别 Ⅱb，证据等级 B）[23]。

七、预防和治疗

尽管 MINS 和 PMI 有重要的临床意义，但由于缺乏相关证据，2014 年 ACC/AHA 以及 ESC 指南只强调预防和尽早发现 PMI，对于如何有效治疗并未作具体推荐[22-23]。

缺乏心肌缺血症状或体征的 MINS 不能预测患者死亡的类型（心血管性死亡或非心血管性死亡），围术期缺血或炎症可导致其他器官功能受损，最终因多器官功能不全而非心肌损伤导致死亡。如果应用急性 MI 的方法治疗：如抗凝和抗血小板会导致出血风险增加，或不必要的心导管检查，以及应用 β 受体阻滞剂，这些在围术期可能弊大于利。因此需要权衡病情，包括血流动力学、临床稳定性、出血风险等，采取个体化治疗[24]。观察性研究提示围术期优化基础治疗的质量，包括预防低氧血症、疼痛、低体温、贫血、低血压、心动过速、低血糖，可能预防术后 cTn 升高和主要不良心血管事件的发生[31]。

针对动脉粥样硬化性心血管疾病的指南导向的规范化药物治疗（guideline-directed medical therapy，GDMT）可能会降低心肌损伤患者的心血管事件发生风险，证据主要源于一些观察性研究，但仍需要大型双盲随机对照试验的进一步证实[5,32]。在 POISE 一项子研究中，阿司匹林治疗与 30 天死亡率下降 46%相关，而他汀类药物治疗，与死亡率下降 76%相关[5]，提示术后 MI 的患者接受阿司匹林和他汀类药物可能有益。Foucrier 等进行一项回顾性病例对照研究，入选 66 例血管手术后 MINS 患者，主要终点事件为 1 年后 MACE 的发生率（MI、冠状动脉血运重建、需要住院的肺水肿），根据患者是否接受心血管药物强化治疗（抗血小板药物、他汀类药物、β 受体阻滞剂和 ACEI 中至少一种）分为治疗组和对照组。与强化治疗患者相比，未治疗患者主要终点事件发生风险显著增加，HR2.80（95%CI，1.05～24.2，$P=0.04$）[32]。2017 年加拿大指南建议对于非心脏手术后发生 MINS 或 MI 的患者，启动并长期维持阿司匹林和他汀类药物治疗（强烈推荐，中等质量证据）[30]。

目前指南不推荐对包括高危手术在内的非心脏手术患者术前行冠状动脉血运重建治疗[23]。由于缺乏高质量的证据支持，PCI 治疗的疗效仍不明确[33]。尽管有研究认为术前血运重建可能会降低术后心肌酶升高的发生率，但这并不意味可以降低死亡率[34]。Parashar 回顾性研究 281 例围术期心肌梗死同时行 PCI 治疗的患者，30 天和 1 年死亡率分别为 11.3%和 26%，提示即使行 PCI 治疗的 PMI 患者仍然有很高的死亡率[18]。早期有创治疗和冠状动脉血运重建尽管在自发性 ACS 患者中具有重要的作用，对于行非心脏手术患者，却很难实施。由于患者自身的合并症以及高出血风险，术后早期经皮冠状动脉介入治疗（percutaneous coronary intervention，PCI）和冠状动脉旁路移植术都具有很大挑战，PCI 要求联合抗栓和抗血小板治疗，大出血，尤其是非穿刺点大出血，与 PCI 的不良预后密切相关。对于 STEMI 或高危的 NSTEMI，根据 ACS 治疗指南大部分临床医生倾向于早期有创再灌注治疗；若术后出血风险高，溶栓药物是禁忌[9,22]。

关于 MINS 治疗最新的研究进展是 MANAGE（dabigatran in patients with myocardial injury after non-cardiac surgery）研究，一项大型国际性随机安慰剂对照试验，入选年龄＞45 岁、行非心脏手术的 1754 例患者，随机分为达比加群组（达比加群 110 mg 一天两次）和安慰剂组。主要疗效终点为血管性死亡、非致死性 MI、非出血性脑卒中、外周动脉血栓形成、截肢以及症状性静脉血栓栓塞的复合终点。主要安全终点是危及生命的出血、大出血和重要器官出血的复合终点。达比加群组主要疗效终点发生率为 11.1%，安慰剂组为 15.2%，HR 0.72（95%CI0.55～0.93，$P=0.0115$）。达比加群组主要疗效终点发生风险降低了 28%（$P=$

0.012)。两组主要安全终点无统计学差异（3% vs. 4%，P=0.76）。该研究结果表明在MINS患者中，达比加群（110 mg一天两次）能显著降低主要血管并发症（血管性死亡、非致死性MI、非出血性脑卒中、外周动脉血栓形成、截肢以及症状性静脉血栓栓塞）复合终点的发生风险，却并不增加大出血风险[35]。

总之，围术期心肌损伤和心肌梗死是非心脏手术术后最常见的并发症，与近期和远期死亡率增加密切相关。预防策略应基于术前对患者危险因素及手术风险的评估。对于心脏高风险和高危手术的患者，应加强围术期管理和监测、优化基础治疗，预防MINS事件发生。对于发生MINS的患者，治疗应遵循心血管内科、外科和重症监护等多学科人员所提供的综合意见，予以个体化治疗方案。

（胡文兰）

参考文献

[1] Weiser TG, Regenbogen SE, Thompson KD, et al. An estimation of the global volume of surgery: a modelling strategy based on available data. Lancet, 2008, 372: 139-144.

[2] Landesberg G, Beattie WS, Mosseri M, et al. Perioperativemyocardial infarction. Circulation, 2009, 119: 2936-2944.

[3] Botto F, Alonso-Coello P, Chan MT, et al. Myocardial injury after noncardiac surgery: a large, international, prospective cohort study establishing diagnostic criteria, characteristics, predictors, and 30-day outcomes. Anesthesiology, 2014, 120: 564-578.

[4] van Waes JA, Nathoe HM, de Graaff JC, et al. Myocardial injury after noncardiac surgery and its association with short-term mortality. Circulation, 2013, 127: 2264-2271.

[5] Devereaux PJ, Xavier D, Pogue J, et al. Characteristics and shortterm prognosis of perioperative myocardial infarction in patients undergoing noncardiac surgery: a cohort study. Ann Intern Med, 2011, 154: 523-528.

[6] The Joint European Society of Cardiology/American College of Cardiology Committee. Myocardial infarction redefined—a consensus document of the Joint European Society of Cardiology/American College of Cardiology Committee for the Redefinition of Myocardial Infarction. Eur Heart J, 2000, 21: 1502-1513.

[7] Task Force for the Universal Definition of Myocardial Infarction. Fourth universal definition of myocardial infarction (2018). Circulation, 2018, 138 (20): e618-e651.

[8] Devereaux PJ, Biccard BM, Sigamani A, et al. Association of postoperative high-sensitivity troponin levels with myocardial injury and 30-day mortality among patients undergoing noncardiac surgery. JAMA, 2017, 317: 1642-1651.

[9] Horr S, Reed G, Menon V. Troponin elevation after noncardiac surgery: Signifcance and management. Cleve Clin J Med, 2015, 82 (9): 595-602.

[10] Dawood MM, Gutpa DK, Southern J, el al. Pathology of fatal perioperative myocardial infarction: Implications regarding pathophysiology and prevention. Int J Cardiol, 1996, 57: 37-44.

[11] Cohen MC, Aretz TH. Histological analysis of coronary artery lesions in fatal postoperative myocardial infarction. Cardiovasc Pathol, 1999, 8: 133-139.

[12] Gualandro DM, Campos CA, Calderaro D, et al. Coronary plaque rupture in patients with myocardial infarction after noncardiac surgery: frequent and dangerous. Atherosclerosis, 2012, 222: 191-195.

[13] Duvall WL, Sealove B, Pungoti C, et al. Angiographic Investigation of the Pathophysiology of Perioperative Myocardial Infarction. Catheter Cardiovasc Interv, 2012, 80 (5): 768-776.

[14] Helwani MA, Amin A, Lavigne P, el al. Etiology of Acute Coronary Syndrome after Noncardiac Surgery. Anesthesiology, 2018, 128 (6): 1084-1091.

[15] Ellis SG, Hertzer NR, Young JR, et al. Angiographic correlates of cardiac death and myocardial infarction complicating major nonthoracic vascular surgery. Am J Cardiol, 1996, 77: 1126-1128.

[16] Puelacher C, Lurati Buse G, Seeberger D, et al. Perioperative myocardial injury after noncardiac surgery: incidence, mortality, and characterization. Circulation, 2018, 137: 1221-1232.

[17] 胡文兰，陈游洲，王继红，等. 骨科手术患者围手术期肌钙蛋白升高的临床特点分析，中华内科杂志，2018，57，57 (5)：340-344.

[18] Parashar A, Agarwal S, Krishnaswamy A, et al. Percutaneous Intervention for Myocardial Infarction After Noncardiac Surgery. J Am Coll Cardiol, 2016, 68 (4): 329-338.

[19] Devereaux PJ, Chan MT, Alonso-Coello P, et al.

Association between postoperative troponin levels and 30-day mortality among patients undergoing noncardiac surgery. JAMA, 2012, 307: 2295-2304.

[20] Oberweis BS, Smilowitz NR, Nukala S, et al. Relation of PerioperativeElevation of Troponin to Long-Term Mortality After Orthopedic Surgery. Am J Cardiol, 2015, 115 (12): 1643-1648.

[21] Reed GW, Horr S, Young L, et al. Associations Between Cardiac Troponin, Mechanism of Myocardial Injury, and Long-Term Mortality After Noncardiac Vascular Surgery. J Am Heart Assoc, 2017, 6 (6): e005672.

[22] Fleisher LA, Fleischmann KE, Auerbach AD, et al. 2014 ACC/AHA guideline on perioperative cardiovascular evaluation and management of patients undergoing noncardiac surgery: a report of the American College of Cardiology/American Heart Association task force on practice guidelines. J Am Coll Cardiol, 2014, 64: e77-e137.

[23] Kristensen SD, Knuuti J, Saraste A, et al. 2014 ESC/ESA Guidelines on noncardiac surgery: cardiovascular assessment and management: The Joint Task Force on non-cardiac surgery: cardiovascular assessment and management of the European Society of Cardiology (ESC) and the European Society of Anaesthesiology (ESA). Eur Heart J, 2014, 35: 2383-2431.

[24] Cohn SL. Postoperative troponin surveillance: A diagnostic dilemma. Cleve Clin J Med, 2015, 82 (9): 603-605.

[25] Struthers A, Lang C. The potential to improve primary prevention in the future by using BNP/N-BNP as an indicator of silent pancardiac target organ damage: BNP/N-BNP could become for the heart what microalbuminuria is for the kidney. European Heart Journal, 2007, 28: 1678-1682.

[26] Karthikeyan G, Moncur RA, Levine O, et al. Is a preoperative brain natriuretic peptide or N-terminal pro-B-type natriuretic peptide measurement an independent predictor of adverse cardiovascular outcomes within 30 days of noncardiac surgery? A systematic review and meta-analysis of observational studies. J Am Coll Cardiol, 2009, 54: 1599-1606.

[27] Rodseth RN, Bicard BM, Le Manach Y, et al. The prognostic value of preoperative and postoperative B-type natriuretic peptides (BNP and NT proBNP) in patients having noncardiac surgery. A systematic review and individual patient data meta-analysis. J Am Coll Cardiol, 2014, 63: 170-180.

[28] Álvarez Zurro C, Planas Roca A, Alday Muñoz E, et al. High levels of preoperative and postoperative N terminal B-type natriuretic propeptide influence mortality and cardiovascular complications after noncardiac surgery : A prospective cohort study. Eur J Anaesthesiol, 2016, 33 (6): 444-449.

[29] Choi JH, Cho DK, Song YB, et al. Preoperative NT-proBNP and CRP predict perioperative major cardiovascular events in non-cardiac surgery. Heart, 2010, 96: 56-62.

[30] Duceppe E, Parlow J, MacDonald P, et al. Canadian Cardiovascular Society Guidelines on Perioperative Cardiac Risk Assessment and Management for Patients Who Undergo Noncardiac Surgery. Can J Cardiol, 2017, 33 (1): 17-32.

[31] Ekeloef S, Alamili M, Devereaux PJ, et al. Troponin elevations after non-cardiac, non-vascular surgery are predictive of major adverse cardiac events and mortality: a systematic review and metaanalysis. Br J Anaesth, 2016, 117 (5): 559-568.

[32] Foucrier A, Rodseth R, Aissaoui M, et al. The long-term impact of early cardiovascular therapy intensifcation for postoperative troponin elevation after major vascular surgery. Anesth Analg, 2014, 119: 1053-1063.

[33] Chopra V, Eagle KA. Perioperative mischief: The price of academic misconduct. Am J Med, 2012, 125: 953-955.

[34] Landesberg G, Mosseri M, Shatz V, et al. Cardiac troponin after major vascular surgery: The role of perioperative ischemia, preoperative thallium scanning, and coronary revascularization. J Am Coll Cardiol, 2004, 44: 569-575.

[35] Devereaux PJ, Duceppe E, Guyatt G, et al. Dabigatran in patients with myocardialinjuryafter non-cardiac surgery (MANAGE): an international, randomised, placebo-controlled trial. Lancet, 2018, 391 (10137): 2325-2334.

第十章　对于心肌桥的再认识

心肌桥（myocardium bridge，MB）作为一种先天性的冠状动脉结构异常，在老龄化的今天随着冠状动脉造影检查的广泛开展而愈发多见。冠状动脉及其分支通常走行于心脏表面心外膜下结缔组织中，但在发育过程中，部分冠状动脉或其分支的某个节段会被浅层心肌所覆盖，被心肌覆盖的这段冠状动脉被称为壁冠状动脉，而覆盖在冠状动脉上的这段心肌纤维就被称为心肌桥（MB）。过去，心肌桥通常被认为是一种良性的先天解剖畸形，许多介入医生也会在造影后对患者说：“您的冠状动脉没什么大问题，只是有个肌桥而已”。那么，心肌桥真的就是“天然无公害”的吗？本章将从心肌桥的解剖学、影像学、致病机制以及治疗策略等多角度对其进行系统阐述。

一、心肌桥的解剖学特征

尸检发现至少 50%以上的受检者存在心肌桥，而且绝大多数位于前降支中段，心肌桥长度以 1.0～2.5 cm 多见，厚度则在 0.5～7 mm 不等。根据心肌桥的长度及厚度，分为表浅型和纵深型[1-2]。尸检甚至可以发现厚度不及 200 μm 的超表浅肌桥，这类心肌桥的临床意义非常有限。

二、心肌桥的影像学特点

心肌桥在心脏收缩期挤压壁冠状动脉，使其狭窄变细，舒张期恢复正常。冠状动脉造影影像上表现为特有的“挤牛奶征”（图 10-1）。但是当肌桥较为表浅，或者肌桥近端有严重狭窄的固定病变时，会掩盖“挤牛奶征”的典型表现，容易造成医生对肌桥漏判。冠状动脉计算机断层成像血管造影（CTA）对肌桥的检出率要明显高于冠状动脉造影，主要是由于多层螺旋 CT 超高的分辨率以及可以直接对肌桥本身进行显像，而冠状动脉造影却只能通过“挤牛奶征”等间接影像对肌桥做出判断[3-4]。更重要的是，冠状动脉 CTA 还可以对肌桥的长度及厚度进行精确的测量（图 10-2）。

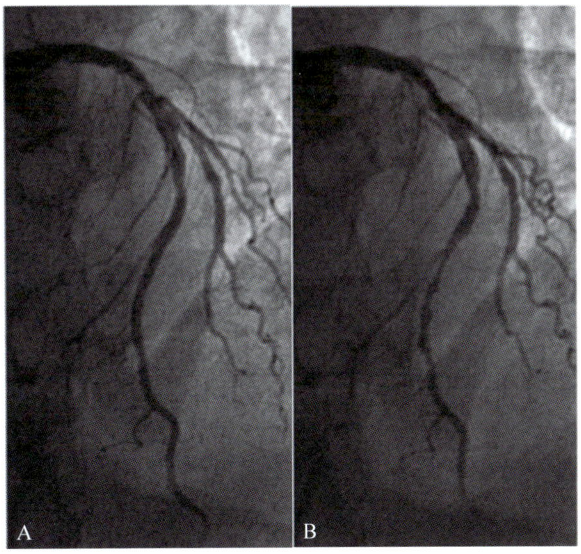

图 10-1　**A.** 冠状动脉造影显示舒张期前降支中段直径正常；**B.** 收缩期前降支中段受挤压，直径明显变小

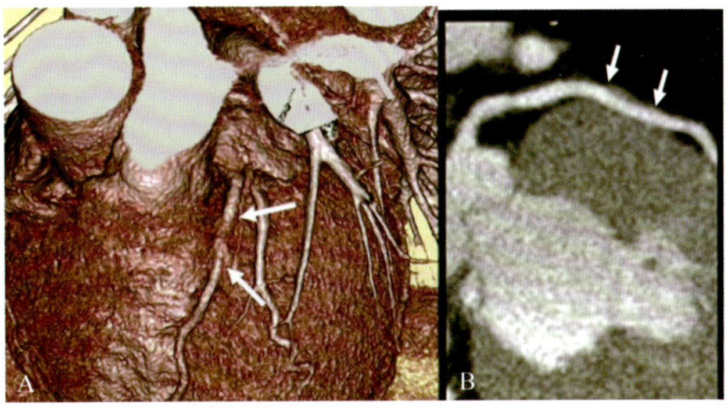

图 10-2　**A.** 冠状动脉 CTA 三维重建显示前降支两箭头间的肌桥；**B.** 冠状动脉 CTA 显示该段肌桥长 14.5 mm，厚 2.2 mm

近年来，冠状动脉腔内影像学的发展帮助临床医生对心肌桥又有了新的认识。血管内超声（intravascular unltrasound，IVUS）可以观察到肌桥周围特征性的无回声区，称之为“新月现象”或“半月征”（图 10-3）。该无回声区贯穿整个心脏的收缩和舒张周期，实际上是包绕壁冠状动脉的心肌组织。IVUS 还发现，心肌桥处的壁冠状动脉很少出现粥样硬化斑块，而心肌桥近端的血管内膜往往

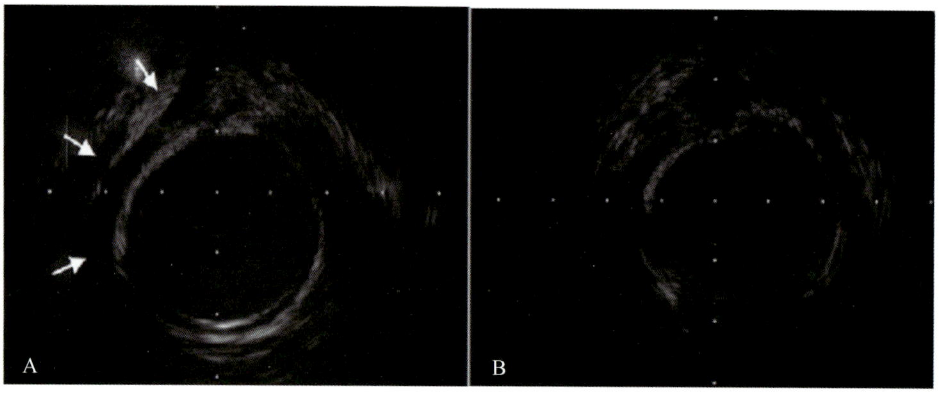

图 10-3 舒张期（**A**，箭头）和收缩期（**B**）时肌桥的 IVUS 图像。在整个心动周期中，肌桥周围都可以观察到半月状的无回声区（半月征）

会合并粥样硬化斑块形成[5-6]。光学相干断层成像（optical coherence tomography，OCT）分辨率高达10 μm，可以对冠状动脉管壁结构进行清晰的成像并评价斑块成分。心肌桥在 OCT 上可表现为边界清晰的异质性梭形低信号区（图 10-4），为心肌与壁冠状动脉之间的疏松结缔组织，这与 IVUS 上表现为无回声的心肌组织不同；该梭形低信号区在舒张期更容易被 OCT 看到。研究认为，反映收缩期心肌桥挤压严重程度的指标——管腔压缩比，与该梭形低信号区的弧度呈负相关。此外，OCT 还发现，心肌桥处的壁冠状动脉缺乏心外膜滋养血管，而心肌桥近、远端的冠状动脉节段可见丰富的滋养血管，这种结构变化可能与心肌桥造成冠状动脉血流动力学改变及功能改变有关[7]。

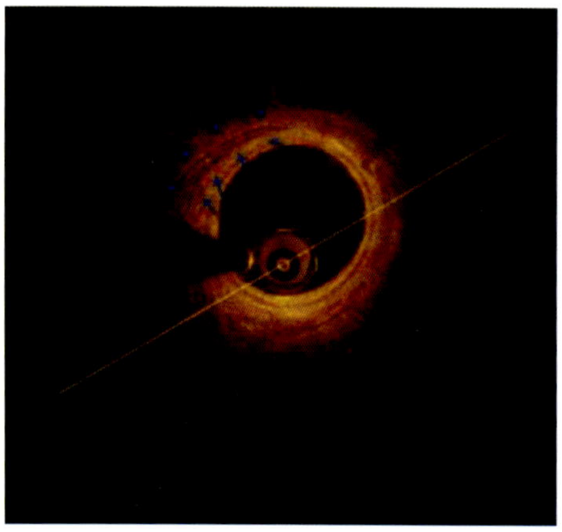

图 10-4 肌桥在 OCT 上显示为边界清晰的梭形低信号区

三、心肌桥的致病机制

长期以来，人们一直认为心肌桥患者存在良好的远期预后。然而，越来越多的病例报道及研究证实[8-9]，心肌桥与冠心病、心律失常、应激性心肌病以及心脏性猝死存在关联。表现为在心绞痛或心肌梗死的患者中，绝大多数的罪犯血管仅有心肌桥而无其他病变，提示肌桥本身就是造成冠心病的元凶；也有报道发现，心肌桥合并冠状动脉痉挛、血栓形成以及心动过速更易诱发心肌缺血发生。此外，精神压力增加造成的交感神经兴奋，会使肌桥挤压明显增强，从而导致冠心病或应激性心肌病的发生。

心肌桥对前降支的强力挤压是其致心肌缺血的主要机制之一。心肌桥挤压前降支出现收缩期血流逆行，致舒张早期血流速度加快、全舒张期延迟；这一异常血流动力学变化造成冠状动脉储备能力下降，引起心肌缺血。当合并心动过速时，舒张期会明显缩短，从而加重心肌缺血。运动期间由于心动过速造成舒张期明显缩短，在合并前降支心肌桥的基础上导致心肌长时间得不到有效灌注，不仅会诱发心肌缺血，严重者还会发生心脏性猝死。在 35 岁以下的猝死人群中，有 37%左右的患者尸检证实前降支存在心肌桥。运动医学已将心肌桥列为青年竞技性猝死的主要原因之一。此外，壁冠状动脉的内皮功能障碍以及缺少内皮源性舒张因子，会继发冠状动脉痉挛，还会短暂激活血小板聚集而诱发血栓形成，同样会加重心肌缺血的发生。

心肌桥致心肌缺血的另一个主要机制是对近端的前降支节段产生促粥样硬化进展的作用。心肌桥对整个前降支的动脉粥样硬化分布是有明显影响的。尸检、冠状动脉造影及冠状动脉多层螺旋 CTA 等均已证实，壁冠状动脉节段一般不发生粥样硬化，而心肌桥近端的血管节段却最易出现粥样硬化；这与收缩期肌桥挤压前降支造成血流动力学变化有关。生物力学认为，作用于血管内皮细胞上的剪切应力与血流速度和血液黏度成正比，与血管内径成反比。壁冠状动脉受心肌桥挤压血流速度增快，血管承受较高的剪切应力，对血管活性物质如一氧化氮合酶、内皮素-1、血管紧张素转化酶等应答减弱，同时该处的内皮细胞以纺锤形为主不易损伤，因此很少发生粥样硬化；相反，近端节段在心肌桥挤压时发生血流逆行，导致收缩期血流速度减慢而管壁压力明显升高，血管承受的剪切应力较低，增加了内皮黏附因子等血管活性物质的表达，同时该节段血管内膜以结构功能不全的扁平多边形内皮细胞为主，内皮容易受损，因此近端节段动脉粥样硬化多见。

如何识别那些可能会导致严重心肌缺血的心肌桥。冠状动脉造影结合运动平板试验和心肌核素显像证实静息状态下收缩期狭窄程度达75%以上的心肌桥可引起严重心肌缺血。而心肌桥对壁冠状动脉的挤压程度与其解剖特点相关，包括心肌桥的长度、厚度以及位置。IVUS及冠状动脉CTA均证实，心肌桥越长、越厚，其收缩期对壁冠状动脉的挤压程度就越重。在肥厚型心肌病患者中，合并长肌桥会增加心脏性猝死的风险[10]。另外，在一些因心肌桥出现典型心绞痛或发生心肌梗死的患者中，心肌桥大多距离冠状动脉口更近，提示越是位于近端的肌桥越容易引起严重心肌缺血。

有研究发现[11]，心尖球囊样综合征患者常常合并前降支肌桥；有学者认为可能与心肌桥造成微循环障碍及交感神经活动改变有关。但应激性心肌病与心肌桥的关系仍有质疑，尚需要更多研究加以证实。

有病例报道[12]，心肌桥会引起运动诱发性室性心动过速，其发病机制可能与心肌桥导致心室复极不均一、QT间期离散度升高等有关。

四、心肌桥相关性心肌缺血的治疗

1. 药物治疗

β受体阻滞剂是治疗心肌桥相关性心肌缺血的首选药物。β受体阻滞剂能够减慢心率、降低心肌桥对壁冠状动脉的压缩力度；还可以增加壁冠状动脉横截面面积、延长舒张期以及使壁冠状动脉段的最大血流速度接近正常。因此，β受体阻滞剂能够增加心肌桥患者的血流灌注以及改善症状。对于存在β受体阻滞剂应用禁忌证或冠状动脉痉挛的患者，钙通道阻滞剂也可以作为选择方案。但是，对于同样可以缓解血管痉挛的硝酸酯类药物，在治疗心肌桥相关性心肌缺血时却要格外慎重。因为硝酸酯类药物在引起心肌收缩增强的同时，也会增强心肌桥对壁冠状动脉的压缩力度，导致壁冠状动脉狭窄加重，反而会加重心肌缺血。冠状动脉造影时经导管注射适量的硝酸甘油，会看到心肌桥段的受压狭窄程度加重。

2. 植入支架治疗

早在1995年，就有医生对心肌桥段冠状动脉进行支架植入；当时的适应证是收缩期严重狭窄甚至接近闭塞，或者优化药物治疗仍无法缓解缺血症状的患者。植入支架理论上能够减轻心肌桥对冠状动脉的挤压作用、改善冠状动脉内血流动力学障碍、增加壁冠状动脉横截面积和血流储备。但是，人们很快发现支架所带来的并发症更是始料未及，如释放支架时出现冠状动脉破裂或穿孔、支架断裂、支架内再狭窄等等。因为壁冠状动脉血管壁更薄、管腔内径较小、远段血管更小，因此支架的大小选择不当容易造成大冠状动脉穿孔。支架断裂则是由于心肌桥的机械压缩所致，这也会引起晚期支架内再狭窄或支架内血栓形成。与没有心肌桥的血管段植入支架相比，壁冠状动脉段的支架内再狭窄率明显升高。尽管前文提到壁冠状动脉很少发生粥样硬化，但是植入支架却会对血管壁造成机械牵张及内膜损伤，导致支架内内膜显著增生，再狭窄率升高。

能够显著降低支架内再狭窄的药物涂层支架问世之初，也有医生对心肌桥段血管植入药物涂层支架寄予厚望。尽管此类研究一度得到了短期预后较好的结论，但是后期人们发现，与药物保守治疗相比，植入药物涂层支架并未改善患者终点事件。

另外，由于心肌桥与粥样硬化病变较为接近，因此在应用支架处理心肌桥近段狭窄病变时需要格外注意，尽量避免支架进入心肌桥覆盖部分。研究发现，正是在支架接近或进入心肌桥的节段，将来发生远期不良事件的概率增加，尤其是再狭窄率升高。曾有专家提出，设计一个能专用于前降支心肌桥的特殊支架；但是由于各个心肌桥的解剖特点不同，这一想法目前很难实现。

3. 外科手术治疗

早在1975年，心肌桥切开松解术（supraarterial myotomy）被用来治疗那些因心肌桥反复出现缺血症状的患者。松解术可以完全缓解冠状动脉受压，改善血流灌注，解决缺血问题。研究发现，对于有缺血症状的患者接受松解术后的中远期预后令人满意。对于那些有长心肌桥不适合支架植入的患者同样可选择松解术治疗。对于那些合并心肌桥的肥厚型心肌病患者，一旦出现心肌桥相关性心肌缺血，往往意味着需终身药物治疗；而松解术可以实现壁冠状动脉周围解剖结构的正常化，对年轻患者意义更大。

然而，外科手术可能会出现一些并发症，如右心室穿孔和冠状动脉损伤以及室壁瘤。当前降支的心肌桥较厚且位于前室间沟深处时，右心室可能会在松解术中发生意外穿孔。对于那些比较长的心肌桥，外科医生直视下隔着心外膜脂肪组织仍难以看清，手术中就可能直接伤及冠状动脉管壁。有国外学者建议，需严格把握心肌桥切开松解术的手术指征，推荐用于厚度不超过 0.5 cm、长度不超过 2.5 cm 且周围不合并狭窄病变的孤立心肌桥患者。而对于那些将冠状动脉深埋的厚心肌桥，或者近心肌桥段有狭窄病变的患者，冠状动脉旁路移植术（coronary artery bypass grafting）是更好的选择。因此，如何选择合适的外科术式，要结合心肌桥的解剖特点以及近心肌桥段粥样硬化病变情况来进行综合考量。

在临床工作中，面对解剖情况不尽相同的心肌桥，如何能够对其进行定量分析，以评价其本身致病与否并制订治疗方案，目前仍是一个需要解决的问题。对于心脏科医生来讲，基于对心肌桥的解剖特征以及致心肌缺血机制的认识，不再对心肌桥“熟视无睹”，利用现有手段对心肌桥进行评估，是现阶段的要求。

（周　力　刘　宇）

参考文献

[1] Ishikawa Y, Kawawa Y, Kohda E, et al. Significance of the anatomical properties of a myocardial bridge in coronary heart disease. Circ J, 2011, 75 (7): 1559-1566.

[2] Ishikawa Y, Akasaka Y, Ito K, et al. Significance of anatomical properties of myocardial bridge on atherosclerosis evolution in the left anterior descending coronary artery. Atherosclerosis, 2006, 186 (2): 380-389.

[3] Hostiuc S, Rusu MC, Hostiuc M, et al. Cardiovascular consequences of myocardial bridging: A meta-analysis and meta-regression. Sci Rep, 2017, 7 (1): 14644.

[4] Takamura K, Fujimoto S, Nanjo S, et al. Anatomical characteristicsofmyocardialbridge in patients with myocardial infarction by multi-detectorcomputed tomography. Circ J, 2011, 75 (3): 642-648.

[5] Na-Qiong Wu, Mario Evora, U Po Lam, et al. Acute myocardial infarction caused by myocardial bridging alone confirmed by using intravascular ultrasonography. Chronic Dis Transl Med, 2017, 3: 260-262.

[6] Y Ishikawa, Y Akasaka, Y Akishima-Fukasawa, et al. Histopathologic profiles of coronary atherosclerosis by myocardial bridge underlying myocardial infarction. Atherosclerosis, 2013, 226 (1): 118-123.

[7] I Toshiharu, I Yukio, A Yoshikiyo, et al. Myocardial bridge as a structure of “double-edged sword” for the coronary artery. Annals of Vascular Diseases, 2014, 7 (2): 99-108.

[8] Cerrato E, Barbero U, D’ Ascenzo, et al. What is the optimal treatment for symptomatic patients with isolated coronary myocardial bridge? A systematic review and pooled analysis. J Cardiovasc Med (Hagerstown), 2017, 18 (10): 758.

[9] Hostiuc S, Rusu M C, Hostiuc M, et al. Cardiovascular consequences of myocardial bridging: A meta-analysis and meta-regression. Scientific Reports, 2017, 7 (1): 1-13.

[10] Kensuke Nishimiya, Yasuharu Matsumoto, Hongxin-Wang, et al. Absence of adventitial vasa vasorum formation at the coronary segment with myocardial bridge-An optical coherence tomography study. Int J Cardiol, 2018, 250: 275-277.

[11] KacmazF, Alyan O, Ilkay E. Systolic total narrowing of left anterior descending coronary artery and flow interruptionsecondary to myocardial bridge: a rare casereport and review of literature. Clin Cardiol, 2008, 31 (10): 457-460.

[12] Nishikii-Tachibana M, Pargaonkar VS, Schnittger I, et al. Myocardial bridging is associated with exercise induced ventricular arrhythmia and increases in QT dispersion. Ann Noninvasive Electrocardiol, 2018, 23 (2): e12492.

第十一章　冠状动脉壁内血肿的诊断与治疗进展

冠状动脉壁内血肿（coronary artery intramural hematomas，IMH）属于冠状动脉夹层（coronary artery dissection，CAD）的一种亚型，是指冠状动脉发生内膜撕裂或中层滋养血管破裂，血液积聚到冠状动脉壁中层、中层与外弹力膜之间，因无出口或出口较小，内膜向内移位，外膜向外移位形成壁内血肿，导致冠状动脉管腔狭窄甚至闭塞。近年来，随着医学影像学技术的进步以及冠状动脉介入手术的广泛开展，国内外文献报道的病例数较过去呈上升趋势。IMH 根据病因不同，可分为自发性壁内血肿（spontaneous intramural hematomas，SIMH）和继发性壁内血肿两类，本章介绍的继发性壁内血肿主要为介入相关的壁内血肿（interventional intramural hematomas，IIMH）。尽管 SIMH 与 IIMH 的影像学特征相似，但两者在病因、发病率、治疗方法等方面均有差异。其中，SIMH 由于发病率较低常被误诊，很多医师对该疾病存在认识不足、警惕性不高的情况；IIMH 并不少见，很容易漏诊和误诊，处理不当可造成灾难性后果，尤其是对行冠状动脉介入治疗的老年高危的冠心病患者。该类患者一般所患基础疾病多，一体多病，重要脏器功能均处于失代偿的临界状态，且冠状动脉病变弥漫、钙化、累及多支。在冠状动脉介入治疗过程中一旦发生 IIMH，如果处理不当，预后更差。本章就两种不同类型的 IMH 作一综述，以提高其防治水平。

一、自发性壁内血肿

（一）流行病学及病因

1931 年，Pretty 首次报道了自发性冠状动脉夹层（spontaneous coronary artery dissection，SCAD）病例[1]，该病例为 42 岁猝死女性患者，尸检证实其猝死病因为 SCAD。迄今为止，国内外报道的 SCAD 病例已超过 1200 例[2]。SIMH 作为 SCAD 的一个亚型，由于其发病年龄较小、部分以猝死为首发表现等原因，常存在漏诊情况。因此，SIMH 的真实发病率不详。国外的研究显示，在急性冠脉综合征患者中，病因为 SCAD 者大约占 1.7%～4%[3-4]。其中，70.9% 的 SCAD 表现为 SIMH[5]。SCAD 常好发于年轻女性，在 50 岁以下的女性急性心肌梗死（AMI）患者中，病因为 SCAD 者占 24.2%[6]。在妊娠合并 AMI 患者中，病因为 SCAD 者占 43%[7]。由于孕妇和产后年轻女性雌激素水平变化导致动脉壁结构变得更加脆弱，过去常常认为，妊娠是 SIMH 的主要危险因素。实际上，妊娠引起的 SIMH 仅占 2%～8%，冠状动脉肌纤维发育不良才是 SIMH 的主要病因，占 25%～86%。其他危险因素包括：外源性类固醇激素、多次妊娠、全身炎症性疾病、结缔组织病等[8]。另外，剧烈运动、情绪激动、Valsalva 动作等情况导致儿茶酚胺分泌增多也被认为是 SIMH 的促发因素[5]。SIMH 的发生有两种途径：一种途径为原发性冠状动脉内膜破裂，血液经破口流入内膜下，形成 IMH 后内膜破口自行闭合，内膜下的血肿可进一步导致管壁结构分离；另一种途径为冠状动脉壁内的滋养血管破裂，产生自发性出血，形成 IMH，而未出现内膜破口[2]。从冠状动脉发生 SIMH 的部位来看，各支血管的中远段为其好发部位。其中，45%～61%的病变见于左前降支（LAD）及其分支，15%～45%的病变见于左回旋支（LCX）及其分支，10%～39%的病变见于右冠状动脉（RCA）及其分支，4%的病变见于左主干，9%～23%的病变见于多支血管[5,8-12]。

（二）诊断方法

SIMH 患者几乎均以胸痛起病，由于 IMH 导致的管腔受压的程度不同以及 IMH 的发展速度不同，SIMH 可表现为不稳定型心绞痛、非 ST 段抬高型心肌梗死、ST 段抬高型心肌梗死、心源性休克、恶性心律失常以及心脏性猝死。实验室检查可有心肌坏死标志物的升高，但并非所有患者均有

ST 段弓背向上抬高的心电图表现[13]，超声心动图上可见室壁运动异常和射血分数降低。SIMH 的诊断主要依靠影像学检查，冠状动脉造影、冠状动脉计算机断层成像血管造影（CTA）、血管内超声（intravascular ultrasound，IVUS）和光学相干断层成像（optical coherence tomography，OCT）对 SIMH 的筛查和确诊具有重要价值[2,8]。

1. 冠状动脉造影

冠状动脉造影是最基本的影像学筛查手段，国外文献根据造影结果将 SCAD 分为三型[5]。1 型为经典类型，造影可见平行于管腔或螺旋形的透明线样影，造影剂充盈假腔，可伴有造影剂的滞留及排空延迟，管腔内可见随血流浮动的内膜裂片，占 29.1%。2 型为弥漫性管腔狭窄，病变长度>2 cm，管壁光滑，占 67.0%。3 型为局限性管腔狭窄，病变长度<2 cm，占 3.9%。其中，2 型和 3 型均为 SIMH 的冠状动脉造影表现，2 型发病率明显高于 3 型。2 型病变常因狭窄长度较长、程度较轻被误认为是冠状动脉粥样硬化，冠状动脉造影漏诊率较高。3 型病变则与动脉硬化形成的管腔狭窄类似，冠状动脉造影难以进一步予以鉴别。

2. 冠状动脉 CTA

冠状动脉 CTA 可以通过多平面、曲面、三维立体的方式观察，并通过图像后处理技术有效地区分真假腔，查看撕裂的内膜片，血肿的位置、大小以及真腔受压情况。撕裂的内膜为中等密度线条影，其两侧可见高密度的真腔及假腔，真腔受压变窄，并可以通过测量了解 IMH 的大小及厚度。冠状动脉 CTA 的优势在于无创、简便，对鉴别 SCAD 和冠状动脉粥样硬化准确度较高，适用于不宜或不愿进行介入手术、SCAD 复查的患者。但是，对于 SIMH 患者，由于没有内膜破口，造影剂不能流入假腔，仅表现为围绕血管腔（高密度造影剂）的一圈低密度环，有时难以与冠状动脉粥样硬化斑块相鉴别，故冠状动脉 CTA 在诊断 SIMH 方面存在一定的局限性。当冠状动脉造影或冠状动脉 CTA 显示某支冠状动脉某个节段突然弥漫性、平滑性狭窄，而其他冠状动脉基本正常时要怀疑 SIMH 的诊断。特别是患者为孕妇或产后不久的年轻女性，更要高度怀疑该病的可能性。确诊需进一步行腔内影像学检查，主要包括 IVUS、OCT[8]。

3. IVUS

SIMH 在 IVUS 上表现为血管壁中层内或中层与外膜之间均匀、高回声、新月形或环形的血液聚集区，压迫管腔。其中血液的回声强度取决于血液流速、红细胞聚集和纤维蛋白含量。IVUS 具有良好的穿透性，超声可以深层次穿透血管壁以及 IMH，有效区分动脉粥样斑块和 IMH 引起的管腔狭窄，提供 IMH 纵向及横向延伸的完整图像，即使 IMH 范围较大，也不会影响其边缘在 IVUS 上的表现。此外，如假腔内有血栓形成，IVUS 可以有效穿透血栓，清楚显现血栓与内膜的分界，故 IVUS 检查在 SIMH 的诊断上有着重要的意义。但 IVUS 检查的分辨率有限，难以分辨是否存在细小的内膜破口以及准确描述内膜破口的位置，有时不能有效鉴别 SIMH 和存在内膜破口的 SCAD；另外，在某些严重狭窄的部位，IVUS 的导管不能完全通过病变，因此可能导致伪像出现[14]。

4. OCT

OCT 检查时，正常血流区表现为强烈的光散射，而 IMH 则呈现为内膜下的暗色区域，这可能与红细胞在停滞的环境中折射率相似导致的低反射率有关[15]。OCT 的优势在于其成像的高分辨率，其分辨率高于 IVUS 10 倍以上，故可以更清晰地显示内膜-管腔界面以及显示出微小的内膜破口位置。OCT 可以清楚区分真腔与假腔，精确测量真腔的面积和直径；对于管腔内的钙化、斑块、血栓等病变也可以清晰显示；在严重狭窄的冠状动脉中，通过性较 IUVS 更好，成像速度也更快。所以，OCT 检查对于 SIMH 的诊断可能更优于 IVUS。OCT 的缺点是穿透性较差，在 IMH 较大时会产生广泛散射，影响成像质量；并且，OCT 检查时需用造影剂冲洗血管，短时间内阻断血流，有导致夹层扩大的风险[14]。美国 AHA 建议，SIMH 的患者进行 OCT 检查时应慎重，通常在诊断不确切以及管腔内径足够大时才考虑进行 OCT 检查[8]。

（三）治疗方案

由于 SIMH 发生率较低，缺少高质量的循证医学证据，目前无相关治疗指南。2018 年美国心脏协会（AHA）[8]和欧洲心脏病学会和急性心血管协会（ESC-ACCA）[14]均发表相关科学声明或共识，其基本治疗原则为：对血流动力学稳定的

SIMH患者，保守治疗是优选方案。对血流动力学不稳定、SIMH累及左主干或多支冠状动脉的患者，应急诊血运重建，包括急诊经皮冠状动脉介入治疗（PCI）和急诊冠状动脉旁路移植术（CABG）。

1. 保守治疗策略

对血流动力学稳定的SIMH患者，保守治疗是优选方案。因为已有研究[10-11]结果显示血流动力学稳定的SIMH患者预后一般良好，绝大部分患者冠状动脉内膜破口愈合，IMH吸收、消失。

保守治疗常用药物包括抗血小板聚集药物、β受体阻滞剂、血管紧张素转化酶抑制剂（ACEI）及血管紧张素受体阻滞剂（ARB）、他汀类药物，以及抗心绞痛药物（如钙通道阻滞剂以及硝酸酯类药物）。抗血小板聚集药物中的阿司匹林通常被建议长期使用，而联合氯吡格雷的双联抗血小板治疗（DAPT）是否应当用于未接受血运重建的SIMH患者目前并没有确切的结论，对于接受血运重建的患者一般均建议进行DAPT。也有研究显示，对于选择血运重建或药物保守治疗的患者给予DAPT的风险及获益一致[9]。DAPT应持续12个月，如复查影像学检查发现SIMH已完全吸收消失即可停用氯吡格雷[15-17]。其他新型抗血小板聚集药物缺乏临床研究证据。不建议使用血小板糖蛋白Ⅱb/Ⅲa受体拮抗剂[14]。β受体阻滞剂可以降低血流对血管壁的剪切力以及动脉壁压力，对阻止SIMH的进展及复发有一定益处，建议无禁忌者应长期使用[15-18]。ACEI及ARB药物被推荐用于急性冠脉综合征患者，但是在SIMH引起的急性冠脉综合征患者中缺乏研究数据，一般建议用于SIMH伴左心室收缩功能障碍的患者[18]。他汀类药物的使用存在争议，因为SIMH的发病机制与动脉粥样硬化无关，并且有回顾性研究报道他汀类药物有增加其复发的风险，故仅用于SIMH合并血脂异常的患者[19]。钙通道阻滞剂、硝酸酯类药物等抗心绞痛药物可以缓解患者的胸痛症状但并不能改善预后，并可能出现低血压等并发症，通常仅用于SIMH伴胸痛症状或存在冠状动脉痉挛的患者[8]。抗凝治疗可能导致IMH范围扩大，入院时因急性冠脉综合征使用抗凝药物而后续检查确诊为SIMH的患者应立即停用抗凝药物[14]。溶栓治疗虽然有个案成功的报道[20]，但会导致IMH范围扩大、甚至引起冠状动脉破裂、心脏压塞，SIMH诊断明确的患者应禁止使用[21]。

2. 血运重建策略

对血流动力学不稳定、SIMH累及左主干或多支冠状动脉的患者，应急诊血运重建，包括急诊PCI和急诊CABG。但对该类患者，无论是PCI还是CABG，都存在一定的风险和不确定性。有文献报道，对该类患者，PCI治疗失败率高达53%[10]，需较高的技术水平支持。PCI治疗常存在以下几个问题[22-24]：①PCI手术本身可能导致继发性的内膜损伤以及IMH出现；②PCI过程中的球囊扩张以及支架植入可能会导致原本的SIMH范围进一步扩大；③PCI时常需要植入长支架或多个支架，这可能会导致支架再狭窄发生率增高；④由于IMH的逐渐吸收，远期易出现支架贴壁不良，导致血栓事件的发生率增加；⑤由于远端血管纤细，延伸至远端血管的IMH可能并没有合适的支架完全覆盖IMH。故PCI治疗要求在IVUS或OCT的引导下进行，支架完全覆盖并超出血肿两端至少5～10 mm，术后进行DAPT治疗，并定期进行影像学检查随访。另外，如果SIMH造成管腔明显受压，血流受限，应用切割球囊切割开窗减压后再行支架植入可能是较理想的治疗方案[25]。支架选择方面可降解支架可能会优于普通支架，这是由于可降解支架属于临时植入，可分解吸收，因此可能会避免远期的支架贴壁不良导致的血栓事件[26]。

CABG手术成功率及近期疗效均较为肯定，被认为是紧急情况下重建冠状动脉血流、挽救缺血心肌的有效手段[5]。但也有研究认为由于紧急情况下患者血流动力学不稳定以及准备进入手术室时间较长，急诊PCI才是最佳选择，只有无法接受PCI的患者才考虑CABG[14]。接受CABG的患者在远期冠状动脉造影检查随访中发现，常规选取动脉血管的桥血管通畅率仅为27%，桥血管堵塞的原因可能与IMH吸收愈合后产生的竞争性血流，导致桥血管血栓形成有关。另外，CABG对SIMH的复发并没有保护作用，部分患者术后仍有SIMH复发。故认为应考虑选用静脉血管作为桥血管[10,19]。

（四）疾病预后

SIMH大多预后良好，研究发现约73%～97%的SIMH会自行吸收消失，但动态随访观察IMH吸收消退过程以及影响自愈时间长短的可能因素明确缺少文献报道。约 4.5%～10%的患者可出现再次心肌梗死，这可能与血肿继续扩大有关[5,9]。另外，SIMH 的远期复发情况也值得关注，但目前缺少 SIMH 长期随访的文献报道。参考 SCAD 长期随访的结果可能为临床提供一些借鉴价值。Saw 等[18]对 327 例 SCAD 患者前瞻性、平均随访 3.1 年，不良心血管事件发生率为 19.9%，SCAD 复发率为 10.4%。因此，对 SIMH 患者应加强随访，及时发现和处理不良心血管事件，改善长期预后。

二、继发性壁内血肿

（一）流行病学及病因

本章所述 IIMH 仅为 PCI 所致的继发性血肿，不包括外伤性及其他原因所致的 IMH。由于术者操作的不确定性以及冠状动脉病变的异质性，IIMH 的发生率可能存在较大差异。Maehara 等[27]对接受 PCI 治疗的 905 例冠心病患者 1025 条冠状动脉行 IVUS 检查，结果发现：68 例患者的 69 条冠状动脉中有 72 处发生 IIMH，多条冠状动脉 IIMH 的发生率为 6.7%，多见于合并糖尿病和冠状动脉粥样斑块病变较轻的患者。96%IIMH 发生于冠状动脉原位病变。其中，47%发生于右冠状动脉（RCA），29%发生于左前降支（LAD），24%发生于左回旋支（LCX）。50%IIMH 位于冠状动脉近端，22%位于冠状动脉中段，20%位于冠状动脉远端，8%位于冠状动脉开口。47%IIMH 发生于仅接受球囊扩张和旋磨的冠状动脉中。其中，38%位于斑块病变处，41%位于斑块病变处并累及正常血管段，21%位于正常血管段；26%位于病变近端，35%位于病变远端。53%IIMH 发生于接受支架植入的冠状动脉中，均位于支架边缘。其中，55%位于支架的远端边缘，45%位于支架的近端边缘。常书福等[28]对其中心接受 PCI 治疗病例的回顾性分析结果显示：高血压是 IIMH 最常见的危险因素，其他危险因素包括糖尿病、结缔组织病等。38.5%发生于 RCA，34.6%发生于 LAD，23.1%发生于 LCX，7.7%发生于左主干，其中 1 例患者 LAD、LCX 均发生。53.8%患者合并冠状动脉夹层，46.2%患者无明显冠状动脉夹层，仅表现为新发的非痉挛、非血栓狭窄病变。61.5%的 IIMH 累及支架外远端，11.5%累及支架外近端，7.7%累及支架外近端及支架内，11.5%累及支架内，3.8%累及支架内及支架外远端，3.8%累及支架外两侧。IIMH 的形成原因是由于 PCI 治疗中球囊以及支架对管壁的扩张作用，导致血管内膜损伤，继而血肿形成。PCI 治疗中易发生 IIMH 的高危病变因素包括钙化性病变、偏心性病变、弥漫性病变、复杂的病变形态以及血管迂曲。IIMH 常出现在斑块最薄部位与正常动脉壁的交界处，或严重钙化区域。其原因是斑块与钙化区的张力均高于正常区域，在进行球囊扩张、支架植入时，交界区形成高剪切力，进而导致内膜损伤以及血肿形成。血肿形成后可由 PCI 部位向两端正常血管的内膜下扩展，但血肿不会破入管腔[27-28]。

（二）诊断方法

IIMH 与 SIMH 诊断方法基本相同，主要通过影像学检查明确诊断。值得注意的是，约 1/3 的 IIMH 患者冠状动脉造影时没有明显的异常影像表现[27]。在 PCI 中，当发现血管突然变细或管腔略显僵硬时，在排除冠状动脉痉挛之后，应高度怀疑 IIMH。此时应通过 IVUS、OCT 来明确诊断，其影像学表现以及优劣性基本与检查 SIMH 时相似，此处不再赘述。但在 IIMH 患者中，OCT 对于支架边缘的形态表现更清晰，更易发现 IIMH 以及 IIMH 导致的支架贴壁不良[29]。

（三）治疗方案

关于 IIMH 的处理目前暂无相关指南及专家共识，临床上是否采取积极处理策略主要依据 IIMH 发生部位、大小、是否有进一步增大的趋势、是否合并夹层以及靶病变引起的心肌缺血程度等情况进行经验性判断。而至关重要的是考虑 IIMH 是否会进展至冠状动脉急性闭塞，但目前尚无明确的因素来预测。如 IIMH 导致的管腔狭窄较轻且病变局限、累及的血管供血范围较小且无明显临床症状或单纯支架内 IIMH、支架已经覆盖，可观察，采取保守治疗暂不进行积极处理。对血流动力学不稳定，IIMH 累及左主干或供血范围较大的血管，合并夹层的支架外 IIMH，夹层、IIMH 延伸可能导致血管闭塞引起缺血事件的患者，应采取急诊血运重建。可先尝试使用切割球囊对血肿处进行球囊扩张，使封闭的血肿变为开放性的冠状动脉夹层来解除血肿对管腔的压迫。PCI 的方法主要是参照 SIMH 的 PCI 处理方法：在 IVUS 或 OCT 引导下植入长支架或多个支架来完全覆盖血肿两端，首先封闭血肿的远端边缘，然后封闭血肿的近端边缘，最后支撑中间，支架覆盖范围应超出血肿两端5～10 mm；放置多个支架时，两端应选择放置短支架，然后在中间部分放置长支架。如PCI治疗失败或出现累及左主干的血肿时，应考虑行急诊CABG处理。药物治疗方面与SIMH基本相似，不同之处在于由于IIMH常出现于PCI治疗后且病变血管存在动脉粥样硬化，故临床上常规给予DAPT以及他汀类药物治疗[27-28]。

（四）疾病预后

IIMH的预后与血管自身病变情况以及IIMH的部位、范围、靶血管供血面积等密切相关[27-28]。范围小而局限的IIMH经保守治疗可自行吸收。也有部分患者PCI术后出现IIMH扩大导致血管闭塞需再次进行PCI或CABG。与SIMH相似，IIMH患者在血肿吸收后也会出现支架贴壁不良导致血栓形成，故对该类患者应加强随访。

（胡泽平）

参考文献

[1] Pretty HC. Dissecting aneurysm of coronary artery in a woman aged rupture. Br Med J，1931，1：667.

[2] Alfonso F，Bastante T，García-Guimaraes M，et al. Spontaneous coronary artery dissection：new insights into diagnosis and treatment. Coron Artery Dis，2016，27（8）：696-706.

[3] Rashid HN，Wong DT，Wijesekera H，et al. Incidence and characterisation of spontaneous coronary artery dissection as a cause of acute coronary syndrome—A single-centre Australian experience. Int J Cardiol，2016，202：336-338.

[4] Nishiguchi T，Tanaka A，Ozaki Y，et al. Prevalence of spontaneous coronary artery dissection in patients with acute coronary syndrome. Eur Heart J Acute Cardiovasc Care，2016，5（3）：263-270.

[5] Saw J，Aymong E，Sedlak T，et al. Spontaneous coronary artery dissection：association with predisposing arteriopathies and precipitating stressors and cardiovascular outcomes. Circ Cardiovasc Interv，2014，7（5）：645-655.

[6] Saw J，Aymong E，Mancini GB，et al. Nonatherosclerotic coronary artery disease in young women. Can J Cardiol，2014，30（7）：814-819.

[7] Elkayam U，Jalnapurkar S，Barakkat MN，et al. Pregnancy-associated acute myocardial infarction：a review of contemporary experience in 150 cases between 2006 and 2011. Circulation，2014，129（16）：1695-1702.

[8] Hayes SN，Kim ESH，Saw J，et al. Spontaneous Coronary Artery Dissection：Current State of the Science：A Scientific Statement From the American Heart Association. Circulation，2018，137（19）：e523-e557.

[9] Lettieri C，Zavalloni D，Rossini R，et al. Management and Long-Term Prognosis of Spontaneous Coronary Artery Dissection. Am J Cardiol，2015，116（1）：66-73.

[10] Tweet MS，Eleid MF，Best PJ，et al. Spontaneous coronary artery dissection：revascularization versus conservative therapy. Circ Cardiovasc Interv，2014，7（6）：777-786.

[11] Rogowski S，Maeder MT，Weilenmann D，et al. Spontaneous Coronary Artery Dissection：Angiographic Follow-Up and Long-Term Clinical Outcome in a Predominantly Medically Treated Population. Catheter Cardiovasc Interv，2017，89（1）：59-68.

[12] Nakashima T，Noguchi T，Haruta S，et al. Prognostic impact of spontaneous coronary artery dissection in young female patients with acute myocardial infarction：A report from the Angina Pectoris-Myocardial Infarction Multicenter Investigators in Japan. Int J Cardiol，2016，207：341-348.

[13] Lindor RA，Tweet MS，Goyal KA，et al. Emergency Department Presentation of Patients with Spontaneous Coronary Artery Dissection. J Emerg Med，2017，52（3）：286-291.

[14] Adlam D，Alfonso F，Maas A，et al. European Society of Cardiology，acute cardiovascular care association，SCAD study group：a position paper on spontaneous coronary artery dissection. Eur Heart J，2018，39（36）：3353-3368.

[15] Saw J，Mancini GB，Humphries K，et al. Angiographic appearance of spontaneous coronary artery dissection with intramural hematoma proven on intracoronary imaging. Catheter Cardiovasc Interv，2016，87（2）：E54-61.

[16] Abreu G，Galvão Braga C，Costa J，et al. Spontaneous coronary artery dissection：A single-center case series and literature review. Rev Port Cardiol，2018，37（8）：707-713.

[17] Afzal A, Sarmast S, Choi JW, et al. Spontaneous Coronary Artery Dissection: A Review of Pathogenesis, Presentations, Treatment, and Outcomes. Rev Cardiovasc Med, 2017, 18 (1): 29-36.

[18] Saw J, Humphries K, Aymong E, et al. Spontaneous Coronary Artery Dissection: Clinical Outcomes and Risk of Recurrence. J Am Coll Cardiol, 2017, 70 (9): 1148-1158.

[19] Tweet MS, Hayes SN, Pitta SR, et al. Clinical features, management, and prognosis of spontaneous coronary artery dissection. Circulation, 2012, 126 (5): 579-588.

[20] Jovic Z, Obradovic S, Djenic N, et al. Does thrombolytic therapy harm or help in ST elevation myocardial infarction (STEMI) caused by the spontaneous coronary dissection? Vojnosanit Pregl, 2015, 72: 536-540.

[21] Goh AC, Lundstrom RJ. Spontaneous coronary artery dissection with cardiac tamponade. Tex Heart Inst J, 2015, 42: 479-482.

[22] Lempereur M, Fung A, Saw J. Stent mal-apposition with resorption of intramural hematoma with spontaneous coronary artery dissection. Cardiovasc Diagn Ther, 2015, 5 (4): 323-329.

[23] Saw J, Mancini GBJ, Humphries KH. Contemporary Review on Spontaneous Coronary Artery Dissection. J Am Coll Cardiol, 2016, 68 (3): 297-312.

[24] Martins JL, Afreixo V, Santos L, et al. Medical treatment or revascularisation as the best approach for spontaneous coronary artery dissection: A systematic review and meta-analysis. Eur Heart J Acute Cardiovasc Care, 2018, 7 (7): 614-623.

[25] Ito T, Shintani Y, Ichihashi T, et al. Non-atherosclerotic spontaneous coronary artery dissection revascularized by intravascular ultrasonography-guided fenestration with cutting balloon angioplasty. Cardiovasc Interv Ther, 2017, 32 (3): 241-243.

[26] Motreff P, Barber-Chamoux N, Combaret N, et al. Coronary artery fenestration guided by optical coherence tomography before stenting: new interventional option in rescue management of compressive spontaneous intramural hematoma. Circ Cardiovasc Interv, 2015, 8 (4): e002266.

[27] Maehara A, Mintz GS, Bui AB, et al. Incidence, morphology, angiographic findings, and outcomes of intramural hematomas after percutaneous coronary interventions: an intravascular ultrasound study. Circulation, 2002, 105 (17): 2037-2042.

[28] 常书福，马剑英，李晨光，等. 冠状动脉支架置入术后壁内血肿的相关分析. 中国介入心脏病学杂志，2018，26 (6)：311-315.

[29] Fujino Y, Bezerra HG, Attizzani GF, et al. Frequency-domain optical coherence tomography assessment of unprotected left main coronary artery disease-a comparison with intravascular ultrasound. Catheter Cardiovasc Interv, 2013, 82 (3): E173-183.

第十二章　老年患者抗栓治疗出血风险评估

我国人口老龄化形势日趋严重，据统计，2015 年 60 岁及以上人口达到 2.22 亿，占总人口的 16.15%。预计到 2020 年，老年人口达到 2.48 亿，老龄化水平达到 17.17%，其中 80 岁以上老年人口将达到 3067 万人。伴随人口老龄化而来的老年患者慢性病发病率也日益增高，其中血栓栓塞性疾病，如脑卒中、急性心肌梗死、肺血栓栓塞等成为影响老年人生存质量甚至危及生命的重要因素。血栓栓塞性疾病目前首选的治疗措施是溶栓、抗凝或介入治疗，其中抗凝治疗在临床上为挽救患者生命发挥了重要的作用。

随着年龄的增长，血液中凝血因子水平及活性会有不同程度的变化，血管也会发生淀粉样变性，导致出血风险增加。此外，老年人肝肾等脏器功能的衰退会影响药物在体内的代谢过程，药物蓄积或过量的风险也有所增大，出血风险也相应增加，特别是在老年患者中更易出现抗凝治疗后其他部位的出血，如不能及时处理会对患者预后造成不利的影响。在有效抗凝治疗的基础上如何避免出血成为临床医生必须面临的一个巨大挑战。临床上常见的需抗凝治疗的疾病有心房颤动、肺栓塞、脑卒中、急性冠脉综合征等，在不同的疾病中所采取的抗凝治疗出血风险评估方法也有各自的特点，目前尚无统一的评估标准。

一、非瓣膜病性心房颤动

血栓或出血倾向在老年心房颤动患者中较为常见，因而此类患者成为血栓及出血的高危人群。有资料显示，在 85 岁的高龄老年患者中，约 27%合并血栓倾向疾病，21%合并出血倾向疾病，8.6%同时合并血栓及出血倾向疾病[1]。老年心房颤动患者的血栓事件有其独特性，多表现为多系统、多部位的血栓事件，静脉系统血栓及动脉系统血栓可能同时存在或反复发生，如下肢深静脉血栓、心房血栓等。心房颤动时心房血栓脱落是缺血性脑卒中发生的常见病因，相当一部分心房颤动患者因此而致残。老年心房颤动脑卒中患者 30 天病死率高达 24%，老年心房颤动栓塞发生率更高。80～89 岁心房颤动患者卒中发生率高达 23.5%，平均年龄 70 岁的心房颤动患者缺血性脑卒中发生率为 5.3%，住院心房颤动患者脑卒中发生率为 24.8%，80 岁以上者高达 32.9%[2]。

（一）老年心房颤动的脑卒中风险评估

对所有心房颤动患者都应该评估其脑卒中风险，目前指南[3-5]推荐常用的是 CHA_2DS_2-VASc 评分法（表 12-1），在 2010 年首次将其列入欧洲心房颤动指南，这是一个针对心房颤动患者新的血栓风险评估体系。与 $CHADS_2$ 评分相比，该评分系统将年龄 65～74 岁、脑卒中之外的血管疾病以及女性加入评分标准，增加了年龄项的权重，增加了老年人常见的周围动脉疾病项，更有利于老年患者的分层；≥3 分为卒中高危患者。在药物选择方面，当评分≥2 分，推荐口服抗凝药物治疗，如华法林；1 分可选择口服华法林或阿司匹林，推荐口服抗凝药治疗。0 分可口服阿司匹林或不用抗凝药物，优先考虑不使用抗凝治疗（表 12-2）。华法林抗凝治疗必须要达到有效剂量，即国际标准化比值（INR）目标值为 1.6～2.5，INR<1.5 为无效抗凝。

表 12-1　CHA_2DS_2-VASc 评分方法

危险因素	分值
充血性心力衰竭/左心功能不全	1
高血压	1
年龄≥75 岁	2
糖尿病	1
卒中/TIA/血栓史	2
血管病变	1
年龄 65～74 岁	1
性别（女性）	1
总分值	9

TIA：短暂性脑缺血发作

表 12-2　房颤患者预防血栓的药物选择

危险因素	CHA_2DS_2-VASc	推荐药物
1 个主要危险因素或≥2 个临床相关的非主要危险因素	≥2	口服抗凝药物，如华法林
1 个临床相关的非主要危险因素	1	华法林或阿司匹林 75～325 mg/d，优先考虑华法林
无危险因素	0	阿司匹林 75～325 mg/d 或不处理，优先考虑不处理

其中，主要危险因素包括：既往有卒中史或者短暂性脑缺血发作、血栓栓塞、年龄≥75 岁；临床相关的非主要危险因素包括：心力衰竭（尤其是中重度的收缩期左心室功能不全，即左心室射血分数≤40%）、高血压或者糖尿病、女性、65～74 岁、血管病变（尤其是心肌梗死、复合型主动脉弓粥样硬化斑块以及周围动脉疾病）

（二）老年心房颤动的出血风险评估

所有患者抗栓治疗前均应进行出血风险评估。在应用维生素 K 拮抗剂（VKA）的患者中，目前临床上常用的出血风险评分有 HAS-BLED 评分、ORBIT 评分和 ABC 出血评分。

1. HAS-BLED 评分

2010 年由 Pisters 等[6]提出，目前认为是最为简便可靠的方案（表 12-3），并被纳入 2010《欧洲心房颤动管理指南》。HAS-BLED 评分有助于评价心房颤动患者的抗凝出血风险，评分 0～2 分属于出血低危患者，评分≥3 分时提示出血风险增高。心房颤动患者的血栓栓塞风险和出血风险并不是固定不变的，应根据患者病情变化动态评估其血栓栓塞和出血风险。

表 12-3　HAS-BLED 出血风险评分

危险因素	评分
高血压	1
异常肝肾功能（各计 1 分）	1 或 2
卒中	1
出血	1
INR 值不稳定	1
老年＞65 岁	1
药物、饮酒（各计 1 分）	1 或 2

2. ORBIT 评分[7]

O'Brien 等从 ORBIT-AF 注册研究中获得 10 132 例心房颤动患者的临床数据进行前瞻性研究，并构建出血风险评分，确定了主要的出血相关因素，并创建了一个数字化的床旁风险评分，其中包含 5 个最有预测性的出血风险因素（表 12-4 和表 12-5）。

表 12-4　5 种最强独立预测因子的预测分值

因素	分值
高龄	1
血红蛋白下降	2
红细胞比容低或既往贫血	2
肾功能不全	1
抗血小板治疗	1

根据以上 5 种最强独立预测因子的预测分值，评估其出血风险情况（表 12-5）。

表 12-5　ORBIT 危险分层

ORBIT 危险分层	总分
低危	0～2
中危	3
高危	≥4

3. ABC 出血评分[8]

ABC 出血评分是于 2016 年由瑞典、美国、加拿大等国学者共同研究发布的一个新型的出血风险评分，将生物标志物生长分化因子-15（GDF-15）、超敏心肌肌钙蛋白 T（cTnT-hs）和血红蛋白的浓度、年龄和既往出血史作为风险评估的依据，结果显示接受抗凝治疗的心房颤动患者中，ABC 出血评分的评估效果优于 HAS-BLED 和 ORBIT 评分。

（三）心房颤动抗栓治疗原则

心房颤动抗栓治疗策略，首先为根据 CHA_2DS_2-VASc 评分识别真正需要抗栓治疗的患者，以男性 CHA_2DS_2-VASc≥1 分、女性 CHA_2DS_2-VASc≥2 分为分层标准，给予华法林或达比加群、利伐沙班等治疗。对血栓风险低危的患者（男性 CHA_2DS_2-VASc 0 分、女性 CHA_2DS_2-VASc 1 分），则不需要抗栓治疗。

对于老年心房颤动患者，抗栓治疗策略选择的建议为：①血栓中高危者：建议口服抗凝药物治疗：a. 华法林，维持 INR2.0～3.0，对于年龄≥75 岁或 HAS-BLED 评分≥3 的出血风险高危者维持 INR1.6～2.5；b. 达比加群或利伐沙班。②血栓中危者：如不接受口服抗凝药物或者抗凝药物存在禁忌，评估出血风险后，可选用阿司匹林联合氯吡格雷，或者单用阿司匹林。③血栓低危者：CHA_2DS_2-VASc 低危患者不用抗栓药物。

二、深静脉血栓（DVT）

（一）老年患者静脉血栓栓塞症的发生率

有资料显示[9]，静脉血栓栓塞症（venous thromboembolism，VTE）患病率在重症监护治疗病房（ICU）患者中为 27%，在脑卒中患者中为 21.7%，在心血管疾病患者中为 4.0%。而在老年内科住院患者中，VTE 的患病率为 9.7%，其中 PTE 为 1.9%。慢性阻塞性肺疾病（COPD）急性加重期患者 DVT 的患病率为 9.7%，呼吸衰竭患者的 VTE 患病率为 16.4%，接受机械通气者为 23.5%；在急性脑梗死和急性感染性疾病患者中 DVT 的患病率分别为 15.6%和 14.3%。

目前，对于大多数患者来说，DVT 的预防性治疗并未被重视，其临床推广及应用仍需加强。国际急症内科住院患者 VTE 调查结果显示，住院的 VTE 高危患者中仅 39%～40%进行了预防。我国内科 VTE 高危患者接受预防的仅为 13.0%；COPD 急性加重患者 VTE 预防率为 26.6%。

（二）老年患者发生 VTE 的危险因素

VTE 的危险因素包括以下 3 个方面：①导致急性入院的因素，如急性呼吸衰竭、急性脑卒中、急性心力衰竭、急性感染性疾病、AMI 及其他导致活动受限（>3 天）的情况等；②基础和慢性疾病，如 VTE 病史、静脉曲张、慢性心力衰竭、恶性肿瘤、偏瘫、年龄>75 岁、慢性肺部疾病、糖尿病、肥胖、胶原血管病及易栓症等；③能增加 VTE 患病危险的治疗措施，如机械通气、中心静脉置管、抗肿瘤治疗、永久性起搏器植入、激素替代治疗等。存在两项以上危险因素的患者发生 VTE 的风险更高。

所有内科住院患者均应进行 VTE 风险评估，确定是否需要进行 VTE 预防性治疗。美国胸科医师学院内科患者 VTE 预防指南第 9 版[10]中推荐使用 Padua 预测评分标准（表 12-6），Padua 预测评分≥4 的患者 VTE 患病风险高，须进行 VTE 预防性治疗。

表 12-6 内科住院患者静脉血栓栓塞症风险因素 Padua 评分标准

危险因素	评分
活动性恶性肿瘤，患者先前有局部或远端转移和（或）6 个月内接受过化疗和放疗	3
既往静脉血栓栓塞症	3
制动，患者身体原因或遵医嘱需卧床休息至少 3 天	3
有血栓形成倾向，抗凝血酶缺陷症，蛋白 C 或 S 缺乏，Leiden V 因子、凝血酶原 G20210A 突变，抗磷脂抗体综合征	3
近期（≤1 个月）创伤或外科手术	2
年龄≥70 岁	1
心脏和（或）呼吸衰竭	1
急性心肌梗死和（或）缺血性脑卒中	1
急性感染和（或）风湿性疾病	1
肥胖（体重指数≥30 kg/m^2）	1
正在进行激素治疗	1

（三）出血危险因素评估

老年患者 VTE 发生率较高，在做好 VTE 预防性治疗的同时，不应忽视患者的出血风险。目前认为，主要出血风险因素包括：活动性胃十二指肠溃疡、已有出血、血小板减少、年龄、肝肾功能不全、中心静脉置管、入住 ICU、风湿性疾病、恶性肿瘤、男性等。对已有出血或出血高风险的患者，美国胸科医师学院建议首先使用机械预防（间歇充气装置或压力梯度长袜）直至出血停止或出血风险已降低，但之后仍需进行药物预防。

内科住院患者的出血风险评估见表 12-7，存在 1 项出血风险 OR>3 的因素即为高危患者，存在 2 项及以上出血风险 OR<3 的因素亦为高危患者。

（四）VTE 的预防

建议对下列内科住院患者进行 VTE 预防[9]：40 岁以上因急性内科疾病住院患者，卧床>3 天，同时合并下列病症或危险因素之一者：呼吸衰竭、慢性阻塞性肺疾病（COPD）急性加重、急性脑梗死、心力衰竭（NYHA Ⅲ或Ⅳ级）、急性感染性疾

表 12-7 内科住院患者出血风险评估

危险因素	OR 值	95%CI	评估
活动性胃肠道溃疡（例）	4.15	2.21～7.77	1 项即为出血高危
入院前 3 个月内有出血事件	3.63	2.21～5.99	
血小板计数<50×10^9/L	3.37	1.84～6.18	
年龄≥85 岁	2.96	1.43～6.15	≥2 项即为出血高危
肝衰竭（凝血酶原国际标准化比值>1.5）	2.18	1.10～4.33	
严重肾衰竭［肾小球滤过率<30 ml（min·m^2）］	2.14	1.44～3.20	
入住重症加强护理病房或心脏重症监护治疗病房	2.10	1.42～3.10	
有中心静脉导管	1.85	1.18～2.90	
风湿性疾病	1.78	1.09～2.89	
癌症	1.78	1.20～2.63	
男性	1.48	1.10～1.99	

病（重症感染或感染中毒症）、急性冠脉综合征、VTE 病史、恶性肿瘤、炎性肠病、慢性肾脏疾病、下肢静脉曲张、肥胖（体重指数>30 kg/m^2）及年龄>75 岁。

三、肺栓塞（PE）

引起肺栓塞的主要栓子来源是 DVT，肺栓塞最主要的治疗措施是抗凝治疗和溶栓治疗。在治疗的同时应评价患者的出血风险。出血的危险因素主要有：①高龄（尤其>70 岁）；②既往胃肠道出血史；③既往卒中史，无论出血性还是缺血性；④慢性肾病或肝病；⑤联用抗血小板治疗；⑥其他严重急性或慢性疾病；⑦抗凝治疗管理不善；⑧未严格监测凝血功能。

对于首次发作的无诱因 PE 且出血风险低者，可考虑长期抗凝治疗。对于复发的无诱因 DVT 或 PE 患者，建议进行长期抗凝治疗。存在高血栓风险的患者，在首次无诱因 VTE 发作后亦需长期抗凝治疗。临床上需要注意的是，长期抗凝并不等于终身抗凝，仅指抗凝治疗时程不限于急性发作后 3 个月，对于这些患者，需定期评估，根据复发和出血风险，决定是否停用抗凝治疗。

四、急性冠脉综合征（ACS）

抗栓治疗已成为急性冠脉综合征患者药物治疗的基石，通过抗栓治疗可显著降低患者早期和长期不良心血管事件的发生率，同时也减少血栓事件的发生。但相应地，伴随而来的各种出血并发症也成为临床关注的焦点。

抗栓治疗后出血的预测因素有以下三个方面，首先是患者方面，如高龄、女性、营养不良/低体重、血小板减少、贫血、合并高血压、糖尿病、脑血管病等，既往有出血病史者也提示高出血风险；其次是药物因素，如抗栓药物的种类、剂量、疗程、联合用药情况等；另外，介入操作及器械因素也可增加出血风险。

对 ACS 患者，应结合患者的病史、症状、体征、ECG 和实验室检查结果等，对患者进行基本诊断以及进行短期的缺血和出血风险分层。目前在国内外指南中[11-12]推荐常用的评分方法是 CRUSADE 出血危险评分。如果患者预行冠状动脉造影，可考虑使用 CRUSADE 出血危险评分量化出血风险[11]，评估患者的出血事件发生风险，最大限度减少不良事件的发生率。依据 CRUSADE 出血危险评分表得出的分数（表 12-8），将患者分为 5 个等级（表 12-9），出血事件发生的危险随着 CRUSADE 出血危险评分分数的增加而增加。

表 12-8 CRUSADE 出血危险评分

预估	范围	分数
基线血细胞比容（%）	<31	9
	31～33.9	7
	34～36.9	3
	37～39.9	2
	≥40	0

续表

预估	范围	分数
肌酐清除率（ml/min）	≤15	39
	>15～30	35
	>30～60	28
	>60～90	17
	>90～120	7
	>120	0
心率（次/分）	≤70	0
	71～80	1
	81～90	3
	91～100	6
	101～110	8
	111～120	10
	≥121	11
性别	男性	0
	女性	8
心力衰竭体征	是	0
	否	7
血管疾病病史（周围动脉疾病或脑卒中病史）	否	0
	是	6
糖尿病	否	0
	是	6
收缩压（mmHg）	≤90	10
	91～100	8
	101～120	5
	121～180	1
	181～200	3
	≥201	5

表 12-9　风险分级

风险	n	最低分	最高分	出血率
很低	19 486	1	20	3.1%
低	12 545	21	30	5.5%
中度	11 530	31	40	8.6%
高	10 961	41	50	11.9%
很高	15 210	51	96	19.5%

（CRUSADE 出血危险评分为 1～20 分，提示出血风险很低，21～30 分时危险分级为低危，31～40 分时为高危，51～96 分时为很高危）

（马炳辰）

参考文献

[1] Guo Y, Wu Q, Zhang L, et al. Anitithrombotic therapy in very elderly patients with atrial fibrillation: is it enough to assess thromboembolic risk. Clin Interv Aging, 2010, 5: 157-161.

[2]《老年人心房颤动诊治中国专家建议》写作组，中华医学会老年医学分会，中华老年医学杂志编辑委员会. 老年人非瓣膜性心房颤动诊治中国专家建议（2016）. 中华老年医学杂志，2016，35（9）：915-928.

[3] Kirchhof P, Benussi S, Kotecha D, et al. 2016 ESC Guidelines for the management of atrial fibrillation developed in collaboration with EACTS. Eur J Cardiothorac Surg, 2016, 50 (5): e1-e88. Epub 2016 Sep 23.

[4] 海峡两岸医药卫生交流协会老年医学专业委员会. 75 岁以上老年抗栓治疗专家共识. 中国心血管杂志，2017，22（3）：161-167.

[5] Kearon C, Akl EA, Ornelas J, et al. Antithrombotic therapy for VTE disease: Chest guideline and expert panel report. Chest, 2016, 149 (2): 315-352.

[6] Pisters R, Lane DA, Nieuwlaat R, et al. A novel user-friendly score (HAS-BLED) to assess 1-year risk of major bleeding in patients with atrial fibrillation: the Euro Heart Survey. Chest, 2010, 138 (5): 1093-1100. PMID: 20299623.

[7] O'Brien EC, Simon DN, Thomas LE, et al. The ORBIT bleeding score: a simple bedside score to assess bleeding risk in atrial fibrillation. Eur Heart J, 2015, 36 (46): 3258-3264. doi: 10.1093/eurheartj/ehv476. Epub 2015 Sep 29.

[8] Hijazi Z1, Oldgren J2, Lindbck J3, et al. The novel biomarker-based ABC (age, biomarkers, clinical history) -bleeding risk score for patients with atrial fibrillation: a derivation and validation study. Lancet, 2016, 387 (10035): 2302-2311.

[9] 中华医学会老年医学分会，中华医学会呼吸病学分会. 内科住院患者静脉血栓栓塞症预防的中国专家建议. 中华结核及呼吸杂志，2009，32（1）：3-8.

[10] Kearon C, Akl EA, Comerota AJ, et al. Antithrombotic therapy for VTE disease: Antithrombotic therapy and prevention of thrombosis, 9th ed: American college of chest physicians evidence-based clinical practice guidelines. Chest, 2012, 141 (2 suppl): e419s-494s.

[11] Roffi M, Patrono C, Collet JP, et al. 2015 ESC Guidelines for the management of acute coronary syn-

dromes in patients presenting without persistent ST-segment elevation: Task Force for the Management of Acute Coronary Syndromes in Patients Presenting without Persistent ST-Segment Elevation of the European Society of Cardiology (ESC). Eur Heart J, 2016, 37 (3): 267-315. doi: 10. 1093/eurheartj/ehv320. Epub 2015 Aug 29.

[12] 中国医师协会心血管内科医师分会，中国医师协会心血管内科医师分会血栓防治专业委员会，中华医学会消化内镜学分会，北京神经内科学会，急性冠状动脉综合征抗栓治疗合并出血防治多学科专家共识组. 急性冠状动脉综合征抗栓治疗合并出血防治多学科专家共识. 中华内科杂志，2016，55 (10)：813-824.

第十三章　老年射血分数保留的心力衰竭的诊治进展

一、概述

近年的流行病学研究证实，射血分数保留的心力衰竭（heart failure with preserved left ventricular ejection fraction，HFpEF）是一种病理生理学独立的综合征。HFpEF 的患者可出现典型的心力衰竭症状和体征，超声心动图则提示左心室射血分数（LVEF）正常、左心腔大小正常，因此，HFpEF 属于 LVEF 与纽约心功能分级（NYHA）明显不一致的一种特殊类型的心力衰竭。

HFpEF 的发病率约占心力衰竭患者的一半，尤其女性患者比例高，其发病与年龄呈正相关，是一种老年疾病，HFpEF 患者中年龄相关的心血管和非心血管伴发疾病高发，常患有高血压、糖尿病、血管病、肾病、心房颤动、代谢综合征、慢性阻塞性肺疾病、贫血、睡眠呼吸障碍等共病。查尔森基础疾病权重指数（Charlson index）作为一种伴发病加权的预后评分系统，在 HFpEF 患者中 Charlson index≥3 的比例约占 70%。伴发病预示着 HFpEF 失代偿性症状的发作，促发心血管功能障碍，影响心脏功能状态以及影响预后。

HFpEF 患者的病理生理学发病机制差异很大，非心血管疾病也是 HFpEF 患者住院和死亡的原因，目前对 HFpEF 的病理生理机制理解有限，缺乏有证据支持的治疗方法，现有的对症治疗是经验性的，主要由利尿剂来缓解充血。能改善预后的治疗方法仍不明确。

本章总结了近年来关于 HFpEF 病理生理研究方面的最新进展，也期望随着对该病发病机制的深入了解，找到能真正降低这类心力衰竭患者死亡率和再住院率的治疗方法。

二、HFpEF 的流行病学

1984 年，Dougherty 首次报道了一组左心室收缩功能正常的充血性心力衰竭（congestive heart failure，CHF）患者文献。1999 年，基于 Framingham 心脏研究及 Framingham 子一代研究的人群样本进行的流行病学调查认为，HFpEF 在社区中常见，且女性患者多于男性[1]。一项为期长达 15 年的单中心流行病学研究，对美国明尼苏达州 Mayo Clinic 医院 1987 年 1 月 1 日至 2001 年 12 月 31 日的所有因失代偿心力衰竭住院的连续患者进行了回顾性分析，结果显示 HFpEF 患者的比例在 15 年间呈增加趋势，以连续三个 5 年为一周期，其平均比例分别为 38%、48%和 54%。与射血分数降低的心衰（heart failure with reduced left ventricular ejection fraction，HFrEF）组相比，HFpEF 组年龄更大，女性更多，肥胖者更多，血红蛋白更低[2]。

CHINA-HF 是一项在中国进行的多中心、前瞻性的心力衰竭注册研究，入选了我国年龄≥18 岁、因心力衰竭住院的患者，其中 LVEF≥50%的患者占 42%。

三、HFpEF 的诊断

在实际临床应用中，HFpEF 是排除性诊断，主要依据临床表现、LVEF 和舒张功能结合其他因素来进行诊断。《2018 中国心力衰竭诊断和治疗指南》中将具有典型的心力衰竭症状和体征，影像学检查提示心脏异常且 LVEF≥50%的心力衰竭定义为 HFpEF。其诊断标准包括：

（1）心力衰竭的症状和（或）体征。

（2）LVEF≥50%。

（3）利钠肽（BNP）升高并符合以下至少一条：①左心室肥厚和（或）左心房扩大；②心脏舒张功能异常。超声心动图是目前临床上唯一可判断舒张功能不全的成像技术。HFpEF 主要的心脏结构异常包括左心房容积指数>34 ml/m^2、左心室质量指数≥115 g/m^2（男性）或 95 g/m^2（女性）；主要的心脏舒张功能异常指标包括 E/e′≥13，e′平均值（室间隔和游离壁）<9 cm/s；其他间接指标包括纵向应变或三尖瓣反流速度[3]。

（4）但需要排除患者的症状是由非心脏病引起的，如贫血、甲状腺功能异常等能引起患者症状的情况。

四、HFpEF 的病理生理机制和治疗进展

HFpEF 的病理生理机制有心血管和非心血管等多种机制参与[4]。目前的观点认为，HFpEF 与射血分数降低的心力衰竭一样，是一种血流动力学状态，当心脏不能满足机体循环的需要时，便以左心室充盈压升高为代价来满足这种需求，最终导致①左心充血/舒张功能障碍/左心房高压；②肺血管疾病/右心室功能障碍；③血浆容量扩大。分子机制方面的研究进一步证实：①全身微血管炎症；②心脏代谢功能异常；③细胞（肌联蛋白）/细胞外（纤维化）结构异常等可在分子水平影响 HFpEF 的发生和发展[5]。

迄今为止，传统心力衰竭药物治疗方法对 HFpEF 患者预后无获益。血管紧张素转化酶抑制剂（ACEI）和血管紧张素Ⅱ受体阻滞剂（ARB）治疗 HFpEF 的预后试验结果令人失望，这与 HFrEF 临床试验观察到的益处形成鲜明对比。来自临床随机试验、观察性研究和治疗策略对照性试验各资料的 meta 分析发现，HFpEF 和 HFrEF 的心力衰竭处方用药模式明显不同，HFpEF 患者较 HFrEF 患者 ACEI、醛固酮受体拮抗剂、β 受体阻滞剂、袢利尿剂以及地高辛的处方用药率较低，而氨氯地平的使用率较高[6]。该治疗现状凸显了我们对 HFpEF 病理生理机制的认识不足，随着对该综合征特定机制的深入理解，逐渐寻找到最可能使 HFpEF 患者获益的特定治疗方法。

1. 左心充血/舒张功能障碍/左心房高压

左心室舒张功能障碍是 HFpEF 的一个关键特征。Zile 等进行的侵入性血流动力学研究证实，与健康对照组相比，HFpEF 患者的左心室舒张功能更弱[7]。未控制的高血压等因素导致心肌细胞肥厚性重构，左心室舒张期顺应性下降或左心室僵硬度增加，引起左心室舒张功能障碍，左心室舒张末压升高，引起左心房压升高，左心房衰竭，进而引起肺静脉压升高、肺淤血、呼吸困难。以人群为基础的大型研究同样证实，与对照组相比，HFpEF 患者表现为更严重的舒张功能障碍和左心房增大[8]。在不合并二尖瓣病变的情况下，左心房压力直接反映左心室舒张末期压力。左心房功能障碍与心力衰竭的症状、活动耐量及预后呈正相关[9]。

左心室容量-压力机制在 HFpEF 的病理生理学中起着关键作用，减少左心充血和降低左心房高压对 HFpEF 有益[10-11]。REDUCE LAP-HF Ⅰ试验 2 期中，心房内分流装置（IASD）能够减少左心房负荷，降低肺毛细血管楔压。但该装置可能增加右心压力，而右心压力升高本身就是 HFpEF 潜在的有害机制。REDUCE LAP-HF Ⅱ试验规模更大，旨在评估 IASD 对 HFpEF 患者临床结局和生活质量的影响。CHAMPION 试验显示，在 119 例 HFpEF 患者（EF≥40%）中，较高的平均肺动脉压力与心力衰竭住院率降低 46%相关[12]。因此，在最新的欧洲心脏病学会（ESC）心力衰竭指南中，无线肺动脉压监测获得了Ⅱb 类推荐（B 级证据）。

心房的辅助泵作用约占舒张期功能的 30%。心房肌纤维化、心房颤动、房室间期不良，均可导致心房辅助泵功能下降，影响舒张功能。HFpEF 合并心房颤动患者的节律控制是否有益还不清楚。

2. 肺血管疾病/右心室功能障碍

左心功能衰竭会导致肺动脉压力继发性升高。HFpEF 的患者由于左心室充盈压升高引起左心房功能障碍、肺静脉充血以及继发性肺动脉高压，继而右心室负荷增加，最终右心室功能障碍。据文献报道，约 40%～80%的 HFpEF 患者存在肺动脉压力升高。肺动脉高压的存在和程度与右心室功能障碍的发生密切相关，可以反映 HFpEF 的病情严重性及其结局。有研究发现[13]，心力衰竭以及肺动脉高压可引起肺非小动脉血管重构，血管内膜增厚，呈现出与原发性肺静脉闭塞性疾病相似的病理特征。另外，肺部本身的疾患常常是 HFpEF 的伴发病，可使肺泡弥散能力降低，肺功能下降。

按照病理生理机制推理，针对肺动脉高压进行治疗，以减少右心室后负荷，改善右心室功能可能是 HFpEF 的一个重要治疗靶点。但是，直接治疗肺动脉高压或降低右心室后负荷来改善 HFpEF 患者右心室功能的研究结果不尽如人意。在 HFpEF 患者中使用降低肺动脉压的药物如磷酸二酯酶

(PDE)-5 抑制剂（西地那非）、内皮素拮抗剂和环前列腺素类似物等进行治疗的一系列临床随机对照研究，试验结果并不一致，相互矛盾，研究中观测到的数据令人失望。在最新的 ESC 指南中没有推荐这类药物用于治疗 HFpEF[14-17]。

3. 血浆容量扩大

血浆容量扩大也被证实是 HFpEF 的主要病理生理机制之一，特别是伴发肥胖的 HFpEF 患者（BMI≥35 kg/m^2），肺毛细血管楔压升高与血浆容量扩大相关，因此利尿是治疗 HFpEF 的重要组成部分，可缓解患者的症状[18-19]。

最新研究发现，钠-葡萄糖协同转运蛋白 2（SGLT-2）抑制剂达格列净，可产生渗透性利尿，降低血容量的作用。SGLT-2 主要表达于近端肾小管中，是负责肾小管滤过的葡萄糖重吸收的主要转运体，肾对葡萄糖的重吸收主要依赖于该蛋白质。首个 SGLT-2 抑制剂达格列净最初作为抗糖尿病药物开发并于 2017 年 5 月正式在中国上市，它通过抑制 SGLT-2，减少滤过葡萄糖的重吸收，降低葡萄糖的肾阈值，增加尿糖排泄，减少 Na^+ 的重吸收，产生渗透性利尿作用，降低血糖及血容量。SGLT-2 抑制剂可能通过改善心肌细胞能量代谢、机体电解质失常的逆转、血压下降、血细胞比容增加及心肌纤维化减弱等途径产生心血管获益，但其确切的作用机制仍需更多的研究进一步探究[20]。

4. 全身微血管炎症

慢性炎症在慢性心力衰竭中起关键作用。免疫炎性反应激活释放炎症介质，进一步增强促炎和促纤维化过程，导致左心室重构、功能障碍和心力衰竭。有研究数据支持 HFpEF 的合并症如糖尿病和高血压可引起广泛血管内皮功能障碍并促进炎症反应状态，导致微血管炎症。其中 NO-cGMP-PKG 信号传导通路的中断在该模式中起中心作用，内皮细胞产生一氧化氮（NO）受到干扰以及邻近心肌细胞对 NO 的生物利用度降低、心肌 3′、5′环磷酸鸟苷（cGMP）浓度降低以及蛋白激酶活性（PKG）降低等一系列的生化过程，引发向心性左心室重构；通过肌联蛋白低磷酸化而使心肌细胞僵硬度增加和胶原沉积增加，心肌纤维化，微血管缺血，进一步加重舒张功能障碍[21]。

近年来，抗炎策略在 HFpEF 动物模型中显示了良好的结果。针对 NO-cGMP-PKG 信号传导通路的试探性研究仍是热点。外源性的硝酸酯类药物能进入平滑肌或血管内皮细胞产生 NO，NO 通过激活鸟苷酸环化酶，增加细胞内环鸟苷酸（cGMP）含量，cGMP 作为第二信使，在各种不同的重要生理途径中起作用，包括心血管功能稳定、细胞的生长和收缩以及炎症。鸟苷酸环化酶是三磷酸鸟苷转化为 cGMP 的催化酶，可溶性鸟苷酸环化酶（sGC）为 NO 的受体。随后，cGMP 的效应分子包括 cGMP 依赖的蛋白激酶，如 PKG[22]。但是长期应用硝酸酯类药物可出现耐药性，反而会导致内皮功能障碍及氧化应激。口服 sGC 刺激剂通过稳定 NO-sGC 的结合增加 sGC 对内源性 NO 的敏感性，以及通过 NO 独立结合位点直接刺激 sGC。SOCRATES-preserved Ⅱb 临床试验，入组需要住院的慢性恶化性 HFpEF 患者，接受靶剂量组 sGC 刺激剂治疗的患者在生活质量、运动耐量、NYHA 分级以及充血症状和体征方面都得到更明显的改善[23]。

5. 心脏代谢功能异常

心肌能量代谢受损学说在 HFpEF 发生和发展中的作用越来越受到关注，但是该机制的数据大多数来源于 HFrEF 和扩张型心肌病的研究，HFpEF 的直接证据有限。与健康对照组相比，老年 HFpEF 患者骨骼肌细胞表现出线粒体含量、结构和功能的异常，心肌细胞是否也存在该能量代谢异常机制，需要更多的研究来证实[24]。

HFpEF 患者的心肌能量受损提示，靶向心脏代谢功能异常可能是重要的治疗手段[25]。目前正在评估的药物包括：部分腺苷 A1 激动剂（capadenoson 和 neladenoson），肉毒碱棕榈酰转移酶-1 抑制剂（etomoxir 和 perhexiline），脂肪酸 β-氧化抑制剂（曲美他嗪），线粒体功能增强剂（elamipretide）和静脉注射铁（羧基麦芽糖铁）。

6. 细胞（肌联蛋白）/细胞外（纤维化）结构异常

肌联蛋白 titin 是心肌被动张力的主要调节因子。它于转录和翻译后水平调节心肌细胞的硬度，因此也是心肌细胞源性僵硬的主要调节因子。经蛋白激酶 A（PKA）和蛋白激酶 G（PKG）介导的磷酸化可能对 titin N2B 片段的翻译后修饰产生影响，已被证明可以改变心肌细胞的被动张力[26-28]。

肌联蛋白 titin 及细胞外机制是潜在的治疗靶

点。转化生长因子-β（TGF-β）是心肌纤维化过程中的主开关，血管紧张素、内皮素等G-偶联受体的激活明确导致了TGF-β的激活。TGF-β抑制剂吡非尼酮用于肺间质纤维化的临床研究正在进行中，也有望用于治疗心肌纤维化。半乳糖素-3是一种凝集素结合半乳糖苷，已被证明在HFpEF中上调。在缺乏半乳糖素-3的小鼠中进行的研究表明，半乳糖素-3是心肌纤维化的罪魁祸首。抑制半乳糖素-3已经被证明可以有效地减少器官纤维化[29-30]。

研究还证实了慢性心力衰竭患者运动康复的安全性和有效性，可降低HFpEF患者的病死率和再住院率。应推荐NYHA心功能Ⅰ～Ⅲ级的稳定性心力衰竭患者进行有规律的有氧运动，以改善症状、提高活动耐量[31]。

综上所述，HFpEF是一种复杂、多因素参与、全身性、多种病理生理机制、年龄相关、多种慢性合并症和多器官参与的综合征。非药物治疗（包括疾病管理、锻炼、控制体重等）有效。药物治疗目前研究结果不多，是近年心力衰竭领域的研究热点。未来的研究应阐明更多可能的机制以及基于各种机制的新的治疗策略。

（郑欣馨　俞梦越　黄晓红）

参考文献

[1] Vasan RS, Larson MG, Benjamin EJ, et al. Congestive heart failure in subjects with normal versus reduced left ventricular ejection fraction. JACC, 1999: 33: 1948-1955.

[2] Owan TE, Hodge DO, Herges RM, et al. Trends in Prevalence and outcome of heart failure with preserved ejection fraction. N Engl J Med, 2006, 355: 251-259.

[3] Lang RM, Badano LP, Mor-Avi V, et al. Recommendations for cardiac chamber quantification by echocardiography in adults: an update from the American Society of Echocardiography and the European Association of Cardiovascular Imaging. EurHeart J Cardiovasc Imaging, 2015, 16 (3): 233-270.

[4] Abramov D, He KL, Wang J, et al. The impact of extra cardiac comorbidities on pressure volume relations in heart failure and preserved ejection fraction. J Card Fail, 2011, 17 (7): 547-555.

[5] Lam CS, Voors AA, de Boer RA, et al. Heart Failure With Preserved Ejection Fraction: From Mechanisms To Therapies. Eur Heart J, 2018, 39 (30): 2780-2792.

[6] C. Berry, K. K. Poppe, G. D. Gamble, et al. Prognostic significance of anaemia in patients with heart failure with preserved and reduced ejection fraction: results from the MAGGIC individual patient data meta-analysis. QJM, 2016, 109 (6): 377-382.

[7] Zile MR, Baicu CF, Gaasch WH, et al. Diastolic heart failure—abnormalities in active relaxation and passive stiffness of the left ventricle. N Engl J Med, 2004, 350: 1953-1959.

[8] Lam CS, Roger VL, Rodeheffer RJ, et al. Cardiac structure and ventricular-vascular function in persons with heart failure and preserved ejection fraction from Olmsted County, Minnesota. Circulation, 2007, 115: 1982-1990.

[9] Kusunose K, Motoki H, Popovic ZB, et al. Independent association of left atrial function with exercise capacity in patients with preserved ejection fraction. Heart, 2012, 98: 1311-1317.

[10] Hasenfuß G, Hayward C, Burkhoff D, et al. A transcatheter intracardiac shunt device for heart failure with preserved ejection fraction (REDUCE LAP-HF): a multicentre, open-label, single-arm, phase 1trial. Lancet (Lond, Engl), 2016, 387: 1298-1304.

[11] Feldman T, Mauri L, Kahwash R, et al. A transcatheter interatrial shunt device forthe treatment of heart failure with preserved ejection fraction (REDUCE LAPHF I): a phase 2, randomized, sham-controlled trial. Circulation, 2017, 137: 364-375.

[12] Adamson PB, Abraham WT, Bourge RC, et al. Wireless pulmonary artery pressure monitoring guides management to reduce decompensation in heart failure with preserved ejection fraction. Circ Heart Fail, 2014, 7: 935-944.

[13] Fayyaz AU, Edwards WD, Maleszewski JJ, et al. Global pulmonary vascular remodeling in pulmonary hypertension associated with heart failure and preserved or reduced ejection fraction. Circulation, 2018, 137: 1796-1810.

[14] Gorter TM, van Veldhuisen DJ, Bauersachs J, et al. Right ventricular dysfunction and failure in heart failure with preserved ejection fraction HFPEF: mechanisms and management. Position statement on behalf of the European Society of Cardiology. Eur J Heart Fail, 2018, 20: 16-37.

[15] Galie N, Humbert M, Vachiery JL, et al. 2015 ESC/ERS Guidelines for the diagnosis and treatment of pulmonary hypertension: the Joint Task Force for the Diagnosis and Treatment of Pulmonary Hypertension of the European Society of Cardiology (ESC) and the European Respiratory Society (ERS): Endorsed by: Association for European Paediatric and Congenital Cardiology (AEPC), International Society for Heart and Lung Transplantation (ISHLT). Eur Heart J, 2016, 37: 67-119.
[16] Guazzi M, Vicenzi M, Arena R, et al. Pulmonary hypertension in heart failure with preserved ejection fraction: a target of phosphodiesterase-5 inhibition in a 1-year study. Circulation, 2011, 124: 164-174.
[17] Hoendermis ES, Liu LC, Hummel YM, et al. Effects of sildenafil on invasive haemodynamics and exercise capacity in heart failure patients with preserved ejection fraction and pulmonary hypertension: a randomized controlled trial. Eur Heart J, 2015, 36: 2565-2573.
[18] Maurer MS, King DL, El-Khoury Rumbarger L, et al. Left heart failure with a normal ejection fraction: identification of different pathophysiologic mechanisms. J Cardiac Fail, 2005, 11: 177-187.
[19] Obokata M, Reddy YN, Pislaru SV, et al. Evidence supporting the existence of a distinct obese phenotype of heart failure with preserved ejection fraction. Circulation, 2017, 136: 6.
[20] Inzucchi SE, Zinman B, Wanner C, et al. SGLT-2 inhibitors and cardiovascular risk: proposed pathways and review of ongoing outcome trials. Diab Vasc DisRes, 2015, 12: 90-100.
[21] Paulus WJ, Tschope C. A novel paradigm for heart failure with preserved ejection fraction: comorbidities drive myocardial dysfunction and remodeling through coronary microvascular endothelial inflammation. J Am Coll Cardiol, 2013, 62: 263-271.
[22] Reddy YNV, Andersen MJ, Obokata M, et al. Arterial stiffening with exercise in patients with heart failure and preserved ejection fraction. J Am Coll Cardiol, 2017, 70: 136-148.
[23] Filippatos G, Maggioni AP, Lam CSP, et al. Patient-reported outcomes in the SOluble guanylate Cyclase stimulatoR in heArT failurE patientS with PRESERVED ejection fraction (SOCRATES-PRESERVED) study. Eur J Heart Fail, 2017, 19: 782-791.
[24] Molina AJ, Bharadwaj MS, Van Horn C, et al. Skeletal muscle mitochondrial content, oxidative capacity, and Mfn2 expression are reduced in older patients with heart failure and preserved ejection fraction and are related to exercise intolerance. JACC Heart Fail, 2016, 4: 636-645.
[25] Noordali H, Loudon BL, Frenneaux MP, et al. Cardiac metabolism-apromising therapeutic target for heart failure. Pharmacol Ther, 2018, 182: 95-114.
[26] Kruger M, Linke WA. Titin-based mechanical signalling in normal and failing myocardium. J Mol Cell Cardiol, 2009, 46: 490-498.
[27] Zile MR, Baicu CF, Ikonomidis JS, et al. Myocardial stiffness in patients with heart failure and a preserved ejection fraction: contributions of collagen and titin. Circulation, 2015, 131: 1247-1259.
[28] Kruger M, Kotter S, Grutzner A, et al. Protein kinase G modulates human myocardial passive stiffness by phosphorylation of the titin springs. Circ Res, 2009, 104: 87-94.
[29] Leask A. Getting to the heart of the matter: new insights into cardiac fibrosis. Circ Res, 2015, 116: 1269-1276.
[30] Suthahar N, Meijers WC, Sillje HHW, et al. Galectin-3 activation and inhibition in heart failure and cardiovascular disease: an update. Theranostics, 2018, 8: 593-609.
[31] Ismail H, McFarlane JR, Nojoumian AH, et al. Clinical outcomes and cardiovascular responses to different exercise training intensities in patients with heart failure: a systematic review and meta-analysis. JACC Heart Fail, 2013, 1 (6): 514-522.

第十四章　老年人慢性心力衰竭相关性肌肉减少症的研究进展

肌肉减少症是骨骼肌质量和力量的丧失，是慢性心力衰竭患者的常见并发症，老年人群中发病率更高。肌肉减少症的发生、发展以及恶化与心力衰竭在进程上一致，两者相互影响。本章将就肌肉减少症在心力衰竭中发生的病理生理机制及目前推荐的治疗策略作一综述，便于临床医生了解、关注和治疗这部分患者。

慢性心力衰竭（chronic heart failure，CHF）在老年人群中有较高的发病率和死亡率[1]。研究显示55岁以后，CHF的发病率在男性患者中每10年和女性患者中每7年增加一倍[2-3]；因此，有人将CHF的患者群称为“老年-高龄老年人聚集的群体”。我国的老龄化进程逐渐加快，80岁以上高龄老年人数迅速增加[4]，CHF患者的数量也随之增加。近年来，CHF的合并症得到了越来越多的研究，特别是在贫血、缺铁性慢性肾病、慢性阻塞性肺疾病、糖尿病、肌肉萎缩和恶病质方面[5]。SICA-HF（Studies Investigating Co-morbidities Aggravating Heart Failure）研究发现，几乎20%的代偿期CHF患者受到合并症影响，而肌肉萎缩的临床危害十分严重，尤其是对患者的肌肉强度和运动能力方面造成影响[6]。

肌肉萎缩——也被许多学者称为肌肉减少症（sarcopenia），主要是人体肌肉蛋白合成和降解失衡的结果，代表了严重疾病状态下新陈代谢平衡向肌肉丢失或降解方向转变的复杂过程[7]。在肌肉减少症患者中常可观察到蛋白合成途径的下调以及蛋白降解的过度激活[8]。但与心脏恶病质（cardiac-cachexia，定义为慢性疾病患者12个月或更短时间内体重下降5%以上）截然不同[9]，肌肉减少症患者不常出现体重减轻，而是表现为骨骼肌质量和功能的改建或降低[10]。此时，损失的肌肉由脂肪组织或骨骼肌内包含的其他非功能性组织代偿，导致临床上很难通过常规的检测手段诊断肌肉减少症。因此，肌肉减少症的诊断常需依靠一些复杂技术，如双能X线吸收仪、CT或磁共振成像等。

一、肌肉减少症综合征

1989年，Irwin H. Rosenberg首次提出肌肉减少症这一概念，用以描述骨骼肌随年龄的增长而退化的过程[11]，因此有许多学者认为肌肉减少症用于描述健康人的肌肉萎缩。随着预期寿命的延长，许多慢性疾病（如慢性心力衰竭、慢性阻塞性肺疾病、慢性肾脏病等）患者中均可观察到肌肉萎缩[9]。因此，老年肌肉减少症欧洲工作组（European Working Gmup on Sarcopenia in Older People，EWGSOP）[12]、国际肌肉减少症会议工作组（International Working Group on Sarcopenia，IWGS）[13]及亚洲肌肉减少症工作组（Asian Working Group for Sarcopenia，AWGS）[14]达成共识将肌肉减少症定义为一类进行性的、广泛性的骨骼肌量和肌力减少以及骨骼肌功能降低的综合征。其临床特点为：①步行速度≤1 m/s；②6 min步行距离<400 m；③四肢骨骼肌质量小于健康年轻人群（20～30岁）平均值2个标准差[13]。

二、慢性心力衰竭相关性肌肉减少症的特点

流行病学调查表明，约5%～13%的60～70岁老年人患有肌肉减少症，≥80岁老年人患病率达50%[15]。亚洲老年人中肌肉减少症发病率为4.1%～11.5%[16]。但是，肌肉减少症不仅在老年人中高发；而且，CHF患者的肌肉减少症发病率较同龄人可增加20%[6]。

研究显示，慢性心力衰竭患者合并肌肉减少症时常常表现出低握力、低股四头肌肌力、低6 min步行距离、低左心室射血分数、低运动峰耗氧量[6]。其原因可能是由于肌肉萎缩主要影响姿势肌而不是非姿势肌[17]。CHF患者中，即使在调整了

大量临床相关参数后，肌肉减少症仍然是肺活量测定中显示运动能力下降的独立预测因子[6]。心力衰竭和其他许多致消瘦的慢性疾病相同，患者首先失去骨骼肌，而脂肪组织只在疾病发展的后期才失去[18-19]。射血分数保留的老年 CHF 患者与同龄正常对照组相比，腿部及全身的非脂质质量显著减少，并且与慢性心力衰竭患者运动峰值耗氧量及身体运动能力下降密切相关[20]。2015 年发表的一项研究显示，因心力衰竭症状加重而住院的患者中去脂体重指数（fat free mass index，FFMI）降低，常提示预后不良[21]。也说明 FFMI 可能是慢性心力衰竭预后的一项重要预测指标。

三、心力衰竭相关性肌肉减少症的发病机制

CHF 患者中的肌肉消耗包括：依赖激素调节的合成代谢-分解代谢失衡[22]；食欲和食物摄入量的改变；尤其，影响食欲调节过程的诸多介质还参与了脂质和葡萄糖代谢，而且是合成代谢或分解代谢的重要调节因子[23]。

（一）能量代谢失衡

主要表现为依赖于多种激素调节的合成代谢-分解代谢失衡。食欲主要由下丘脑的两个主要区域调节——外侧的“摄食中枢”和内侧的“饱腹中枢”。摄食中枢的神经肽 Y（neuropeptide Y，NPY）和刺鼠色基因相关蛋白（agouti-related protein，AgPR）具有增进食欲、刺激食物摄入的作用。饱腹中枢的前阿片-促黑素细胞皮质素原（pro-opiomelanocortin，POMC）和可卡因-安非他明调节转录肽（cocaine- and amphetamine-regulated transcript protein，CART）则具有抑制食欲的作用，即降低食物和能量摄入[24]。除了上面提到的中枢神经肽外，还有许多外周神经肽也参与食欲调节。其中，被称为“饥饿激素”的胃促生长素（ghrelin）是促进食欲的一种重要外周神经肽。胃促生长素于 1999 年首次被发现，主要产生于胃底，作用多样[25]。胃促生长素通过诱导下丘脑释放 NPY 和 AgPR 以及抑制表达 POMC 相关神经元来刺激食欲[25]。胃促生长素还刺激生长激素（growth hormone，GH）、皮质醇、醛固酮、儿茶酚胺和催乳素的分泌[26]。血浆中胃促生长素水平可反映机体营养状况和脂肪储备，其在心脏恶病质患者中有所下降[27]。胃促生长素还可抑制下丘脑中的胰岛素信号通路和瘦素（一种厌食症介质）信号通路。总体来说，胃促生长素被认为是促进食欲和合成代谢的整合因子。与胃促生长素和糖皮质激素促进食欲相反，饱腹感的调节更为复杂，涉及大量的调节介质，其中包括由白色脂肪组织释放的瘦素和脂联素[28]。瘦素刺激下丘脑产生厌食因子 POMC 和 CART，抑制促进食欲的 NPY 和 AgPR 产生[29]。瘦素和脂联素均是重要的胰岛素增敏激素[30]。

（二）蛋白质合成与降解

日常活动能力下降是心力衰竭患者一个突出的临床特征，这不仅是由于心功能下降，也是因为蛋白质合成和降解的失衡导致骨骼肌质量下降[31]。肌肉假说认为，左心室功能障碍导致周围灌注减少和整体活动减少，这两种情况都会引发骨骼肌疾病[32]。诸多改变增加了交感神经的激活、血管收缩、内皮功能障碍，最终导致左心室功能恶化。肌肉萎缩的诱因有很多，包括神经肽类物质［如 GH、胰岛素样生长因子（insulin-likegrowthfactors，IGF)］分泌失平衡；交感神经系统的普遍激活；肾素-血管紧张素-醛固酮系统[33]（以血管紧张素Ⅱ为最显著的中介物）激活；促炎细胞因子［如肿瘤坏死因子（tumour necrosis factor，TNF）、白细胞介素（interleukin，IL）-1、IL-6[34]、糖皮质激素］激活[35]；肌生长抑制素（myostatin，也称为 GDF-8）激活[36]。

1. 蛋白质合成减少

上文提到的多种神经肽不仅调控能量稳态，也参与合成与分解代谢平衡的调控。以胃促生长素-GH 轴为例，胃促生长素水平升高可促使 GH 分泌增加，而 GH 直接或通过 IGF 发挥其促合成代谢作用[37]。作为 GH 下游因子的血清胰岛素样生长因子 1（IGF-1）水平随着年龄的增长而下降[38]。GH 缺乏和低水平的 IGF-1 与内皮功能障碍和增加心血管疾病的风险有关[39]。GH 通过 IGF-1 促进氨基酸向骨骼肌肉传递，抑制蛋白水解，对骨骼肌细胞的生长代谢具有重要的调控作用[39]。IGF-1 与其受体结合后可通过多种信号通路促进蛋白质合成：①磷酸化激活胰岛素受体底物 1（insulin receptor substrate 1，IRS1），随后激活磷脂酰肌醇-3 激酶/苏氨酸蛋白激酶/mTOR（PI3K-AKT-mTOR）信号通路[40]；②PI3K-AKT-mTOR 通路抑制叉头框蛋白 O（FOXO）和糖原合成酶 3（GSK3），并通

过 GDF-8 阻止信号转导蛋白 SMAD2 激活，进而促进蛋白合成[41]。另外，IGF-1 也可以通过 Akt 抑制糖原合成酶激酶 3β，调节肌肉生长[40]。在动物模型中，IGF-1 表达的下调与肌纤维横截面积的减少相关，提示 CHF 发生时 IGF-1 表达水平的下降与骨骼肌的收缩功能障碍密切相关[42]。因此，IGF-1 的水平下调可能是导致 CHF 患者出现肌肉减少症的重要原因之一。但并非所有的 IGF-1 下调都伴随 GH 分泌不足，可能还存在 GH 抵抗状态[43]。晚近研究发现，心力衰竭合并恶病质患者的血浆 GH 水平较无恶病质患者升高了 3 倍，但其血浆 IGF-1 水平降低[44]。另外，细胞内合成代谢 IGF-1 信号通路的钝化也是肌肉萎缩过程的重要组成部分，与 IGF-1 或 IGF-1 受体的下调无关。在分解代谢状态下，E3 泛素蛋白连接酶以 IRS1 为靶点，终止其下游信号转导。因此，IRS1 信号的钝化不仅导致蛋白合成抑制，同时诱导蛋白水解，而且使细胞对 IGF-1 无反应[36]。

2. 肌生长抑制素

另一种与肌肉萎缩有关的介质是肌生长抑制素信号通路，这是过去 20 年来大量研究的结果。分泌的肌生长抑制素在调节骨骼肌质量方面具有关键作用，但在心肌质量调节方面的作用非常有限[45]。肌生长抑制素复合物的激活促进肌生长抑制素与肌细胞膜上的激活素受体 2B（AACTRIIB）结合，下游介质磷酸化 SMAD2 和 SMAD3，并在基因转录中发挥作用[45]。动物实验通过基因敲除小鼠显示了肌生长抑制素缺乏会促进肌肉肥厚[46]，而在 HF 及其他慢性疾病中肌生长抑制素水平的升高则说明肌生长抑制素过表达对肌肉萎缩的重要作用[47-48]。

3. 睾酮（testosterone）

睾酮是参与蛋白质合成代谢的类固醇激素，主要由男性睾丸间质细胞产生，肾上腺皮质和女性卵巢的卵泡内膜细胞也可少量分泌。睾酮可与细胞内雄激素受体结合通过丝裂原活化蛋白激酶（mitogen-activa-tod protein kinase，MAPK）途径促进蛋白质转录，增加肌肉质量和肌肉蛋白质合成而发挥作用。睾酮诱导的蛋白合成增加是通过肌肉中 IGF-1 mRNA 表达的增加和 IGFBP4 mRNA 表达的下调来介导的[49]。值得注意的是，GH 或睾酮的应用可导致 IGF-1 血浆水平的升高。长期以来，人们一直在关注老年人服用睾酮是否能够获益，因为在衰老过程中血清睾酮水平呈降低趋势，大约 80％的 65 岁男性的血清睾酮水平处于正常范围下限[50]。在晚近的 10 年里，一些研究尝试在心力衰竭合并运动能力下降的老年男性患者中使用睾酮治疗，但效果并不理想[51]。

4. 蛋白质降解增加

除了抑制合成代谢外，有三种主要的蛋白降解途径在肌肉萎缩的发生过程中发挥作用：激活泛素-蛋白酶系统（UPS）、自噬和 caspase 信号介导的凋亡[52]。UPS 在细胞蛋白降解过程中起关键作用，它的靶点通常是细胞周期调控蛋白、转录因子和泛素化标记的折叠错误蛋白（泛素化是一种酶过程，涉及小信号蛋白泛素与目标蛋白的结合）。肌肉萎缩最常见的 E3 泛素蛋白连接酶是 TRIM63（也称为 MURF1）和 FBXO32（F box onlyprotein；也被称为 MAFBX 或 atrogin 1），两者在几种萎缩模型的肌肉中均特异性出现[53-54]。TRIM63 靶向作用的肌原纤维蛋白包括肌球蛋白重链、肌球蛋白轻链 1、肌球蛋白轻链 2 和肌球蛋白结合蛋白 C 等[55]，而 FBXO32 则识别调节蛋白合成的因子[56]。TRIM63 和 FBXO32 的表达调控主要由转录因子核因子 κB（NFκB）和 FOXO 家族成员负责[57]。而 NFκB 和 FOXO 家族成员的激活则由促炎细胞因子（如 TNF）引发[58]。而在心力衰竭患者中常可观察到 TNF 等促炎细胞因子的高表达[59]。此外，TNF 也可通过丝裂原活化蛋白激酶（MAPK）p38 信号转导增加 FBXO32 的表达[60]。其他 E3 泛素蛋白连接酶也可能参与骨骼肌萎缩[61]，TNF 受体相关因子 6（TRAF6）作为 E3 泛素蛋白连接酶在骨骼肌萎缩中发挥重要作用[62]。促进蛋白质合成的胰岛素和 IGF-1 却是 E3 泛素蛋白连接酶的抑制因子。

5. 自噬

通常认为自噬是一种非选择性降解不必要或非功能性细胞成分的途径，如受损的细胞器和蛋白聚集体[63]。因此，这种基础自噬在肌肉代谢过程中具有重要作用。此外，有效的自噬信号阻止静止的肌肉干细胞衰老，保证有效的肌肉再生[64]，并参与葡萄糖稳态的调节。因此，自噬常被认为为肌肉细胞提供更多替代能源，特别是在超耐力运动中[65]。但目前自噬被认为是肌肉萎缩的另一个重要机制。因为，几乎所有的肌病中都看到自噬体的积累[66]。营养缺乏时，分解代谢旺盛，自噬被激活，并通过 FOXO 和 AMP 依赖蛋白激酶（AMPK）信号转导促进肌纤维萎缩[67]。综上所述，自噬参与肌肉的维持，但在分解代谢旺盛时出现的过度自噬可能是有害的。有证据表明，心力衰竭早期的骨骼肌内 UPS 和自噬均可见[68-69]。

6. 凋亡

健康人的骨骼肌中几乎不存在凋亡，在心力衰竭动物实验中发现，骨骼肌 Bal-2 抗凋亡活性降低，caspase-3 活性增加[70]。在心力衰竭患者的骨骼肌中观察到促炎细胞因子（尤其是 TNF）水平升高引发的心肌细胞凋亡增加，而心肌细胞凋亡的程度与这些患者运动受限的严重程度有关[71]。骨骼肌细胞的凋亡也与心力衰竭的严重程度有关。

7. 促炎症因子

参与慢性心力衰竭肌肉减少症的促炎症因子（pro-inflammatory cytokine）主要为 TNF 及白介素（IL）。上文已经提到 TNF 不仅调节 E3 泛素酶的表达也影响骨骼肌细胞的凋亡过程。动物实验显示，慢性心力衰竭大鼠循环及局部骨骼肌组织中的促炎症因子（包括 TNF、IL-1p、IL-6）表达增高。研究证实，慢性心力衰竭患者体内许多炎性标志物较对照组明显增加，且循环中 TNF-α 水平越高，肌肉的质量越小。TNF-α 和IL-6水平增高与患者伸膝肌力和前臂握力的减弱有关，与有氧代谢能力呈负相关。这些研究提示，促炎症因子可能是导致慢性心力衰竭时骨骼肌萎缩及其收缩功能障碍的影响因素之一[72-73]。

（三）骨骼肌纤维转化

CHF 患者中，骨骼肌质量和肌肉强度是活动能力的主要决定因素。成人骨骼肌由不同类型的肌纤维组成：Ⅰ、Ⅱ型。Ⅰ型肌纤维是慢收缩纤维，线粒体和肌红蛋白丰富，主要利用有氧代谢产生三磷酸腺苷（adenosine triphosphate，ATP），属于抗疲劳纤维，维持持久运动[18]。Ⅱ型肌纤维是快收缩纤维，含线粒体少，依赖无氧代谢产生 ATP，易于疲劳，可在短期暴发性的肌肉运动中发挥作用[18]。低体力活动产生慢到快的收缩纤维转化（Ⅰ型到Ⅱ型转化），而高体力活动，如有氧运动训练，产生快到慢的收缩纤维转化（Ⅱ型到Ⅰ型转化）[74]。研究证实，心力衰竭患者的骨骼肌纤维由Ⅰ型转化为Ⅱ型，使骨骼肌纤维氧化能力降低，引起活动能力减低[75]。

四、慢性心力衰竭并发肌肉减少症的治疗进展

心力衰竭的早期已出现肌肉功能的损失，因此对于 CHF 患者早期评估、筛查和诊断肌肉减少症，并给予及时治疗，可能对临床结局有较明显的改善作用。

1. 营养

食欲不振在进展性心力衰竭患者中十分常见，在老年 CHF 患者中尤其明显，常导致能量摄入不足。长期接受利尿剂治疗也会通过肾失去微量元素，特别是钠、钾、镁和钙。因此，所有心力衰竭患者治疗的第一步都应提供一般的营养建议和咨询。目前的欧美指南建议所有心力衰竭患者应补充微量元素的不足[76]，避免盐（＞6 g/d）和液体（＞2 L/d）的过量摄入[77]。在心力衰竭患者中，小剂量 ω-3 多不饱和脂肪酸（Omega-3 polyunsaturated fatty acids，PUFA）似乎对降低发病率和住院率具有有益作用，高剂量可考虑用于心脏恶病质患者[76]。高热量［35 kcal/（kg・d)］[78]、富含蛋白质［1.0～1.2 g/（kg・d)］[79]的营养补充剂对心脏恶病质患者有益。肌肉减少症患者服用必需氨基酸（尤其是支链氨基酸：异亮氨酸、亮氨酸和缬氨酸）可能获益[80]，还需要更多的研究证实。

2. 运动训练

心力衰竭患者的心脏康复计划可降低死亡率和住院率，提高运动能力、运动时间和生活质量[81]。因此，运动训练是一种非药物的、有效的、低成本的、安全的治疗方法。运动训练通过激活或失活必要的分子途径促进蛋白质合成代谢并抑制分解代谢。针对心力衰竭患者的一项研究表明[82]，每天 20 min 有氧运动训练可显著降低骨骼肌中促炎细胞因子（TNF、IL-1β 或 IL-6）和一氧化氮合酶的局部水平，从而减轻心力衰竭患者的肌肉萎缩。更有趣的是，有氧运动训练还可降低心力衰竭患者 TRIM63 表达[83]（降低 33%），在老年患者（年龄＞65 岁）中更为明显（运动训练使 TRIM63 的表达降低了 37%），从而增加骨骼肌横截面积。因此，无论是 ESC[77]还是 ACC/AHA[76]指南，对心力衰竭患者进行有氧运动训练均被认为是改善功能状态的安全有效方法（推荐类别Ⅰ，证据等级 A）。

关于运动模式如何选择，意见并未统一。有学者提出阻力训练是改善肌肉萎缩症患者肌肉结构的一种有效方法[84]；也有人认为应考虑运动训练与合成代谢药物联合使用[85]。哪种运动训练方案更适合CHF患者，仍需更多的研究去证实。

3. 药物治疗

（1）标准的心力衰竭治疗：即最高耐受剂量的ACEI和β受体阻滞剂。血管紧张素Ⅱ已被证明通过激活UPS诱导肌肉蛋白分解代谢，而且SOLVD研究[86]的数据显示接受ACEI药物（依那普利）患者体重减轻≥6%的风险低于接受安慰剂治疗的患者（调整后减少19%，$P=0.005$）。但这种效应是类效应还是依那普利效应优于其他ACEI类药物尚不清楚，仍需大规模的临床试验提供证据。一些关于β受体阻滞剂的小型研究显示[87]，服用卡维地洛或美托洛尔6个月后，合并恶病质的心力衰竭患者血浆瘦素水平升高和去甲肾上腺素水平下降程度明显大于无恶病质患者，且恶病质患者中可观察到体重增加，但是否是肌肉组织的成分增加还不明确。

（2）睾酮：睾酮不仅是一种合成代谢类固醇，还在全身、冠状动脉和肺血管中起血管舒张作用。正常的睾酮水平是机体维持一定的肌肉质量所必需的。尽管随年龄增加，睾酮水平下降，但HF患者睾酮水平下降更明显[88]。过去十几年中，开展了许多睾酮在CHF患者中应用的临床试验研究[42,51,89]，目的是观察睾酮促进CHF患者的蛋白质合成代谢、重建骨骼肌结构和功能的作用，并探讨了不同的给药方式、给药剂量。研究结论发现：睾酮作为激素替代治疗，在心力衰竭患者中应用的剂量小，具有可耐受性，无明显副作用，在老年女性心力衰竭患者中应用似乎更安全，但这些临床研究纳入样本量都很小，无法区分恶病质和肌肉减少症状态，随访时间也较短，平均只有几个月。因此，CHF患者中睾酮的广泛应用还需更多研究数据支撑。

（3）补充其他促蛋白质合成激素，如胃促生长素：研究发现给心力衰竭患者补充胃促生长素会导致食物摄入量、峰值耗氧量和肌肉强度的增加（用握力计测量评估），以及瘦体重的增加（用DEXA扫描评估）[90]。人类胃促生长素受体激动剂的研究已经在癌症恶病质患者中取得了有希望的结果，但目前还没有对心力衰竭患者进行研究[91]。但这一途径具有较大的临床应用潜力。

五、结语

肌肉减少症和恶病质是CHF患者不同的临床阶段。前者影响至少20%的心力衰竭患者，后者影响约10%的心力衰竭患者。然而，这两种情况可能重叠。心力衰竭合并肌肉减少症患者的住院率、病死率及医疗资源消耗增加。目前，临床实践中对心力衰竭合并肌肉减少症还未引起足够重视。恶病质只能通过称重来诊断，而肌肉减少症的检测需要复杂的身体成分分析。握力评估或筛查问卷可以得出肌肉减少症的有效预测，但这些筛查工具的使用尚未在心力衰竭患者中得到验证。治疗可能需要包括运动训练、营养咨询和药物治疗在内的综合方法。ACEI类药物（尤其是依那普利）和β受体阻滞剂作为心力衰竭治疗的基石，可达到一箭双雕之效果，故在CHF合并肌肉减少症时应优先考虑。欧美指南已将运动训练作为改善心力衰竭患者功能状态安全有效的方法进行ⅠA类推荐。但是，目前针对心力衰竭患者，营养、睾酮或其他促蛋白质合成激素的补充是否可延缓肌肉减少症的发生发展，仍需要大样本临床研究证实。

（韩雅蕾）

参考文献

[1] Cattadori G，Segurini C，Picozzi A，et al. Exercise and heart failure：an update. ESC Heart Failure，2018，5（2）：222-232.

[2] Konishi M，Ishida J，Springer J，et al. Cachexia research in Japan：facts and numbers on prevalence，incidence and clinical impact. Journal of Cachexia，Sarcopenia and Muscle，2016，3（3）：145-151.

[3] Konishi M，Ishida J，Springer J，et al. Heart failure epidemiology and novel treatments in Japan：facts and numbers. ESC Heart Failure，2016，3（3）：145-151.

[4] 全国老龄工作委员会办公室. 中国人口老龄化发展趋势预测研究报告［R］. 2006. www.china.com.cn/chinese/news/1134589.htm

[5] Von Haehling S，Jankowska E A，Ponikowski P，et al. Anemia in heart failure：an overview of current concepts. Future Cardiology，2011，7（1）：119-129.

[6] Fulster S, Tacke M, Sandek A, et al. Muscle wasting in patients with chronic heart failure: results from the studies investigating co-morbidities aggravating heart failure (SICA-HF). European Heart Journal, 2013, 34 (7): 512-519.
[7] Coats A J S. Research on cachexia, sarcopenia and skeletal muscle in cardiology. Journal of Cachexia Sarcopenia & Muscle, 2012, 3 (4): 219-223.
[8] Haehling S V, Morley J E, Anker S D. From muscle wasting to sarcopenia and myopenia: update 2012. Journal of Cachexia, Sarcopenia and Muscle, 2012, 3 (4): 213-217.
[9] Fearon K. Definition and classification of cancer cachexia: an international consensus. Lancet Oncol, 2011, 12 (5): 489-495.
[10] Haehling S V. The muscle in dire straits: mechanisms of wasting in heart failure. Circulation, 2012, 125 (22): 2686-2688.
[11] Rosenberg, Irwin H. Sarcopenia: Origins and Clinical Relevance. The Journal of Nutrition, 1997, 127 (5): 990S-991S.
[12] Cruz-Jentoft A J, Baeyens J P, Bauer J M, et al. Sarcopenia: European consensus on definition and diagnosis: Report of the European Working Group on Sarcopenia in Older People. Age & Ageing, 2010, 39 (4): 412-423.
[13] Fielding R. Sarcopenia: an undiagnosed condition in older adults. Current consensus definition: prevalence, etiology, and consequences. International working group on sarcopenia. J Am Med Dir Assoc, 2011, 12 (4): 249-256.
[14] Sarcopenia in Asia: Consensus Report of the Asian Working Group for Sarcopenia. Journal of the American Medical Directors Association, 2014, 15 (2): 95-101.
[15] Morley J E, Anker S D, Haehling S V. Prevalence, incidence, and clinical impact of sarcopenia: Facts, numbers, and epidemiology-update 2014. Journal of Cachexia, Sarcopenia and Muscle, 2014, 5 (4): 253-259.
[16] Chen L K, Lee W J, Peng L N, et al. Recent Advances in Sarcopenia Research in Asia: 2016 Update From the Asian Working Group for Sarcopenia. Journal of the American Medical Directors Association, 2016: S1525861016301724.
[17] Narici M V, Maffulli N. Sarcopenia: characteristics, mechanisms and functional significance. British Medical Bulletin, 2010, 95 (1): 139-159.
[18] Haehling V, Stephan. The wasting continuum in heart failure: from sarcopenia to cachexia. Proceedings of the Nutrition Society, 2015, 74 (04): 367-377.
[19] Anker, S. Cytokines and neurohormones relating to body composition alterations in the wasting syndrome of chronic heart failure. European Heart Journal, 1999, 20 (9): 683-693.
[20] Haykowsky M J, Brubaker P H, Morgan T M, et al. Impaired Aerobic Capacity and Physical Functional Performance in Older Heart Failure Patients With Preserved Ejection Fraction: Role of Lean Body Mass. The Journals of Gerontology Series A: Biological Sciences and Medical Sciences, 2013, 68 (8): 968-975.
[21] Narumi T, Watanabe T, Kadowaki S, et al. Sarcopenia evaluated by fat-free mass index is an important prognostic factor in patients with chronic heart failure. European Journal of Internal Medicine, 2015, 26 (2): 118-122.
[22] Josiak K, Jankowska E A, Piepoli M F, et al. Skeletal myopathy in patients with chronic heart failure: significance of anabolic-androgenic hormones. Journal of Cachexia, Sarcopenia and Muscle, 2014, 5 (4): 287-296.
[23] Anker S D, Morley J E. Cachexia: a nutritional syndrome? Journal of Cachexia, Sarcopenia and Muscle, 2015, 6 (4): 269-271.
[24] Yeo GS, Heisler LK. Unraveling the brain regulation of appetite: lessons from genetics. Nat Neurosci, 2012, 15 (10): 1343-1349.
[25] Date, Y. Ghrelin, a Novel Growth Hormone-Releasing Acylated Peptide, Is Synthesized in a Distinct Endocrine Cell Type in the Gastrointestinal Tracts of Rats and Humans. Endocrinology, 2000, 141 (11): 4255-4261.
[26] Arvat E, Maccario M, Di Vito L, et al. Endocrine Activities of Ghrelin, a Natural Growth Hormone Secretagogue (GHS), in Humans: Comparison and Interactions with Hexarelin, a Nonnatural Peptidyl GHS, and GH-Releasing Hormone. The Journal of Clinical Endocrinology & Metabolism, 2001, 86 (3): 1169-1174.
[27] Lund LH, Williams J J, Freda P, et al. Ghrelin resistance occurs in severe heart failure and resolves after heart transplantation. Eur J Heart Fail, 2009, 11 (8): 789-794.
[28] Stofkova A. Leptin and adiponectin: From energy and

metabolic dysbalance to inflammation and autoimmunity. Endocrine regulations, 2009, 43 (4): 157-168.

[29] Morton G J, Cummings D E, Baskin D G, et al. Central nervous system control of food intake and body weight. Nature, 2016, 404 (6778): 661.

[30] Klok M D, Jakobsdottir S, Drent M L. The role of leptin and ghrelin in the regulation of food intake and body weight in humans: a review. Obesity Reviews, 2007, 8 (1): 21-34.

[31] Okita K, Kinugawa S, Tsutsui H. Exercise Intolerance in Chronic Heart Failure. Circulation Journal, 2013, 77 (2): 293-300.

[32] Coats A J S, Clark A L, Piepoli M, et al. Symptoms and quality of life in heart failure: the muscle hypothesis. Heart, 1994, 72 (2 Suppl): S36-S39.

[33] Rezk B M, Tadashi Y, Laura S P, et al. Angiotensin II Infusion Induces Marked Diaphragmatic Skeletal Muscle Atrophy. PLoS ONE, 2012, 7 (1): e30276.

[34] Springer J, Tschirner A, Haghikia A, et al. Prevention of liver cancer cachexia-induced cardiac wasting and heart failure. European Heart Journal, 2014, 35 (14): 932-941.

[35] Elkina Y, Palus S, Tschirner A, et al. Tandospirone reduces wasting and improves cardiac function in experimental cancer cachexia. International Journal of Cardiology, 2013, 170 (2): 160-166.

[36] Egerman M A, Glass D J. Signaling pathways controlling skeletal muscle mass. Critical Reviews in Biochemistry and Molecular Biology, 2014, 49 (1): 59-68.

[37] Ho K K Y, O'Sullivan A J, Hoffman D M. Metabolic Actions of Growth Hormone in Man. Endocrine Journal, 1996, 43 Suppl (Suppl): S57-63.

[38] Tirapegui, Julio. Effect of insulin-like growth factor-1 (IGF-1) on muscle and bone growth in experimental models. International Journal of Food Sciences and Nutrition, 1999, 50 (4): 231-236.

[39] Sattler F R. Growth hormone in the aging male. Best Practice & Research Clinical Endocrinology & Metabolism, 2013, 27 (4): 541-555.

[40] Schiaffino S, Mammucari C. Regulation of skeletal muscle growth by the IGF1-Akt/PKB pathway: insights from genetic models. Skeletal Muscle, 2011, 1 (1): 4.

[41] Boyle J P, Trendelenburg A U, Rohner D, et al. Myostatin reduces Akt/TORC1/p70S6K signaling, inhibiting myoblast differentiation and myotube size. Am J Physiol Cell Physiol, 2009, 296 (6): 1258-1270.

[42] Caminiti G, Volterrani M, Iellamo F, et al. Effect of Long-Acting Testosterone Treatment on Functional Exercise Capacity, Skeletal Muscle Performance, Insulin Resistance, and Baroreflex Sensitivity in Elderly Patients With Chronic Heart Failure: A Double-Blind, Placebo-Controlled, Randomized Study. Journal of the American College of Cardiology, 2009, 54 (10): 919-927.

[43] Cicoira M, Kalra PR, Anker SD. Growth hormone resistance in chronic heart failure and its therapeutic implications. J Card Fail, 2003, 9 (3): 219-226.

[44] Anker S D, Volterrani M, Pflaum C D, et al. Acquired Growth Hormone Resistance in Patients With Chronic Heart Failure: Implications for Therapy With Growth Hormone. Journal of the American College of Cardiology, 2001, 38 (2): 443-452.

[45] Han H Q, Mitch W E. Targeting the myostatin signaling pathway to treat muscle wasting diseases. Current Opinion in Supportive and Palliative Care, 2011, 5 (4): 334-341.

[46] Mcpherron A C, Lawler A M, Lee S J. Regulation of skeletal muscle mass in mice by a new TGF-p superfamily member. Nature, 1997, 387 (6628): 83-90.

[47] Breitbart A, Augermessier M, Molkentin J D, et al. Myostatin from the heart: local and systemic actions in cardiac failure and muscle wasting. American Journal of Physiology Heart & Circulatory Physiology, 2011, 300 (6): 1973-1982.

[48] George I, Bish L T, Kamalakkannan G, et al. Myostatin activation in patients with advanced heart failure and after mechanical unloading. European Journal of Heart Failure, 2010, 12 (5): 444-453.

[49] Urban R J, Bodenburg Y H, Gilkison C, et al. Testosterone administration to elderly men increases skeletal muscle strength and protein synthesis. The American journal of physiology, 1995, 269 (5 Pt 1): E820-826.

[50] Urban R J. Effects of testosterone and growth hormone on muscle function. Journal of Laboratory & Clinical Medicine, 1999, 134 (1): 7.

[51] Iellamo F, Volterrani M, Caminiti G, et al. Testosterone Therapy in Women With Chronic Heart Failure: A Pilot Double-Blind, Randomized, Placebo-Controlled Study. Journal of the American College of Cardiology, 2010, 56 (16): 1310-1316.

[52] Glass, David J. Signaling pathways perturbing muscle

mass. Current Opinion in Clinical Nutrition and Metabolic Care, 2010, 13 (3): 225-229.
[53] Urso, Maria L, Chen, et al. Alterations in mRNA and Protein Following Spinal Cord Injury in Humans, J Physiol, 2007, 579 (Pt3): 877-892.
[54] Mangner N, Weikert B, Scott Bowen T, et al. Skeletal muscle alterations in chronic heart failure: Differential effects on quadriceps and diaphragm. Journal of Cachexia Sarcopenia & Muscle, 2015, 6 (4): 381-390.
[55] Cohen S, Brault J J, Gygi S P, et al. During muscle atrophy, thick, but not thin, filament components are degraded by MuRF1-dependent ubiquitylation. The Journal of Cell Biology, 2009, 185 (6): 1083-1095.
[56] Lagirand-Cantaloube J, Offner N, Csibi A, et al. The initiation factor eIF3-f is a major target for Atrogin1/MAFbx function in skeletal muscle atrophy. Embo Journal, 2008, 27 (8): 1266-1276.
[57] Cai D, Frantz J D, Jr T N, et al. IKKbeta/NF-kappaB activation causes severe muscle wasting in mice. Cell, 2004, 119 (2): 285-298.
[58] Sishi B J N, Engelbrecht A M. Tumor necrosis factor alpha (TNF-α) inactivates the PI3-kinase/PKB pathway and induces atrophy and apoptosis in L6 myotubes. Cytokine, 2011, 54 (2): 173-184.
[59] Levine B, Kalman J, Mayer L, et al. Elevated Circulating Levels of Tumor Necrosis Factor in Severe Chronic Heart Failure. New England Journal of Medicine, 1990, 323 (4): 236-241.
[60] Li Y P, Chen Y, John J, et al. TNF-α acts via p38 MAPK to stimulate expression of the ubiquitin ligase atrogin1/MAFbx in skeletal muscle. Faseb Journal Official Publication of the Federation of American Societies for Experimental Biology, 2005, 19 (3): 362.
[61] An C I, Ganio E, Hagiwara N. Trip12, a HECT domain E3 ubiquitin ligase, targets Sox6 for proteasomal degradation and affects fiber type-specific gene expression in muscle cells. Skeletal Muscle, 3, 1 (2013-05-10), 2013, 3 (1): 11.
[62] Paul PK, Gupta SK, Bhatnagar S, et al. Targeted ablation of TRAF6 inhibits skeletal muscle wasting in mice. J Cell Biol, 2010, 27, 191 (7): 1395-1411.
[63] Bonaldo P, Sandri M. Cellular and molecular mechanisms of muscle atrophy. Disease Models & Mechanisms, 2013, 6 (1): 25-39.
[64] García-Prat Laura, Martínez-Vicente, Marta Perdiguero E, et al. Autophagy maintains stemness by preventing senescence. Nature, 2016, 529 (7584): 37-42.
[65] Jamart, Cécile, Benoit N, Raymackers J M, et al. Autophagy-related and autophagy-regulatory genes are induced in human muscle after ultraendurance exercise. European Journal of Applied Physiology, 2012, 112 (8): 3173-3177.
[66] Malicdan M C, Noguchi S, Nonaka I, et al. Lysosomal myopathies: An excessive build-up in autophagosomes is too much to handle. Neuromuscular Disorders, 2008, 18 (7): 521-529.
[67] Sanchez A M, Csibi A, Raibon A, et al. AMPK promotes skeletal muscle autophagy through activation of forkhead FoxO3a and interaction with Ulk1. Journal of cellular biochemistry, 2012, 113 (2): 695-710.
[68] Fujita N, Fujino H, Sakamoto H, et al. Time course of ubiquitin-proteasome and macroautophagy-lysosome pathways in skeletal muscle in rats with heart failure. Biomedical Research, 2015, 36 (6): 383-392.
[69] Jannig P R, Moreira J B N, Bechara L R G, et al. Autophagy Signaling in Skeletal Muscle of Infarcted Rats. PLOS ONE, 2014, 9 (1): e85820.
[70] BAG3:a new player in the heart failure paradigm. Heart Failure Reviews, 2015, 20 (4): 423-434.
[71] Vescovo, G. Apoptosis in the skeletal muscle of patients with heart failure: investigation of clinical and biochemical changes. Heart, 2000, 84 (4): 431-437.
[72] Calvani R, Marini F, Cesari M, et al. Systemic inflammation, body composition, and physical performance in old community - dwellers. Journal of Cachexia Sarcopenia & Muscle, 2017, 8 (1): 69-77.
[73] Saitoh M, Dos Santos M R, Emami A, et al. Anorexia, functional capacity, and clinical outcome in patients with chronic heart failure: results from the Studies Investigating Co-morbidities Aggravating Heart Failure (SICA-HF). ESC Heart Failure, 2017, 4 (4): 448-457.
[74] Hultman E. Fuel selection, muscle fibre. Proceedings of the Nutrition Society, 1995, 54 (1): 107-21.
[75] Snijders T, Nederveen J P, Joanisse S, et al. Muscle fibre capillarization is a critical factor in muscle fibre hypertrophy during resistance exercise training in older men. Journal of Cachexia, Sarcopenia and Muscle, 2016, 8 (2): 267-276.
[76] Members W C, Yancy C W, Jessup M, et al. 2016 ACC/AHA/HFSA Focused Update on New Pharma-

cological Therapy for Heart Failure: An Update of the 2013 ACCF/AHA Guideline for the Management of Heart Failure: A Report of the American College of Cardiology/American Heart Association Task Force on Clinical Practice Guidelines and the Heart Failure Society of America. Journal of the American College of Cardiology, 2016, 68 (13): 1476-1488.

[77] Ponikowski P, Voors AA, Anker SD, et al. 2016 ESC Guidelines for the diagnosis and treatment of acute and chronic heart failure: The Task Force for the diagnosis and treatment of acute and chronic heart failure of the European Society of Cardiology (ESC). Developed with the special contribution of the Heart Failure Association (HFA) of the ESC. Eur J Heart Fail, 2016, 18 (8): 891-975.

[78] Okoshi M P, Romeiro F G, Paiva S A R, et al. Heart failure-induced cachexia. Arq Bras Cardiol, 2013, 100 (5): 476-482.

[79] Payne-Emerson H, Lennie T A. Nutritional Considerations in Heart Failure. Nursing Clinics of North America, 2008, 43 (1): 117-132.

[80] Vonhaehling S, Doehner W, Anker S. Nutrition, metabolism, and the complex pathophysiology of cachexia in chronic heart failure. Cardiovascular Research, 2007, 73 (2): 298-309.

[81] Piepoli M F, Davos C, Francis D P, et al. Exercise training meta-analysis of trials in patients with chronic heart failure (ExTraMATCH). Journal of the American College of Cardiology, 2004, 328 (7433): 189-192.

[82] Gielen S, Adams V, Bius-Winkler S, et al. Anti-inflammatory effects of exercise training in the skeletal muscle of patients with chronic heart failure. Journal of the American College of Cardiology, 2003, 42 (5): 861-868.

[83] Gielen S, Sandri M, Kozarez I, et al. Exercise Training Attenuates MuRF-1 Expression in the Skeletal Muscle of Patients with Chronic Heart Failure Independent of Age: The Randomized Leipzig Exercise Intervention in Chronic Heart Failure and Aging (LEICA) Catabolism Study. Circulation, 2012, 125 (22): 2716-2727.

[84] Pu C T, Johnson M T, Forman D E, et al. Randomized trial of progressive resistance training to counteract the myopathy of chronic heart failure. Journal of Applied Physiology, 2001, 90 (6): 2341-2350.

[85] Stout M, Tew G A, Doll H, et al. Testosterone therapy during exercise rehabilitation in male patients with chronic heart failure who have low testosterone status: A double-blind randomized controlled feasibility study. American Heart Journal, 2012, 164 (6): 893-901.

[86] Anker S D, Negassa A, Coats A J S, et al. Prognostic importance of weight loss in chronic heart failure and the effect of treatment with angiotensin-converting-enzyme inhibitors: an observational study. Lancet, 2003, 361 (9363): 1077-1083.

[87] Hryniewicz K, Androne A S, Hudaihed A, et al. Partial reversal of cachexia by beta-adrenergic receptor blocker therapy in patients with chronic heart failure. Journal of Cardiac Failure, 2003, 9 (6): 464-468.

[88] Jankowska E. A, Filippatos G, Ponikowska B, et al. Reduction in Circulating Testosterone Relates to Exercise Capacity in Men With Chronic Heart Failure. Journal of Cardiac Failure, 2009, 15 (5): 442-450.

[89] Toma M, Mcalister F A, Coglianese E E, et al. Testosterone Supplementation in Heart Failure Clinical Perspective: A Meta-Analysis. Circ Heart Fail, 2012, 5 (3): 315.

[90] Chen JA, Splenser A, Guillory B, et al. Ghrelin prevents tumour- and cisplatin-induced muscle wasting: characterization of multiple mechanisms involved. J Cachexia Sarcopenia Muscle. 2015, 6 (2): 132-143.

[91] Anker S D, Coats A J S, Morley J E. Evidence for partial pharmaceutical reversal of the cancer anorexia-cachexia syndrome: the case of anamorelin. Journal of Cachexia, Sarcopenia and Muscle, 2015, 6 (4): 275-277.

第十五章　当代心力衰竭的管理及进展

临床上各种心力衰竭（心衰）具有不同的管理策略，反映了心衰的多样性，心衰的类型包括：射血分数降低（heart failure with reduced ejection fraction，HFrEF）或射血分数保留（heart failure with preserved ejection fraction，HFpEF）的慢性心力衰竭、急性失代偿心力衰竭（acute decompensated heart failure，ADHF）和终末期心力衰竭。

随着针对肾素-血管紧张素-醛固酮系统（RAAS）的药物、β受体阻滞剂、盐皮质激素受体拮抗剂、心脏再同步化治疗及埋藏式心脏复律除颤器的出现，对HFrEF患者的早期干预包括了从症状控制到改善病情的治疗。然而，HFpEF和ADHF的治疗进展却令人担忧，目前尚缺乏有说服力的治疗方法以改变其自然进程。射血分数降低的心衰在终末期阶段所出现的特征性疾病状态是，患者因反复的失代偿或对足量神经激素拮抗剂无法耐受而症状明显且持续，通常需要利尿剂剂量逐渐增加，表现出持续低钠血症和肾衰竭，因心衰失代偿频繁发作反复住院。这类患者是猝死或进展为泵衰竭相关死亡的高危人群。而对于早期无症状的左心室功能不全应进行预防性治疗，通过神经激素拮抗剂改变其自然进程。

一、射血分数保留的心力衰竭

1．一般原则

HFpEF的治疗目标包括控制充血、稳定心率和血压，以及积极增加活动耐量。替代治疗目标，如高血压心脏病心室肥厚逆转，应用负性肌力药物（如钙通道阻滞剂和β受体阻滞剂）的结果并不尽如人意。经证实降低血压较靶向药物治疗更能有效减轻症状。

2．射血分数保留的心衰相关的临床试验

CHARM[1]（Candesartan in Heart Failure—Assessment of Mortality and Morbidity）研究结果提示，HFpEF患者应用血管紧张素受体阻滞剂（angiotensin receptor blocker，ARB），住院率显著下降，但是全因死亡率并无改善。与此相似，I-PRESERVE[2]（Irbesartan in Heart Failure with Preserved Systolic Function）研究提示，厄贝沙坦治疗HFpEF患者对于具有意义的终点事件并无影响。DIG[3]（Digitalis Investigation Group）试验中，早期对于亚组分析的结果提示地高辛对于治疗HFpEF无效。SENIORS[4]（Study of the Effects of Nebivolol Intervention on Outcomes and Rehospitalization in Seniors with Heart Failure）研究中，奈比洛尔作为一种扩张血管的β受体阻滞剂，用于既往反复住院的HFpEF老年人群，全因死亡率及心血管死亡率并未改善。许多小规模老年患者应用血管紧张素转化酶抑制剂（angiotensin-converting enzyme inhibitor，ACEI）——依那普利的研究显示，其对心肺运动试验峰值耗氧量、6 min步行试验（6-minute walk test，6MWT）、主动脉扩张性、左心室质量或外周神经激素表达均无影响。

3．射血分数保留的心衰治疗的新靶点

一项小规模研究观察了一组伴肺静脉高压的HFpEF患者，证实磷酸二酯酶-5抑制剂西地那非可增加灌注压和右心室功能。基于此发现，开展了应用磷酸二酯酶-5抑制剂改善舒张性心衰的临床状况及运动能力的RELAX[5]（Improve Clinical Status and Exercise Capacity in Diastolic Heart Failure）Ⅱ期临床药物试验。这项研究中挑选HFpEF［左心室射血分数（LVEF）＞50%］且症状符合纽约心脏协会（NewYork Heart Association，NYHA）心功能分级Ⅱ或Ⅲ级的患者，接受西地那非20 mg，3次/天，连续3个月，随后继续服用60 mg，3次/天，再连续3个月。相较安慰剂，并未发现心脏功能、生活质量或临床替代指标有所改善。靶向治疗HFpEF患者的大规模临床试验TOPCAT[6]（Aldosterone Antagonist Therapy in Adults with Preserved Ejection Fraction Congestive Heart Failure）已经结束，结果显示主要复合终点并无改善，提示次要终点——心力衰竭住院次数减少，但获益被药物不良反应抵消，尤其是高钾血症。ALDO-DHF[7]（Aldosterone Receptor Blockade Diastolic Heart Failure）研究中，尽管螺内酯改善了超声心动图下的舒张功能不全，但未能改善运动耐力、症状或生活质量相关的监测指标，其阴性结果使人们对治疗产生了悲观情绪。一类复合 ARB 和脑啡肽酶抑制剂的独特分子，命名为 LCZ696（诺欣妥），可促进心肌 3，5-环磷酸鸟苷生成，加强心肌舒张，并减轻心室肥厚。这种双重阻滞剂对于 HFpEF 患者减少循环利钠肽水平和减小左心房大小的疗效，远超出单独应用缬沙坦的效果。

二、急性失代偿心力衰竭

1. 一般原则

ADHF 患者伴有更高的致病率与死亡率，其中近半数患者 6 个月内再次住院、伴有较高短期（院内 5%～8%）及长期（1 年 20%）死亡风险。重要的是，长期累积统计结果（综合心血管死亡、心衰住院、心肌梗死、卒中或猝死的发生率）在住院 12 个月后高达 50%。这些患者的治疗很困难，主要涉及容量控制、降低血管阻力同时保持终末脏器（冠状动脉和肾）的灌注。对这些患者的首要治疗原则是识别和解除失代偿的诱因。需要发现并管理药物依从性差的问题、处方药物［如非甾体抗炎药、用于治疗感冒和流感但带有心脏刺激性制剂及中草药制剂（包括甘草、人参、麻黄）］的应用。当有临床迹象提示时，应寻找、识别并治疗急性感染及显性、隐性肺栓塞。如可能，应对不耐受快速心房颤动的患者通过心率控制或转复窦性心律来纠正心律失常，并通过冠状动脉血运重建纠正存在的缺血或解除活动性出血等诱因来纠正供需失衡相关的缺血。与此同时，应对血流动力学不稳定的患者予以稳定，并不推荐常规应用肺动脉导管，仅限于那些对利尿剂反应差或发生低血压或体征/症状提示低心输出量、治疗靶点不明确的情况。医院内注册研究的分析结果已发现一些指标与较差的临床终点相关：血尿素氮大于 43 mg/dl（15.4 mmol/L），收缩压低于 115 mmHg，血清肌酐水平大于 2.75 mg/dl（243.1 μmol/L）及升高的肌钙蛋白 I 水平。

静脉内利尿剂可以快速、有效地缓解充血症状，这在口服药物吸收欠佳的情况下至关重要。当需要大剂量利尿剂或口服利尿剂效果欠佳时，连续静脉输注可能降低毒性且保持稳定的血药浓度。比较大剂量与低剂量、肌注与持续输注利尿剂的随机临床试验并未明确证实何种方案对于 ADHF 患者是最理想的利尿策略，利尿方案仍有待探索。噻嗪类利尿剂的基础上联合美托拉宗的协同利尿，在长期接受袢利尿剂治疗的患者中较为有效。体重变化经常被用来作为利尿充分与否的替代观察指标，但是这个客观测量容量状态的指标解读起来可能异常困难，于住院期间减重与预后并不一定密切相关。颈静脉压及其生物标志物趋势在指导出院时机方面尤为重要。

2. 心肾综合征

心肾综合征是 ADHF 的并发症。心肾综合征曾有多种定义，但最直白的理解是，它可以用来反映心和肾功能异常之间的相互作用，当一个器官出现功能恶化时给予积极治疗可以保护另一个器官。大约 30%的 ADHF 住院患者在基线时出现肾功能异常，这与更长的住院时间及更高的死亡率相关。然而，机制研究中大多未能发现肾功能、心排血量、左心充盈压的恶化与肾灌注减少相关；大部分心肾综合征患者表现出正常的心脏输出功能。据推测，在已确定的心衰患者中，心肾综合征代表着神经激素因子之间的复杂相互作用，可能因腹内压升高和肾静脉血流回流受阻导致“反向性心衰”而加重。当右心充盈压升高时，持续使用利尿剂效果不佳可能与降低的肾小球滤过率和心肾综合征恶化有关。在以严重低心输出状态为特征的心衰晚期患者中，强心治疗或机械循环支持在短期内可以维持或改善一些特定患者的肾功能，直到实施更确切的治疗，如辅助循环或心脏移植。

3. 超滤

超滤是一项有创的移除体内多余液体的技术，可以作为利尿治疗的补充。超滤带来的获益包括液体移除速率可控、稳定血清电解质浓度以及降低神经激素活性。这项技术不影响电解质，被称为“水置换治疗”。目前，超滤系统包括两个大口径出入口以及外周置入静脉通路。一项评估超滤与传统疗法的重要研究显示，超滤增加液体移除，继而降低了因心衰住院和 ADHF 的再住院次数；但没有改善肾功能或带来主观呼吸困难评分和临床负面结局上的差异。CARRESS-HF[8]（Cardiorenal Rescue Study in Acute Decompensated Heart Failure）研究中，188 名 ADHF 伴有进展性肾衰竭的患者，随机分组进行药物阶梯疗法或超滤治疗。主要终点为 96 h 时血清肌酐变化和体重变化（反映液体移除）。尽管两组体重减轻程度相似（约 5.5 kg），但超滤组血清肌酐增加。两组死亡或心衰住院率无明显差异，但超滤组严重不良事件发生率更高，主要由于肾衰竭、出血并发症和静脉导管相关并发症。这项研究否定了对于利尿剂治疗仍然有效的 ADHF 患者，超滤是优选治疗策略这一理论。对利尿剂抵抗患者，超滤是否有效仍无定论，该情况下是否采用超滤治疗需慎重决策。

4. 血管扩张剂治疗

血管扩张剂包括静脉内硝酸酯类、硝普钠和奈西立肽（重组脑钠肽），可用来作为上游治疗从而稳定 ADHF。奈西立肽固定剂量相较静脉内硝酸酯类而言可以更快更有效地降低肺毛细血管楔压。人们对于奈西立肽的热情，由于几项关键研究中发现肾功能不全及死亡率增加而逐渐消减。为了解决这些疑虑，一项大规模研究 ASCEND-HF[9]（Acute Study of Clinical Effectiveness of Nesiritide in Decompensated Heart Failure）已于 2011 年完成。这项研究入选了 7141 名 ADHF 患者并随机分组，在标准治疗的基础上接受奈西立肽或安慰剂治疗 24～168 h。奈西立肽并未显示出与死亡率和再住院率升高或降低相关，也未显示出呼吸困难症状改善方面的获益。肾功能并未恶化，但低血压的权重上升。尽管这些研究证实了此药物的安全性，但由于缺乏明确的疗效而并不主张常规应用。重组人松弛素-2 或 Serelaxin，是一种在妊娠期间上调表达的肽类，RELAX-AHF[10]（Relaxin in Acute Heart Failure）研究中，1161 名因收缩压＞125 mmHg，同时具有充血证据的 ADHF 住院患者，在标准治疗的基础上联合 Serelaxin 或安慰剂，显示 Serelaxin 可改善呼吸困难、减轻充血症状和体征、延缓心衰的恶化。随访 6 个月时，对硬终点的探索提示 Serelaxin 可能降低死亡率。针对这一药物正在进行进一步的大规模临床研究。

5. 正性肌力治疗

ADHF 通常伴有心肌收缩功能受损，药物［如拟交感类药物（多巴胺）和磷酸二酯酶-3 抑制剂（米力农）］通过直接或间接途径增加细胞内环磷酸腺苷的浓度从而发挥正性肌力作用，这类药物活性增加胞质钙离子浓度。强心治疗在处于低输出状态的患者中可以增强心脏输出、改善并明显减轻充血。尽管米力农和多巴胺具有相似的血流动力学作用，但米力农起效相对慢且经肾排泄，故而在肾功能不全的情况下需要调整剂量。因为米力农作用在 β_1 肾上腺素能受体下游，即使在住院时应用 β 受体阻滞剂的患者中也有一定优势。研究结果一致认为长期使用强心药物会增加死亡率。ADHF 患者中短期使用正性肌力药物同样与心律失常、低血压发生增加相关，且硬终点无获益。正性肌力药物目前被用作左心室辅助装置或心脏移植的桥接治疗，或有选择性地作为终末期心衰的姑息治疗。

6. 新型正性肌力药物

新型正性肌力药物更着重利用肌丝钙敏感性而不是之前提到的增加胞内钙离子水平。左西孟旦是增强钙敏感性的强心药物，但同时有磷酸二酯酶-3 抑制作用，起效时有扩血管作用。此药不适于低血压时的低输出状态。REVIVE Ⅱ[11]（Randomized Multicenter Evaluation of Intravenous Levosimendan Efficacy）和 SURVIVE[12]（Survival of Patients with Acute Heart Failure in Need of Intravenous Inotropic Support）两项研究验证了其对 ADHF 患者的疗效。SURVIVE 研究比较了左西孟旦和多巴胺的效果，尽管左西孟旦治疗组在一开始相较于多巴胺治疗组降低了循环中 B 型脑钠肽水平，但未能降低 180 天全因死亡率或影响任何次要临床终点。

REVIVE Ⅱ研究中左西孟旦联合 ADHF 标准治疗，相较安慰剂对照组轻微改善症状，但是同时增加短期死亡率和室性心律失常发生率。另一个药物 Omecamtiv mecarbil 选择性激动肌球蛋白、延长射血时间并增加左心室短轴缩短率，特别是收缩力并未增加，也正因如此药物不增加心肌耗氧。在一项名为 ATOMIC-HF[13]的包含 600 名患者的研究中，结果显示此药物仅在大剂量应用的人群中改善呼吸困难评分。此药在更广的人群中效果如何仍不确定。其他通过减少 cTNI 磷酸化或移植蛋白激酶 A 增加心肌钙敏感性的正性肌力药物正在研发中。

7. 神经激素拮抗剂

其他研究 ADHF 患者应用特定药物的临床试

验结果均令人失望。PROTECT[14]（The Placebo-Controlled Randomized Study of the Selective A1 Adenosine Receptor Antagonist Rolofylline for Patients Hospitalized with Acute Decompensated Heart Failure and Volume Overload to Assess Treatment Effect on Congestion and Renal Function）研究是一项安慰剂对照随机研究，评估选择性 A1 腺苷受体拮抗剂 Rolofylline 在 ADHF 且容量过载的住院患者中对充血和肾功能的治疗效果。EVEREST[15]（Efficacy of Vasopressin Antagonism in Heart Failure Outcome Study with Tolvaptan）研究，评估 ADHF 患者应用口服选择性血管加压素 2 拮抗剂 Tolvaptan 的治疗效果。两项研究的硬终点均显示阴性结果。

三、射血分数降低的心力衰竭

过去 50 年医学界见证了 HFrEF 管理的巨大进步。症状性心力衰竭的治疗从以容量管理（利尿）和改善循环动力学（地高辛、正性肌力药物）为主的治疗模式，转变为应用神经激素拮抗剂改善病情的新时代。就此，ACEI 和 β 受体阻滞剂成为药物治疗基石并减轻和改善了心脏的结构与功能，继而减少症状、改善生活质量、降低住院负担并同时降低因泵衰竭和心律失常相关的病死率。

1. 神经激素拮抗剂

meta 分析指出应用 ACEI 治疗的心衰患者死亡率下降 23%、死亡率和因心衰住院综合终点发生率降低 35%。在 ACEI 单药治疗的基础上应用 β 受体阻滞剂治疗的患者可进一步使死亡率降低 35%。越来越多的 HFrEF 人群研究证据显示在肾功能轻度异常的患者中使用 ACEI 的安全性，以及控制恰当的糖尿病、哮喘和慢性阻塞性肺疾病患者可耐受应用 β 受体阻滞剂。ACEI 和 β 受体阻滞剂的获益扩及疾病症状严重的患者（NYHA 分级Ⅲ～Ⅳ）。然而，相当一部分重度心衰患者可能无法达到神经激素抑制剂的理想剂量，需要谨慎减量以保证临床稳定。这些应用低剂量 ACEI 和 β 受体阻滞剂的患者代表预后差的一组高危人群。

（1）类效应和治疗顺序：ACEI 类药物均可使 HFrEF 患者获益，而 β 受体阻滞剂的益处却仅局限于特殊几种药物。带内源性交感活性的 β 受体阻滞剂（扎莫特罗）及其他药物包括布新洛尔未显示出生存获益。研究显示，在 HFrEF 患者中可应用的 β 受体阻滞剂限于卡维地洛、比索洛尔和琥珀酸美托洛尔，这些药物在临床研究中被证实可以提高存活率。CIBIS Ⅲ[16]（Cardiac Insufficiency Bisoprolol Study Ⅲ）研究回答了是否应该在一开始应用 β 受体阻滞剂或 ACEI，研究结果显示先应用哪个药物结局没有差别。因此，先开始哪种药物并不重要，重要的是尽早将 ACEI 和 β 受体阻滞剂均调整至最佳剂量。

（2）剂量与临床结局：一项研究表明更高的可耐受 ACEI 剂量可以减少住院率，但并不实质上改善存活率。β 受体阻滞剂在改善心功能和降低死亡率和住院率上呈剂量依赖性。临床证据显示在无提示低血压的症状（乏力、头晕）的情况下，于血流动力学稳定且体液平衡的门诊患者中，只要耐受，可每 2 周逐步上调药物剂量。

2. 醛固酮受体拮抗剂

在 NYHA Ⅱ～Ⅳ级的症状性 HFrEF 患者中，应用醛固酮受体拮抗剂与死亡率降低相关。HFrEF 患者升高的醛固酮水平促进钠潴留、电解质失衡和内皮功能紊乱，可直接导致心肌纤维化。选择性拮抗药物依普立酮（在 NYHA 分级Ⅱ级和心肌梗死后心衰）和非选择性拮抗剂螺内酯（在 NYHA 分级Ⅲ和Ⅳ级心衰）证实可降低死亡率和住院率，明显减少心脏性猝死（sudden cardiac deaths，SCD）。关于低钾血症和肾功能恶化的担忧一直存在，尤其是慢性肾脏病患者，应密切监测肾功能和血钾水平。

RAAS 治疗与神经激素“脱逸”

已发现在 HFrEF 患者中存在神经激素“脱逸”现象，在长期应用 ACEI 治疗时循环中血管紧张素Ⅱ回到治疗前水平。ARB 通过完全结合 AT1 受体弱化了这一现象。一项综合了 24 个随机试验的大型 meta 分析结果显示 ARB 在无法耐受 ACEI 不良反应的患者中优于安慰剂，且在全因死亡率、住院的疗效上不劣于 ACEI。Val-HeFT[17]（Valsartan Heart Failure Trial）研究提示在 ACEI 和 β 受体阻滞剂的基础上加用缬沙坦有恶化预后的趋势。类似的，在心肌梗死后心衰并已服用 β 受体阻滞剂的患者中在卡托普利的基础上联用缬沙坦与不良事件相关，且与任一单药治疗组相比无任何获益。因此，初始治疗应给予两药联合（ACEI 和 β

受体阻滞剂；如β受体阻滞剂不耐受，换为 ACEI 和 ARB；如 ACEI 不耐受，换为 ARB 和β受体阻滞剂）。在有症状的患者（NYHA 分级 Ⅱ～Ⅳ），应着重考虑醛固酮受体拮抗剂，但应避免四药联合。

近期 ASTRONAUT[18]（Aliskiren Trial on Acute Heart Failure Outcomes）研究检验失代偿 HFrEF 住院患者出院后 1 周在其他心衰药物治疗的基础上联合肾素直接抑制剂阿利吉伦的效果。心血管事件死亡或 6 个月、12 个月住院率未显示出明显差异。阿利吉伦与循环利钠肽降低相关，但过多的不良事件包括低钾血症、低血压和肾功能不全，抵消了对疾病的有利效果。

3. 血管扩张剂

肼屈嗪和硝酸酯类联合可改善 HFrEF 患者存活率。肼屈嗪减少了系统血管阻力并通过影响细胞内钙动力学扩张动脉；硝酸酯类在平滑肌细胞转变成一氧化氮，刺激环鸟苷酸生成而扩张动静脉。联合用药可以改善存活率，但达不到 ACEI 或 ARB 的程度。然而，一些个体因肾功能不全或低钾血症不能耐受肾素-血管紧张素-醛固酮基础治疗时，推荐应用这一组合来改善疗效。一项在非洲裔美国人患者中进行的 A-Heft[19]（African-American Heart Failure Trial）研究显示，严重症状性 HFrEF 患者接受标准治疗的基础上应用固定剂量硝酸异山梨酯与肼屈嗪，治疗组存活率和再住院率均得到改善。但一天三次的处方方式限制了方案的依从性。

4. 调整心率

窦房结 If 电流抑制剂依伐布雷定减缓心率且不伴随负性肌力作用。SHIFT[20]（Systolic Heart Failure Treatment with Ivabradine Compared with Placebo Trial）研究在 NYHA Ⅱ或Ⅲ级、心率＞70 次/分、1 年内有心衰住院病史的 HFrEF 患者中进行。依伐布雷定降低住院率以及心血管相关死亡和心衰再住院综合终点的发生率。这项研究的入选人群不足以代表全部 HFrEF 患者，大多数患者没有接受埋藏式心脏复律除颤器或心脏再同步化治疗，40%未应用醛固酮受体拮抗剂。尽管 90%应用β受体阻滞剂，其中只有 1/4 应用足够剂量。此药业已上市，是否在接受稳定的、指南推荐治疗的心衰患者中有效依然是未知数。在 2012 年欧洲心脏病学会心衰管理指南中，依伐布雷定被推荐作为二线治疗，在给予指南推荐的 ACEI、β受体阻滞剂和醛固酮受体拮抗剂后仍存在症状且心率仍超过 70 次/分的患者中排在地高辛之前应用。另一组可能获益的人群是β受体阻滞剂不耐受的患者。

5. 地高辛

洋地黄类药物有轻度正性肌力作用，可减轻颈动脉窦压力感受器敏感性并有交感抑制作用，可降低血清中去甲肾上腺素水平、血浆肾素水平，并可能降低醛固酮水平。DIG 研究结果显示治疗组心衰住院率下降，但无死亡率下降或生活质量改善。重要的是，地高辛治疗导致死亡率增加，女性高于男性。除此之外，地高辛降低住院率的疗效女性弱于男性。应注意低剂量地高辛足以带来可能的临床获益，而高剂量违背了治疗安全性指标。为了避免毒性，应检测地高辛浓度水平，并在水平增高时减低剂量。一般来说，地高辛现在被降级用于那些优化神经激素阻断且经恰当容量控制但症状仍顽固持续的患者。

6. 口服利尿剂

神经激素激活导致过度水钠潴留。袢利尿剂经常被使用，但因口服吸收程度和肾功能不同引起血药浓度波动需要频繁调整剂量。重要的是，临床研究数据证实疗效是有限的，没有证据证明利尿剂可以改善存活率。因此利尿剂最好是个体化处方，避免过度用药。利尿剂的确在治疗初期、神经激素治疗达到完全耐受或调整完善之前，在实现容量控制方面起着非常关键的作用。

7. 钙通道阻滞剂

第 2 代钙通道阻滞剂氨氯地平和非洛地平可以安全有效地降低 HFrEF 患者血压，但不影响患病率、病死率或者生活质量。第一代药物包括维拉帕米和地尔硫䓬可能发挥负性肌力作用并使之前无症状的患者病情变得不稳定，应避免使用。

8. 新型神经激素拮抗剂

尽管充分的动物和临床数据表明激活 RAAS、交感神经系统以外的神经激素通路是有害的，靶向阻断这些通路的进一步尝试却大多以失败告终。例如，内皮素拮抗剂波生坦尽管在肺动脉高压导致的右心室心衰中显示获益，但与 HFrEF 患者心衰加重相关。类似的还有中枢作用交感神经抑制剂莫索尼定使左心衰竭结局恶化。联合制剂奥帕曲拉混合了一种 ACEI 类药物和一种中性内肽酶抑制剂，并在 OVERTURE[21]（Omapatrilat Versus Enalapril Randomized Trial of Utility in Reducing Events）研究中进行监测，结果提示此药物未影响主要终点——死亡和心衰住院进行有创治疗的综合风险。奥帕曲拉血管水肿的风险明显高于单用 ACEI 类药物。LCZ696 和 ARB 联合肽内切酶抑制剂在大规模研究中显示获益优于 ARB 单药治疗。由此展开的 PARADIGM-HF[22]（Prospective Comparison of ARNI with ACE-I to Determine Impact on Global Mortality and Morbidity in Heart Failure）研究是迄今为止在 HFrEF 患者中进行的规模最大且地域范围最广的死亡率-发病率试验，共随机纳入 47 个国家 985 个中心 8442 例（其中包括中国 351 例）患者。结果显示，对已耐受足够剂量 ACEI/ARB 治疗的 HFrEF 患者，与依那普利相比，沙库巴曲缬沙坦显著降低主要终点（心血管死亡和因心衰住院）、心血管死亡、心力衰竭住院、全因死亡的风险分别达 20%、20%、21%、16%（均 $P<0.001$），延缓疾病进展并改善生活质量，且具有良好的安全性。

四、管理合并疾病

1. 睡眠呼吸紊乱

在心衰患者尤其是 HFrEF 患者中经常见到。对于频发的低氧血症和反复微量或大量激发肾上腺素急剧增加，可恶化高血压并损害心脏的收缩和舒张功能。对于难治性高血压或应用最佳药物治疗重构逆转但仍以乏力为主要症状的患者，应高度疑似合并本病。药物治疗后发现左心室功能改善的同时右心功能恶化，应立即开始对潜在的睡眠呼吸紊乱或肺部并发症如隐匿的肺栓塞或肺高血压进行排查。夜间呼吸道正压治疗可改善氧合、LVEF 及 6WMT 距离。然而，没有确凿的证据支持此疗法可改善疾病预后进而降低死亡率。

2. 贫血

在心衰患者中也非常多见，其削弱心功能、降低生活质量，并具有增加住院率及死亡率的趋势。合并贫血最常见于老年人、射血分数降低的终末期心衰、合并肾功能不全的心衰、女性和非洲裔美国人。其机制包括缺铁、铁代谢异常和隐匿性消化道出血。FAIR-HF[23]［Ferric Carboxymaltose Assessment in Patients with Iron Deficiency and Chronic Heart Failure（FAIR-HF）trial］研究证实静脉应用补铁药物蔗糖铁或羧基麦芽糖铁，可以纠正贫血并改善心功能。调节红细胞生成药物如促红素类似物目前研究结果令人失望。RED-HF[24]（The Reduction of Events by Darbepoetin Alfa in Heart Failure）研究在 2278 名患有轻到中度贫血的 HFrEF 患者中应用阿法达贝泊汀治疗，结果显示并未改善收缩性心衰患者的临床结局。

3. 房性心律失常

房性心律失常，尤其是心房颤动，在心衰患者中非常常见，它预示着不良预后。当心率控制不佳或症状持续时，进行心律控制是合理的。可以通过药物治疗或经皮或外科手术等方式实现心律控制，推荐转至有治疗经验的中心进行治疗。抗心律失常药限于胺碘酮和多非利特，两者均已显示出其安全性和有效性，但并不改变基础疾病的自然进程。ANDROMEDA[25]（The Antiarrhythmic Trial with Dronedarone in Moderateto-Severe Congestive Heart Failure Evaluating Morbidity Decrease）研究观察了新型抗心律失常药决奈达隆的疗效，发现其使心衰恶化导致死亡率增加。导管消融和肺静脉隔离在高危人群中具有安全性和有效性，优于更经典的房室结消融和双心室起搏疗法。

五、心脏再同步化治疗

左心室壁（心室内）或心室腔间（心室间）收缩不同步削弱收缩功能、降低机械收缩效率，并负面影响心室灌注。机械不同步导致室壁应力增加、加重功能性二尖瓣反流。体表心电图中唯一与不同步程度相关的是 QRS 波增宽，尤其是左束支传导阻滞图形出现时。通过冠状窦放置起搏电极至心室侧壁，心脏再同步化治疗（cardiac resynchronization therapy，CRT）通过使对侧壁激活时间一致而使心室收缩更同步。早期研究显示患者运动耐力得到改善、症状减少且重构逆转。

CARE-HF[26]（The Cardiac Resynchronization in Heart Failure Study）研究首次证实经最佳治疗后仍有持续中重度残余症状、NYHA 分级Ⅲ或Ⅳ级的 HFrEF 患者应用 CRT 可降低全因死亡率。近期的一些研究，包括 RAFT[27]（Resynchronization-Defibrillation for Ambulatory Heart Failure Trial）和 MADIT-CRT[28]（Multicenter Automatic Defibrillator Implantation Trial with Cardiac Resynchronization Therapy）证实 CRT 可以改善病情，即使是在症状轻微的 HFrEF 患者中，两项研究中均联合应用 CRT 和 ICD。大多获益的症状轻微的 HFrEF 患者是在 QRS 波时限＞149 ms 且呈左束支传导阻滞图形的情况下应用的。其他进一步优化风险分层及应用心电图以外的检查扩大 CRT 适应证的尝试结果均令人失望，特别是心脏超声检测的非同步化差异非常大，窄 QRS 波情况下的非同步化证实并非理想的治疗靶点。

六、心力衰竭患者中心脏性猝死的预防

心衰患者中近 1/2 死于室性心律失常诱发的心脏性猝死（SCD），尤其在 HFrEF 疾病早期患者中。SCD 生还的患者被认为是高危人群，符合植入埋藏式心脏复律除颤器适应证。目前心衰症状为 NYHA 分级Ⅱ或Ⅲ级且 LVEF＜35％的患者，不管是何种病因都是应用 ICD 预防的合适候选人。心梗患者在最佳药物治疗后 LVEF 仍≤30％（尽管无症状），也适宜放置 ICD。在疾病终末期且预期寿命不足 6 个月的患者，有难治症状、符合 NYHA 分级Ⅳ级不能进行心脏移植的患者，必须仔细评估权衡 ICD 多次放电的风险与生存获益。如果患者有植入 CRT 的 QRS 标准，通常应用带 ICD 功能的 CRT（CRT-D）。

七、心力衰竭的外科治疗

1. 冠状动脉旁路移植术（CABG）

CABG 适用于多支病变的缺血性心肌病患者。鉴定心肌冬眠，即定义为心肌组织功能异常但可维持细胞功能，并在血运重建后可恢复，引发了应用 CABG 血运重建使存活心肌获益的观点。对于持续发生心绞痛和左心衰竭的患者采取血运重建治疗已有许多可靠证据支持。然而，左心衰竭但无心绞痛症状的患者，采取血运重建治疗仍存争议。STICH[29]（The Surgical Treatment for Ischemic Heart Failure）研究，入选了 1212 名射血分数≤35％，并同意接受 CABG 治疗的冠心病患者，随机将患者分为单纯药物治疗组或联合 CABG 干预组。主要终点全因死亡在组间无显著差异。进行 CABG 干预的患者心血管死亡、全因死亡或心血管因素住院的发生率较低。这项试验的补充研究，同样证明了血运重建治疗前探查冬眠心肌并未实质性影响 CABG 治疗的有效性，未发现冬眠心肌也无助于鉴别出不太可能获益的人群。

2. 手术心室重建（SVR）

SVR 是通过手术的方式去除梗死心肌、重新构建左心室的一项技术，用于缺血性心肌病、左心室前壁功能不全为主的心衰患者。一项包含 1000 名患者的研究中，HFrEF 患者进行单独 CABG 治疗或 CABG 联合 SVR 治疗，在 CABG 的基础上联合 SVR 并未改善病情，两组患者的症状、运动耐力与基线相比改善程度近似。SVR 术后 4 个月左心室容积减少。然而，在难治性心衰、室性心律失常或心室室壁瘤节段运动异常相关栓塞患者，仍主张左心室室壁瘤手术。其他重建方式如用网状装置附着在心脏外限制其进一步扩张，尽管改善了重构，但未证实能带来临床硬终点的获益。

3. 二尖瓣修补

在 HFrEF 且心室扩张的患者中存在不同程度的二尖瓣反流（MR）。在乳头肌腱索和瓣叶解剖结构正常情况下，瓣环扩张和瓣叶不闭合称作功能性二尖瓣反流。对于非外科冠状动脉血运重建的患者进行二尖瓣修补存在争议。尽管可以修复二尖瓣，但无证据支持应用手术或经皮瓣膜修复纠正功能性 MR 可以改善病情。

八、疾病管理和支持治疗

尽管心衰的药物治疗取得了卓著的疗效，再住院率仍居高不下，几乎半数患者出院后 6 个月内会再次住院。心衰复发和相关心血管状况仅占心衰再住院患者病因的一半，其他均与合并症相关。实现更好的结局的关键是重视医疗延续治疗，从当次住院期间就开始给予出院相关帮助，包括综合的出院计划制订、患者及家属教育、合理利用访视护士和有计划的随访。出院后早期随访不管是通过电话还是门诊对于稳定未来病情均至关重要，因为大多心衰相关的再住院发生在出院后 2 周内。胸内阻抗测量已被提倡用于早发现灌注压升高和血流动力学恶化以便提早采取措施，然而并未成功且可能引起短期内临床恶化。植入式压力监测系统的确可提供早期失代偿的信息，这个系统在中重度晚期症状患者中已显示有助于实施治疗且降低住院率最高达 39％［CHAMPION[30] 研究（CardioMEMS Heart

Sensor Allows Monitoring of Pressure to Improve Outcomes in NYHA Class Ⅲ Heart Failure Patients)]。一旦心衰发展至晚期，建议常规定期与患者及家属一起回顾疾病病程并选择，包括在患者感到门诊环境舒适的情况下讨论临终偏好。当疾病继续进展，融合社会工作者、药剂师和社区护理人员共同治疗可以改善患者对治疗的满意程度，提高生活质量，避免心衰住院。注意接种季节性流感疫苗同等重要，阶段性接种肺炎球菌疫苗可减少患者因心衰以外的原因而住院。

不同地域的心衰治疗和预后存在巨大差异。美国心脏病学会/美国心脏协会、欧洲心脏病学会和英国国家健康和护理研究所制定的国际指南中评估证据和治疗优先级别的方法不同。CRT 和 ICD 在美国的推广程度高于欧洲，亚洲较差。相反，一些药物如伊伐布雷定和左西孟旦在欧洲更被认可。β受体阻滞剂在全球不同区域的获益仍存在争议。口服药物治疗 HFrEF 的临床试验显示，欧洲西南部患者较少发生缺血性心肌病，而北非的患者更易患糖尿病和具有冠状动脉血运重建史。除了考量药物适应证，用药选择也呈地域差异。ADHF 的临床试验中，东欧患者更年轻，射血分数较高而利钠肽水平偏低。北非的合并症负担最重，血运重建和器械使用率均高。由于基线特征和临床预后的地域差异，我国乃至全球的心衰治疗任重道远。

（卢长林　高润霖）

参考文献

[1] Swedberg K, Pfeffer M, Granger C, et al. Candesartan in heart failure-assessment of reduction in mortality and morbidity (CHARM): rationale and design. Charm-Programme Investigators. J Card Fail, 1999, 5: 276-282.

[2] Barry M. Massie, Peter E. Carson. Irbesartan in Patients with Heart Failure and Preserved Ejection Fraction. N Engl J Med, 2008, 359: 2456-2467.

[3] The Digitalis Investigation Group. The Effect of Digoxin on Mortality and Morbidity in Patients with Heart Failure. N Engl J Med, 1997, 336: 525-533.

[4] Cohen-Solal A., Dumitrascu D., Poole-Wilson P, et al. Study of the Effects of Nebivolol Intervention on Outcomes and Rehospitalisation in Seniors with Heart Failure (SENIORS). Rationale and design. International Journal of Cardiology, 2002, 86 (1), 77-85. [PII S0167-5273 (02) 00321-2].

[5] Margaret M Redfield. hosphdiesteRasE-5 Inhibition to Improve CLinical Status and EXercise Capacity in Diastolic Heart Failure (RELAX) Trial Rationale and Design. Circulation Heart Failure, 2012, 5 (5): 653-659.

[6] Pfeffer MA, Braunwald E. Treatment of Heart Failure With Preserved Ejection Fraction: Reflections on Its Treatment With an Aldosterone Antagonist. JAMA Cardiol, 2016, 1 (1): 7-8.

[7] Edelmann F, Schmidt AG, Gelbrich G, et al. Rationale and design of the 'aldosterone receptor blockade in diastolic heart failure' trial: a double-blind, randomized, placebo-controlled, parallel group study to determine the effects of spironolactone on exercise capacity and diastolic function in patients with symptomatic diastolic heart failure (Aldo-DHF). Eur J Heart Fail, 2010, 12: 874-882.

[8] Bart BA, Goldsmith SR, Lee KL, et al. Cardiorenal rescue study in acute decompensated heart failure: rationale and design of CARRESS-HF, for the Heart Failure Clinical Research Network. J Card Fail, 2012, 18 (3): 176-182.

[9] Abualnaja S, Podder M, Hernandez AF, et al. Acute Heart Failure and Atrial Fibrillation: Insights From the Acute Study of Clinical Effectiveness of Nesiritide in Decompensated Heart Failure (ASCEND-HF) Trial. J Am Heart Assoc, 2015, 4 (8): e002092.

[10] Piotr Ponikowski MD. Design of the RELAXin in Acute Heart Failure Study. American Heart Journal, 2012, 163 (2): 149-155.

[11] Packer M. REVIVE II: Multicenter placebo-controlled trial of levosimendan on clinical status in acutely decompensated heart failure. 2005. American Heart Association Scientific Sessions, 2005. https://www.acc.org/Latest-in-Cardiology/Clinical-Trials/2010/02/23/19/18/REVIVE-II

[12] Mebazaa A, Nieminen MS, Packer M, et al. Levosimendan vs Dobutamine for Patients With Acute Decompensated Heart Failure: The SURVIVE Randomized Trial. JAMA, 2007, 297 (17): 1883-1891.

[13] John Teerlink, Michael Felker, John McMurray, et al. Acute Treatment With Omecamtiv Mecarbil to Increase Contractility in Acute Heart Failure: The ATOMIC-AHF Study. Journal of the American College of Cardiology, 2016, 67 (12): 1444-1455.

[14] Beth D Weatherley, Gad Cotter, Howard C. Dittrich, et al. Design and Rationale of the PROTECT Study: A Placebo-controlled Randomized Study of the Selective A1 Adenosine Receptor Antagonist Rolofylline for Patients Hospitalized With Acute Decompensated Heart Failure and Volume Overload to Assess Treatment Effect on Congestion and Renal Function. Journal of Cardiac Failure, 2010, 16 (1): 25-35.

[15] Cavalcante, João & Khan, Sadiya Gheorghiade, Mihai. EVEREST study: Efficacy of Vasopressin Antagonism in Heart Failure Outcome Study with Tolvaptan. Expert review of cardiovascular therapy. 6. 1331-8. 10. 1586/14779072. 6. 10. 1331.

[16] Willenheimer R, van Veldhuisen DJ, Silke B, et al. on behalf of the CIBIS-III investigators. Effect on survival and hospitalization of initiating treatment for chronic heart failure with bisoprolol followed by enalapril, as compared with the opposite sequence. Results of the Randomized Cardiac Insufficiency Bisoprolol Study (CIBIS) III. Circulation, 2005, 112: 2426-2435.

[17] Jay N. Cohn, Gianni Tognoni, the Valsartan Heart Failure Trial Investigators. A Randomized Trial of the Angiotensin-Receptor Blocker Valsartan in Chronic Heart Failure. N Engl J Med, 2001, 345: 1667-1675.

[18] Gheorghiade M, Böhm M, Greene SJ, et al. Effect of Aliskiren on Postdischarge Mortality and Heart Failure Readmissions Among Patients Hospitalized for Heart Failure: The ASTRONAUT Randomized Trial. JAMA, 2013, 309 (11): 1125-1135.

[19] Franciosa JA, Taylor AL, Cohn JN, et al. African American Heart Failure Trial (A-HeFT): rationale, design, and methodology. J Card Fail, 2002, 8: 128-135.

[20] Swedberg K, Komajda M, Böhn M, et al. Ivabradine and outcomes in chronic heart failure (SHIFT): a randomised placebo-controlled study. Lancet, 2010, 376: 875-885.

[21] Packer Milton, M Califf Robert, A Konstam, et al. Comparison of Omapatrilat and Enalapril in Patients With Chronic Heart Failure The Omapatrilat Versus Enalapril Randomized Trial of Utility in Reducing Events (OVERTURE). Circulation, 106. 920-926. 10. 1161/01. CIR. 0000029801. 86489. 50.

[22] Krum Henry. Prospective Comparison of ARNi with ACE-I to Determine Impact on Global Mortality and Morbidity in Heart Failure (PARADIGM-HF): paragon of a study or further investigation paramount?. Circulation, 131,10. 1161/CIRCULATIONAHA. 114. 013887.

[23] Gutzwiller FS, Schwenkglenks M, Blank PR, et al. Health economic assessment of ferric carboxymaltose in patients with iron deficiency and chronic heart failure based on the FAIR-HF trial: an analysis for the UK. Eur J Heart Fail, 2012, 14 (7): 782-790.

[24] McMurray JJ, Anand IS, Diaz R, et al. Design of the Reduction of Events with Darbepoetin alfa in Heart Failure (RED-HF): a Phase III, anaemia correction, morbidity-mortality trial. European Journal of Heart Failure, 2017, 11: 795-801.

[25] Kober L, Torp-Pedersen C, McMurray JJ, et al. Dronedarone study group. Increased mortality after dronedarone therapy for severe heart failure. N Engl J Med, 2008, 358: 2678-2687.

[26] Cleland J, Daubert J, Erdmann E, et al. The CARE-HF study (CArdiac REsynchronisation in Heart Failure study): rationale, design and end-points. European Journal of Heart Failure, 2001, 3: 481-489.

[27] Tang AS, Wells GA, Talajic M, et al. Cardiac-resynchronization therapy for mild-to-moderate heart failure. N Engl J Med, 2010, 363 (25): 2385-2395.

[28] Moss AJ, Hall WJ, Cannom DS, the MADIT-CRT Trial Investigators. Cardiac-resynchronization therapy for the prevention of heart-failure events. N Engl J Med, 2009, 361: 1329-1338.

[29] Peter Carson, John Wertheimer, Alan Miller, et al. Velazquez, The STICH Trial (Surgical Treatment for Ischemic Heart Failure): Mode-of-Death Results. JACC: Heart Failure, 2013, 1 (5): 400-408.

[30] PB Adamson, WT Abraham, M Aaron, et al. CHAMPION trial rationale and design: the long-term safety and clinical efficacy of a wireless pulmonary artery pressure monitoring system, J Card Fail, 2011, 17: 3-10.

第十六章 老年人冠心病和2型糖尿病共病的发病机制研究进展

衰老过程往往伴随着多种疾病的发生，共病（comorbidity）就是其中一种，共病的定义，常使用“索引疾病（index disease）”来描述其主要疾病，“共病”指在诊断索引疾病时或之后出现的任何其他疾病状态[1]。由 Feinstein 于 1970 年首次提出[2]。共病常常与多病共存（multimorbidity）混淆，多病共存是指两种或两种以上慢性疾病共存，无索引疾病[3]。共病强调的是具有相同/相近病因的疾病的共存状态。其主要有 3 种主要形式：①躯体疾病与躯体疾病共病，如冠心病和 2 型糖尿病共病；②躯体疾病与精神心理疾病共病，如冠心病和抑郁症共病；③精神心理疾病与精神心理疾病共病，如焦虑症和抑郁症共病[4]。

冠心病是威胁人类健康的重要疾病，与年轻人相比，老年人冠心病发病率更高，病情更重，更易合并其他相关疾病，如冠心病和 2 型糖尿病共病。与非糖尿病相比，2 型糖尿病患者在不同种族和性别之间的心血管疾病死亡率更高，其最常见的心血管疾病包括冠心病、心力衰竭和周围动脉疾病[5]。老年人冠心病和 2 型糖尿病共病存在的原因可能是共同的发病基础——“共同土壤”，即共同的病理生理机制，包括慢性炎症、氧化应激、胰岛素抵抗、血糖变异性等。共同的病理生理机制推测其可能存在共同的遗传变异，通过影响炎症、代谢等因素促进冠心病和 2 型糖尿病共病的发生和发展[6]。

一、慢性炎症

慢性炎症是冠心病和 2 型糖尿病的一个共同特点，表现为炎症因子如肿瘤坏死因子-α（TNF-α）、白细胞介素（IL）-6、C 反应蛋白（CRP）的升高[7]。炎症参与了冠心病动脉粥样硬化的整个过程，从募集炎症细胞至动脉壁到最终不稳定斑块的破裂都有慢性炎症的参与[8]。

炎症介质 TNF-α 可致胰岛素抵抗[9]，IL-6 通过影响胰岛 β 细胞胰岛素分泌和肝胰岛素信号转导引起葡萄糖稳态损伤导致胰岛素抵抗[10]，参与 2 型糖尿病的发生和发展。IL-1β 与 2 型糖尿病微血管和大血管并发症相关[11]。2 型糖尿病患者 IL-6 激活 Janus 激酶（JAK）/信号转导和转录激活子 3（STAT）通路是内皮细胞炎症、血管平滑肌细胞迁移和增殖的关键机制[12]。对猝死患者动脉粥样斑块的研究发现，与非 2 型糖尿病患者相比，2 型糖尿病患者斑块炎症更明显[13]。与单纯冠心病、2 型糖尿病比较，冠心病和 2 型糖尿病共病患者 TNF-α、IL-6 水平更高，差异有统计学意义[14]。

二肽基肽酶Ⅳ（DPP-4）是一种细胞表面的丝氨酸蛋白酶，参与机体的免疫调节、细胞凋亡等过程[15]。最近的研究发现 DPP-4 与冠心病和 2 型糖尿病有显著的相关性[16]。新型降糖药 DPP-4 抑制剂和 IL-1 抑制剂卡那单抗（canakinumab）在降低血糖的同时，能通过调节脂代谢和降低动脉内膜中层厚度来改善动脉粥样硬化，进一步证实慢性炎症参与了冠心病和 2 型糖尿病共病的发病机制[17-18]。

二、氧化应激

氧化应激是由于机体体内或细胞内氧自由基的产生与清除不平衡，导致活性氧族在体内积蓄致组织、细胞损伤过程。活性氧族（reactive oxygen species，ROS）主要包括超氧自由基（O^{2-}）、过氧化氢（H_2O_2）、羟自由基（OH）等。抗氧化物质包括超氧化物歧化酶（SOD）、谷胱甘肽过氧化物酶、维生素 C、维生素 E 等[19]。

氧化应激是冠心病的危险因素[20]，也是心血管事件的独立预后因子[21]。ROS 在血管内膜增厚、血管重塑、动脉血管损伤、心肌缺血/再灌注损伤中发挥重要作用[20-22]。氧化应激参与了动脉粥样硬化的形成和斑块的破裂[21]。冠心病患者氧化应激产物 O^{2-} 明显增高、而抗氧化因子 SOD 活性明显降低[23]。

氧化应激也伴随整个2型糖尿病的发病过程，是2型糖尿病微血管和大血管病变的基础[24]。高血糖可不依赖于线粒体进行自我氧化引起晚期糖基化终产物（AGE）和ROS合成增多[25]。ROS持续升高和抗氧化酶的水平及功能减低是胰岛素抵抗和2型糖尿病的重要发病机制[26-27]。Gadjeva等发现与健康对照组相比，2型糖尿病患者ROS产物和NO明显增高，在调整血糖后仍与2型糖尿病明显相关，且反映氧化应激状态的ROS/NO比值与血糖水平、甘油三酯和总胆固醇呈正相关[28]。

2型糖尿病长期高血糖导致ROS积聚激活多元醇通路使AGE前体合成增加，同时通过激活蛋白激酶C（PKC）和己糖胺通路促进核因子κβ（NF-κβ）表达，促进冠心病的发生[29]。对冠心病合并糖耐量异常或糖尿病患者的研究发现，冠状动脉病变数目和Gensini积分与过氧化氢酶（CAT）、SOD、谷胱甘肽（GSH）等抗氧化剂呈负相关，谷胱甘肽过氧化物酶（GSH-Px）和CAT是冠状动脉三支及以上病变的独立危险因子[30]。

三、胰岛素抵抗

胰岛素抵抗是指胰岛素的外周组织及靶器官或靶组织，主要是肝、脂肪组织、骨骼肌对胰岛素的反应性减弱，使脂肪组织、骨骼肌糖利用减弱，肝糖原异生增加，常伴高胰岛素血症，与腹型肥胖、脂代谢紊乱、高血压有关[31]。

2型糖尿病的核心是胰岛素抵抗，胰岛素抵抗还可通过导致动脉硬化、血管舒张功能受损、增加动脉内膜中层厚度和引起冠状动脉钙化等机制参与冠心病的发生。Adeva-Andany等的研究证实胰岛素抵抗严重程度与动脉硬化程度一致，且独立于其他心血管危险因素[32]。ARIC研究是一项对非洲裔美国人和高加索人人群的动脉粥样硬化风险前瞻性研究，研究发现胰岛素抵抗和动脉硬化之间存在独立的相关性。在调整混杂因素后，胰岛素抵抗患者与糖耐量正常人相比，血管硬化更严重[33]。胰岛素抵抗患者还会出现对外源性一氧化氮（如硝酸甘油、硝普钠和硝酸盐）的血管舒张反应受损[32]。Rajala的研究显示胰岛素抵抗与颈动脉粥样硬化密切相关，颈动脉内膜中层厚度与胰岛素敏感性呈负相关[34]，另一项研究也证实胰岛素抵抗能通过影响动脉内膜中层厚度参与冠心病的发生和发展[35]。同时，胰岛素抵抗还与冠状动脉钙化有关[36]。Framingham子代研究进一步证实上述观点，发现无症状受试者的亚临床冠状动脉钙化程度与胰岛素抵抗程度相关[37]。

四、血糖变异性

血糖变异性（glucose variability，GV）是指机体血糖在一定时间内变化的离散趋势，是评估糖尿病患者血糖控制的指标之一。近年研究表明，糖尿病患者的血管病变与血糖变异性密切相关[38]。

GV通过影响炎症反应、氧化应激、血管壁损伤、凝血状态、冠状动脉斑块等参与冠心病的发生和发展。急性血糖波动能刺激内皮细胞生成TNF-α、IL-6和细胞内黏附分子-1（ICAM-1）等炎性介质，参与冠心病的发生和发展[39]。Xia J等的研究也发现短暂的血糖峰值比血糖持续升高更能促进氧化应激，从而导致冠状动脉内皮损伤[40]。高GV还可通过刺激AGE引起广泛的氧化应激，并通过血管壁细胞NF-κB促进动脉粥样硬化/炎症相关的基因表达，促进2型糖尿病患者冠心病的发生[41]。GV也是内皮功能受损和血管壁形态改变的重要危险因素[38]。GV还能促进中性粒细胞和血小板异常活化，引起广泛的炎症反应，增加血栓事件的发生[42]。GV为冠状动脉疾病进展和斑块易损的标志物[40]。Kuroda等对72例接受降脂治疗的冠心病患者的冠状动脉斑块形态进行研究，结果显示日内平均血糖波动幅度为薄纤维帽粥样硬化斑块的独立预测因子，GV和低血糖能影响接受降脂治疗的冠心病患者脂质斑块形成，并使纤维帽变薄[43]。Kuroda M的研究也显示GV通过影响依维莫司洗脱支架植入术后新生内膜生长促进心血管事件发生[44]。

五、遗传因素

冠心病和2型糖尿病均是多基因复杂遗传疾病，遗传因素在冠心病、2型糖尿病的发病中发挥重要的作用[45-46]。“共同土壤”学说除了上述共同的病理生理机制以外还包括共同的遗传因素[6]，共同的遗传因素导致冠心病和2型糖尿病共病的发生和发展。

全基因组关联研究（genome-wide association studies，GWAS）和候选基因的遗传研究发现了一些与冠心病、2 型糖尿病相关的基因。人类基因组多样性计划（human genome diversity project，HGDP）证实了 9p21.3 染色体区域的 CDKN2A/CDKN2B 基因与冠心病合并 2 型糖尿病明显相关[47]。载脂蛋白 E（APOE）ε4 基因变异被证实与冠心病合并 2 型糖尿病风险增加相关[48]。胆固醇酯转运蛋白（CETP）基因与老年男性冠心病合并 2 型糖尿病患者冠状动脉狭窄严重程度相关[49]。晚期糖基化终产物受体（RAGE）基因 rs184003 多态性与冠心病和糖尿病有关[50]。一项包括 59 个基因多态性的研究发现，2 型糖尿病与冠心病相关，其 OR 值为 1.63（95% CI：1.23～2.07，$P<0.002$）。在这些遗传变异中，9 个基因多态性每增加 1%的糖化血红蛋白，冠心病风险增加的 OR 值为 1.53（95%CI：1.14～2.05，$P<0.023$），提示 2 型糖尿病和冠心病之间在遗传水平上存在因果关系[51-52]。另一项研究发现空腹血糖升高而非 2 型糖尿病风险升高的基因变异与动脉硬化相关，提示高血糖与动脉粥样硬化之间的因果关系独立于 2 型糖尿病[53]。国内研究提出 ADIPOR1 基因多态性为冠心病和 2 型糖尿病共病遗传方面“共同土壤”的代表，ADIPOR1 基因多态性能部分增加中国北方汉族人群冠心病和 2 型糖尿病共病的风险[54]。本章作者所进行的研究也发现 HNF1B 基因 rs4430796 多态性也能增加冠心病和 2 型糖尿病共病风险，进一步证实冠心病和 2 型糖尿病共病的“共同土壤”学说[55]。

老年人冠心病和 2 型糖尿病的共病是最常见的共病状态，病情较重，病死率高，严重影响老年人群的健康状态。对该共病进行病因学研究临床意义重大，目前冠心病和 2 型糖尿病共病的发病机制很多还未阐明，有待进一步的临床和实验研究，以降低老年冠心病和 2 型糖尿病共病患者的发病率和死亡率，改善其生存质量。

（李艳蓉　刘德平）

参考文献

[1] Rabe KF, Hurst JR, Suissa S. Cardiovascular disease and COPD: dangerous liaisons? Eur Respir Rev, 2018, 27 (149): 180057.

[2] Feinstein AR. The pre-therapeutic classification of comorbidity in chronic disease. J Chronic Dis, 1970, 23 (7): 455-468.

[3] Salive ME. Multimorbidity in older adults. Epidemiol Rev, 2013, 35 (1): 75-83.

[4] Meghani SH, Buck HG, Dickson VV, et al. The conceptualization and measurement of comorbidity: a review of the interprofessional discourse. Nurs Res Pract, 2013, 2013: 192782.

[5] Glovaci D, Fan W, Wong ND. Epidemiology of diabetes mellitus and cardiovascular disease. Curr Cardiol Rep, 2019, 21 (4): 21.

[6] De Rosa S, Arcidiacono B, Chiefari E, et al. Type 2 diabetes mellitus and cardiovascular disease: genetic and epigenetic links. Front Endocrinol (Lausanne), 2018, 9: 2.

[7] Calle MC, Fernandez ML. Inflammation and type 2 diabetes. Diabetes Metab, 2012, 38 (3): 183-191.

[8] Libby P. Inflammation and cardiovascular disease mechanisms. Am J Clin Nutr, 2006, 83 (2): 456S-460S.

[9] Hotamisligil GS, Murray DL, Choy LN, et al. Tumor necrosis factor alpha inhibits signaling from the insulin receptor. Proc Natl Acad Sci U S A, 1994, 91 (11): 4854-4858.

[10] Ofstad AP. Myocardial dysfunction and cardiovascular disease in type 2 diabetes. Scand J Clin Lab Invest, 2016, 76 (4): 271-281.

[11] Herder C, Dalmas E, Böni-Schnetzler M, et al. The IL-1 pathway in type 2 diabetes and cardiovascular complications. Trends Endocrinol Metab, 2015, 26 (10): 551-563.

[12] Moshapa FT, Riches-Suman K, Palmer TM. Therapeutic targeting of the proinflammatory IL-6-JAK/STAT signalling pathways responsible for vascular restenosis in type 2 diabetes mellitus. Cardiol Res Pract, 2019, 2019: 9846312.

[13] Burke AP, Kolodgie FD, Zieske A, et al. Morphologic findings of coronary atherosclerotic plaques in diabetics: a postmortem study. Arterioscler Thromb Vasc Biol, 2004, 24 (7): 1266-1271.

[14] Moradi N, Fadaei R, Emamgholipour S, et al. Association of circulating CTRP9 with soluble adhesion molecules and inflammatory markers in patients with type 2 diabetes mellitus and coronary artery disease. PLoS One, 2018, 13 (1): e0192159.

[15] Aroor A R, Sowers J R, Jia G, et al. Pleiotropic effects of the dipeptidylpeptidase-4 inhibitors on the cardiovascular system. Am J Physiol Heart Circ Physiol, 2014, 307 (4): H477-H492.

[16] Yamagishi S, Fukami K, Matsui T. Crosstalk between advanced glycation end products (AGEs) -receptor RAGE axis and dipeptidyl peptidase-4-incretin system in diabetic vascular complications. Cardiovasc Diabetol, 2015, 14 (1): 2.
[17] 于森. 二肽基肽酶Ⅳ抑制剂：降糖效应外的多重获益. 中华糖尿病杂志, 2017, 9 (4): 270-272.
[18] Dhorepatil A, Ball S, Ghosh RK, et al. Canakinumab: promises and future in cardiometabolic diseases and malignancy. Am J Med, 2019, 132 (3): 312-324.
[19] Penckofer S, Schwertz D, Florczak K. Oxidative stress and cardiovascular disease in type 2 diabetes: the role of antioxidants and pro-oxidants. J Cardiovasc Nurs, 2002, 16 (2): 68-85.
[20] Falsoleiman H, Dehghani M, Moohebati M, et al. Changes in pro-oxidant-antioxidant balance after bare metal and drug eluting stent implantation in patients with stable coronary disease. Clin Biochem, 2011, 44 (2-3): 160-164.
[21] Walter MF, Jacob RF, Jeffers B, et al. Serum levels of thiobarbituric acid reactive substances predict cardiovascular events in patients with stable coronary artery disease: a longitudinal analysis of the PREVENT study. J Am Coll Cardiol, 2004, 44 (10): 1996-2002.
[22] Braunersreuther V, Montecucco F, Ashri M, et al. Role of NADPH oxidase isoforms NOX1, NOX2 and NOX4 in myocardial ischemia/reperfusion injury. J Mol Cell Cardiol, 2013, 64: 99-107.
[23] Kotur-Stevuljevic J, Memon L, Stefanovic A, et al. Correlation of oxidative stress parameters and inflammatory markers in coronary artery disease patients. Clin Biochem, 2007, 40 (3-4): 181-187.
[24] Brownlee M. Biochemistry and molecular cell biology of diabetic complications. Nature, 2001, 414 (6865): 813-820.
[25] Stephens JW, Khanolkar MP, Bain SC. The biological relevance and measurement of plasma markers of oxidative stress in diabetes and cardiovascular disease. Atherosclerosis, 2009, 202 (2): 321-329.
[26] Sottero B, Gargiulo S, Russo I, et al. Postprandial dysmetabolism and oxidative stress in type 2 diabetes: pathogenetic mechanisms and therapeutic strategies. Med Res Rev, 2015, 35 (5): 968-1031.
[27] Banerjee M, Vats P. Reactive metabolites and antioxidant gene polymorphisms in type 2 diabetes mellitus. Redox Biol, 2014, 2: 170-177.
[28] Gadjeva VG, Goycheva P, Nikolova G, et al. Influence of glycemic control on some real-time biomarkers of free radical formation in type 2 diabetic patients: An EPR study. Adv Clin Exp Med, 2017, 26 (8): 1237-1243.
[29] Brownlee M. The pathobiology of diabetic complications: a unifying mechanism. Diabetes, 2005, 54 (6): 1615-1625.
[30] Liang W, Zhao YJ, Yang H, et al. Effects of antioxidant system on coronary artery lesions in patients with abnormal glucose metabolism. Aging Clin Exp Res, 2017, 29 (2): 141-146.
[31] Kwak SH, Park KS. Pathophysiology of type 2 diabetes in Koreans. Endocrinol Metab (Seoul), 2018, 33 (1): 9-16.
[32] Adeva-Andany MM, Ameneiros-Rodríguez E, Fernández-Fernández C, et al. Insulin resistance is associated with subclinical vascular disease in humans. World J Diabetes, 2019, 10 (2): 63.
[33] Salomaa V, Riley W, Kark JD, et al. Non-insulin-dependent diabetes mellitus and fasting glucose and insulin concentrations are associated with arterial stiffness indexes: the ARIC study. Circulation, 1995, 91 (5): 1432-1443.
[34] Rajala U, Laakso M, Päivänsalo M, et al. Low insulin sensitivity measured by both quantitative insulin sensitivity check index and homeostasis model assessment method as a risk factor of increased intima-media thickness of the carotid artery. J Clin Endocrinol Metab, 2002, 87 (11): 5092-5097.
[35] van den Munckhof ICL, Jones H, Hopman MTE, et al. Relation between age and carotid artery intima-medial thickness: a systematic review. Clin Cardiol, 2018, 41 (5): 698-704.
[36] Qasim A, Mehta NN, Tadesse MG, et al. Adipokines, insulin resistance, and coronary artery calcification. J Am Coll Cardiol, 2008, 52 (3): 231-236.
[37] Meigs JB, Larson MG, D' Agostino RB, et al. Coronary artery calcification in type 2 diabetes and insulin resistance: the Framingham Offspring Study. Diabetes Care, 2002, 25 (8): 1313-1319.
[38] Škrha J, Šoupal J, Prázny M. Glucose variability, HbA1c and microvascular complications. Rev Endocr Metab Disord, 2016, 17 (1): 103-110.
[39] Wu N, Shen H, Liu H, et al. Acute blood glucose fluctuation enhances rat aorta endothelial cell apopto-

sis, oxidative stress and pro-inflammatory cytokine expression in vivo. Cardiovasc Diabetol, 2016, 15 (1): 109.

[40] Xia J, Yin C. Glucose variability and coronary artery disease. Heart Lung Circ, 2018, 28 (4): 553-559.

[41] Rhee SY, Kim YS. The role of advanced glycation end products in diabetic vascular complications. Diabetes Metab J, 2018, 42 (3): 188-195.

[42] Schiattarella GG, Carrizzo A, Ilardi F, et al. Rac1 modulates endothelial function and platelet aggregation in diabetes mellitus. J Am Heart Assoc, 2018, 7 (8): e007322.

[43] Kuroda M, Shinke T, Sakaguchi K, et al. Association between daily glucose fluctuation and coronary plaque properties in patients receiving adequate lipid-lowering therapy assessed by continuous glucose monitoring and optical coherence tomography. Cardiovasc Diabetol, 2015, 14 (1): 78.

[44] Kuroda M, Shinke T, Otake H, et al. Effects of daily glucose fluctuations on the healing response to everolimus-eluting stent implantation as assessed using continuous glucose monitoring and optical coherence tomography. Cardiovasc Diabetol, 2016, 15 (1): 79.

[45] Posadas-Sánchez R, Angeles-Martínez J, Pérez-Hernández N, et al. The IL-10-1082 (rs1800896) G allele is associated with a decreased risk of developing premature coronary artery disease and some IL-10 polymorphisms were associated with clinical and metabolic parameters. The GEA study. Cytokine, 2018, 106: 12-18.

[46] Cirillo E, Kutmon M, Gonzalez HM, et al. From SNPs to pathways: Biological interpretation of type 2 diabetes (T2DM) genome wide association study (GWAS) results. PLoS One., 2018, 13 (4): e0193515.

[47] Silander K, Tang H, Myles S, et al. Worldwide patterns of haplotype diversity at 9p21. 3, a locus associated with type 2 diabetes and coronary heart disease. Genome Med, 2009, 1 (5): 51.

[48] Luo JQ, Ren H, Banh HL, et al. The associations between apolipoprotein E gene Epsilon2/Epsilon3/Epsilon4 polymorphisms and the risk of coronary artery disease in patients with type 2 diabetes mellitus. Front Physiol, 2017, 8: 1031.

[49] Karimpour F, Mohammadzadeh G, Kheirollah A, et al. Association of I405V polymorphism of colesteryl ester transfer protein gene with coronary artery disease in men with type 2 diabetes. ARYA Atheroscler, 2016, 12 (2): 68.

[50] Serveaux-Dancer M, Jabaudon M, Creveaux I, et al. Pathological Implications of Receptor for Advanced Glycation End-Product (AGER) Gene Polymorphism. Dis Markers, 2019, 2019: 2067353.

[51] Ross S, Gerstein HC, Eikelboom J, et al. Mendelian randomization analysis supports the causal role of dysglycaemia and diabetes in the risk of coronary artery disease. Eur Heart J., 2015, 36 (23): 1454-1462.

[52] Ahmad O S, Morris JA, Mujammami M, et al. A Mendelian randomization study of the effect of type-2 diabetes on coronary heart disease. Nat Commun, 2015, 6: 7060.

[53] Gottsäter M, Hindy G, Orho-Melander M, et al. A genetic risk score for fasting plasma glucose is independently associated with arterial stiffness: a Mendelian randomization study. J Hypertens, 2018, 36 (4): 809.

[54] Jin Z, Pu L, Sun L, et al. Identification of susceptibility variants in ADIPOR1 gene associated with type 2 diabetes, coronary artery disease and the comorbidity of type 2 diabetes and coronary artery disease. PLoS One, 2014, 9 (6): e100339.

[55] 李艳蓉，章登峰，杨帆，等. HNF1B 基因多态性与冠心病，2 型糖尿病及其共病的相关性研究. 中国心血管杂志，2018，23 (3)：232-236.

第十七章　中国老年人血脂特点分析

一、概述

国家统计局的最新数据显示，截至2018年底，我国60岁以上老年人突破2.5亿人，占总人口比重17.9%。中国也成为了世界上唯一的一个老年人口超过2亿的国家。国际上通常看法是，当一个国家或地区60岁以上老年人口占人口总数的10%，或65岁以上老年人口占人口总数的7%，即意味着这个国家或地区的人口处于老龄化社会。人口的老龄化，会带来一连串社会问题。主要表现为老年人对医疗保健、生活服务的需求突出，社会负担加重。随着社会发展，老年人越来越关注自身的健康，而现实中看病难、看病贵等问题依然有待解决，社会卫生服务体系尚不健全，所以2017年十九大报告中指出，实施健康中国战略，积极应对人口老龄化，构建养老、孝老、敬老政策体系和社会环境，推进医养结合，加快老龄事业和产业发展。健康老龄化的观念日益受到国际社会的关注。联合国提出，将健康老龄化作为全球解决老龄问题的奋斗目标。一个国家或地区的老年人中若有较大的比例属于健康老龄状态，老年人能够充分发挥作用，老龄化的负面影响得到制约或缓解，则其老龄化过程或现象就可算是健康的老龄化，或成功的老龄化。为实现健康老龄化需要社会各方面协调一致的努力，也需要老年人的积极参与。中国在这方面应当大有作为，努力为世界提供范例。如何应对人口老龄化、解决人口老龄化问题，根本在于加快经济发展，壮大国家经济实力。但是老龄化问题又有其自身的特殊性，处理得好，会成为经济社会发展的积极因素；处理不好，则可能成为制约因素。

近年来，我国心血管疾病患病率仍处于持续上升阶段，动脉粥样硬化性心血管疾病（arteriosclerotic cardiovascular disease，ASCVD）危害人类健康，导致人们生活质量下降，甚至死亡。心血管疾病死亡率居首位，高于肿瘤及其他疾病，大约每5例死亡中就有2例死于心血管疾病[1]。

流行病学研究提示心脑血管疾病及恶性肿瘤是导致我国老年人死亡的主要病因。而血脂异常是冠心病和脑卒中等心脑血管疾病的独立危险因素。需要注意的是，随着年龄增长，人群总体血脂水平有升高趋势，ASCVD的患病率和病死率亦增加，以总胆固醇（TC）或低密度脂蛋白胆固醇（LDL-C）升高为主要特点的血脂异常是ASCVD及其不良预后事件的重要独立危险因素[2]。因此，对老年人血脂异常进行综合管理对于降低心脑血管疾病的发病率和死亡率具有重要意义。老年人经济实力有限，中国人口基数大，所以医保额度并不高，医疗费用及退休金是社会对老年人主要的支出项目。掌握老年人血脂的特点以及进一步研究与临床相结合，将有效地降低致病、致死、致残率，提高生活质量，减轻社会负担，促进经济发展。

有效控制血脂异常，对我国ASCVD防控具有重要意义。鼓励民众采取健康的生活方式，是防治血脂异常和ASCVD的基本策略；对血脂异常患者，防治工作重点为提高血脂异常的知晓率、治疗率和控制率。近年来，我国成人血脂异常患者的知晓率和治疗率虽有提高，但仍处于较低水平，2010年的成年人血脂异常知晓率和治疗率及控制率调查结果显示，我国成年人血脂异常知晓率、治疗率和控制率分别为10.93%、6.84%和3.53%。年龄≥60岁居民血脂异常的知晓率、治疗率和控制率分别为18.74%、12.05%和6.94%，高于总体人群[3]。

二、血脂异常发病机制与流行病学

血脂是血清中的总胆固醇（total cholesterol，TC）、甘油三酯（triglyceride，TG）和类脂（如磷脂）等的总称，与临床密切相关的血脂主要是胆固醇和甘油三酯。在人体内胆固醇主要以游离胆固醇及胆固醇酯的形式存在；甘油三酯是甘油分子中的3个羟基被脂肪酸酯化而形成的。血脂不溶于水，必须与特殊的蛋白质即载脂蛋白（apolipoprotein，Apo）结合形成脂蛋白才能溶于血液，被运输到组织进行代谢。脂蛋白分为乳糜微粒（chylomicrons，CM）、极低密度脂蛋白（very low density lipoprotein，VLDL）、中间密度脂蛋白（intermediate-density lipoprotein，LDL）、低密度脂蛋白（low-density lipoprotein，LDL）和高密度脂蛋白（high-density lipoprotein，HDL）。此外，还有一种脂蛋白称为脂蛋白（a）[lipoprotein（a），Lp（a）]。

TC是指血液中各种脂蛋白所含胆固醇之总和。影响TC水平的主要因素有：①年龄与性别：TC水平常随年龄而上升，但70岁后不再上升甚或有所下降，中青年女性低于男性，女性绝经后TC水平较同年龄男性高；②饮食习惯：长期高胆固醇、高饱和脂肪酸摄入可使TC升高；③遗传因素：与脂蛋白代谢相关酶或受体基因发生突变，是引起TC显著升高的主要原因[3]。

TG水平受遗传和环境因素的双重影响，与种族、年龄、性别以及生活习惯（如饮食、运动等）有关。与TC不同，TG水平个体内及个体间变异大，同一个体TG水平受饮食和不同时间等因素的影响，所以同一个体在多次测定时，TG值可能有较大差异。人群中血清TG水平呈明显正偏态分布。

胆固醇占LDL比重的50%左右，故LDL-C浓度基本能反映血液LDL总量。影响TC的因素均可同样影响LDL-C水平。LDL-C增高是动脉粥样硬化发生、发展的主要危险因素。LDL通过血管内皮进入血管壁内，在内皮下层滞留的LDL被修饰成氧化型LDL（oxidized low density lipoprotein，OX-LDL），巨噬细胞吞噬OX-LDL后形成泡沫细胞，后者不断增多、融合，构成动脉粥样硬化斑块的脂质核心。动脉粥样硬化病理虽表现为慢性炎症性反应特征，但LDL很可能是这种慢性炎症始动和维持的基本要素。一般情况下，LDL-C与TC相平行，但TC水平也受HDL-C水平影响，故最好采用LDL-C作为对ASCVD危险性评估的指标。

临床常规检验提供的血脂参数包括TC、HDL-C、LDL-C、VLDL-C与TG。流行病学与观察性研究发现，LDL-C水平与ASCVD的发病风险密切相关[3]。随着LDL-C水平增高，ASCVD的发病率与致死致残率也增高。近年先后结束的大量研究证实，LDL是致动脉粥样硬化病变的基本因素。鉴于LDL在ASCVD发生的病理生理机制中的核心作用，并且大量随机化临床研究也证实降低LDL-C可显著减少ASCVD事件风险，因此在降脂治疗中，应将LDL-C作为主要干预靶点。同时，近年来日渐增多的证据显示，VLDL与ASCVD的发病风险也密切相关，因而VLDL-C应成为降胆固醇治疗的另一个可能目标。LDL-C与VLDL-C统称为非HDL-C，二者包括所有致动脉粥样硬化性脂蛋白中的胆固醇，因此非HDL-C可作为LDL-C的替代指标。临床上，非HDL-C数值由TC减去HDL-C而获得。

血脂异常尤其是LDL-C升高是导致ASCVD发生、发展的关键因素。大量临床研究反复证实，无论采取何种药物或措施，只要能使血清LDL-C水平下降，就可稳定、延缓或消退动脉粥样硬化病变，并能显著减少ASCVD的发生率、致残率和死亡率。国内外血脂异常防治指南均强调，LDL-C在ASCVD发病中起着核心作用，提倡以降低血清LDL-C水平来防控ASCVD[4]。

HDL能将外周组织如血管壁内胆固醇转运至肝进行分解代谢，即胆固醇逆转运，可减少胆固醇在血管壁的沉积，起到抗动脉粥样硬化作用。因HDL中胆固醇含量比较稳定，故目前多通过检测其所含胆固醇的量，间接了解血中HDL水平。HDL-C高低也明显受遗传因素影响。严重营养不良者伴随血清TC明显降低，HDL-C也低下。肥胖者HDL-C也多偏低。吸烟可使HDL-C下降。糖尿病、肝炎和肝硬化等疾病可伴有低HDL-C。高TG血症患者往往伴有低HDL-C。而运动和少量饮酒会升高HDL-C。大量流行病学资料表明，血清HDL-C水平与ASCVD发病危险呈负相关。

流行病学调查显示，LDL-C和TG也存在随年龄增长而逐渐升高的情况。此外，不同于欧美国家，我国老年人群的TC、LDL-C和TG以轻、中度增高多见，平均水平低于同年龄段西方国家老年人[5]。

2010年一项覆盖了我国31个省市，包含90 395例成年人的横断面调查[6]显示，年龄≥60岁的老年人群平均血清TC水平（4.33 mmol/L±1.09 mmol/L）高于45～59岁年龄段人群（4.29 mmol/L±1.11 mmol/L）和18～44岁年龄段人群（3.86 mmol/L±1.08 mmol/L）。

另一项国内研究[7]针对1382例60岁以上老年人空腹外周静脉血的血清TC、TG、HDL-C、LDL-C和血糖进行分析，结果显示女性血脂4项指标均高于男性，血糖无性别间差异；60～70岁组女性的血糖、70～80岁组女性的TC、TG、HDL-C、LDL-C以及80岁以上组女性的TC、HDL-C和LDL-C均高于男性，女性的综合TG异常检出率高于男性。

一般男性人群的血糖、TC和TG水平随年龄增长先呈逐渐增高趋势，50～59岁时达高峰，之后呈下降趋势；HDL-C水平随年龄增长先呈下降趋势，50～59岁时降至最低后又呈上升趋势，在对于青年人群急性心肌梗死的研究中[8]也发现，在>60岁男性人群中，随年龄增长，血脂水平降低，老年男性的TC及LDL-C水平低于青年男性。而女性随年龄增长，高TC血症和高LDL-C血症发生率逐渐增加[6,9]。老年人群中男性与女性血脂水平有明显差异，应引起足够重视[10]。

在全年龄阶段，血糖、TC、TG和LDL-C水平从20～30岁起逐年呈缓慢上升趋势，50～60岁达高峰，60岁后呈逐年下降趋势，总体呈现出一个较平坦的抛物线状变化趋势；HDL-C水平在青少年期最高，随年龄增长而逐步下降，50～60岁达最低，60岁后趋于稳定或缓慢上升。由于各研究对象存在一定差异，各研究结果之间也存在部分差异。可能与人体的代谢功能和生活行为状况有关。

30岁前，主要属于生长成熟期，机体代谢旺盛，活力最高，营养物质消耗也最多，血糖和TC、TG、LDL-C水平维持于正常、相对较低水平。30～60岁属于工作期，承受压力较大，社会交往较多，生活规律性下降，容易饮食过度，体育锻炼较少，机体代谢能力也较前期逐步下降，对营养物质的需求也开始下降，所以血糖及TC、TG、LDL-C水平可能会呈现上升趋势。60岁后，尽管机体代谢功能进一步下降，但工作压力减少，社会交往有所减少，生活趋于规律和稳定，饮食不节的现象减少，体育锻炼时间增多，自我保健意识也开始增强，有利于血糖、血脂的控制；另一方面，高血糖、高血脂大多在60岁前已被发现和控制，60岁后新发高血糖和高血脂所占比例较小，所以60岁后的血糖、TC、TG以及LDL-C水平会趋于稳定或逐步下降。而HDL-C水平在整个生命过程中呈现的“两头高、中间低”的现象，可能与HDL-C本身的特性以及其与其他血脂成分的相互作用有关，具体原因尚需进一步研究。60岁后，血糖、血脂等水平整体趋于缓慢下降，但不能放松对血糖、血脂等危险因素的检测与控制[11]，调控力度应随年龄增长而下降，尤其是对80岁以上的高龄老年人，降糖、降脂治疗要慎重，力度不应过大。

三、治疗

（一）老年人血脂异常的非药物治疗

《中国成人血脂异常防治指南（2016修订版）》指出[3]，治疗性生活方式改变也是血脂异常管理的重要组成部分。其要点主要包括：①在满足人体正常代谢必需营养需要的基础上，控制总能量的摄入；②摄入营养要素的构成比例要合理；③坚持强度适中的体力运动；④戒烟；⑤限制饮酒；⑥保持合适体质量。

有效减少TC、TG、LDL-C饮食可使血液中除肝等内源性来源之外的胆固醇减少，适当体力运动则可促进血液中胆固醇的代谢，两者都是血脂异常治疗的基础措施。LDL-C水平与冠心病风险呈正相关，在一定程度上，体内LDL水平增高可能是导致动脉粥样硬化形成以及心血管疾病发生的必要条件，因此降低LDL-C是血脂治疗的主要目标。

研究结果[3]显示，生活方式干预能有效降低血脂异常患者的TC、TG以及LDL-C水平，是有效的血脂管理方式。最近研究结果表明，对于血脂异常患者，适当的生活方式干预能起到类似降脂药的效果，且费用低无副作用，值得推广。根据亚组分析可知长期干预后血脂指标变化幅度较短期干预更大，短期干预效果较不稳定。进行生活方式干预时，应注重提高患者依从性，强调长期甚至终身干预。因此当今各国应用的指南仍以LDL-C为主要靶点[12]，采取的生活方式干预措施例如低脂饮食、低碳水化合物饮食也都以降低LDL-C为主要目标。目前已被证实有效的生活方式干预的基础模式为治疗性生活方式干预（TLC）。现今人群干预中使用的生活方式干预方案在TLC的基础上发展出了更丰富多样的干预方式，如纳入文献中的心理干预等。生活方式治疗应包括以下内容：①控制饮食中胆固醇的摄入[13]。饮食中胆固醇摄入量＜200 mg/d，饱和脂肪酸摄入量不超过总热量的10%，反式脂肪酸不超过总热量的1%。增加蔬菜、水果、粗纤维食物、富含脂肪酸的鱼类的摄入。食盐摄入量控制在＜6 g/d。限制饮酒（酒精摄入量男性＜25 g/d，女性＜15 g/d）。②增加体力运动。每日坚持30～60 min的中等强度有氧运动，每周至少5天。需要减重者还应继续增加每周运动时间。③维持理想体质量。通过控制饮食中总热量摄入以及增加运动量，将体重指数维持在＜25 kg/m²。超重或肥胖者减重的初步目标为体质量较基线降低10%。④控制其他危险因素。对于吸烟的患者，戒烟有助于降低ASCVD危险水平。

一些轻度或低危的血脂异常患者，经有效生活方式干预可将其血脂参数控制在理想范围内。即便需用药物治疗者，积极有效的生活方式治疗也有助于减少用药剂量。同时，强化生活方式干预不仅有助于降低胆固醇水平，还可对血压、血糖以及整体心血管健康状况产生有益的影响，有效降低ASCVD的发病风险。生活方式治疗应作为血脂异常管理以及预防ASCVD的核心策略。

（二）药物治疗

1. 调脂药物种类

目前我国临床常用的调脂药物主要包括他汀类、贝特类、烟酸类以及胆固醇吸收抑制剂等。在上述各类药物中，他汀类药物具有最充分的随机化临床研究（RCT）证据，是被RCT证实可显著改善患者预后的调脂药物。研究显示，对于伴或不伴胆固醇升高的心血管高危人群，他汀类药物可有效降低ASCVD的发生率和总死亡率，因而被视为防治心血管疾病的核心药物。贝特类与烟酸类药物一直广泛应用于临床。这两类药物不仅能够显著降低TG、升高HDL-C水平，还可中等程度降低LDL-C水平。然而近年来先后结束的数项随机化临床研究发现，贝特类与烟酸类药物虽可降低TG并升高HDL-C，却未能显著减少受试者主要心血管终点事件与全因死亡率。因此，不推荐首选这两类药物用于血脂异常药物干预。建议LDL-C基线值较高不能达标者至少使LDL-C降低50%；极高危者LDL-C基线值已在基本目标值以内，LDL-C仍应降低30%左右。目前，他汀类药物的地位仍然不可动摇。根据国人血脂异常的特点，首选中等强度他汀类治疗。若他汀类不耐受或不达标者，可与其他调脂药物（如依折麦布）联合应用，可获得安全有效的调脂效果。

2. 他汀类药物应用

我国人群血脂水平随年龄增长而升高，但与西方人群不同，我国老年人的血脂水平以轻中度升高为主。因此，我国老年人的降脂治疗不能照搬国外的血脂治疗指南。老年患者使用他汀类药物应从小或中等剂量开始，之后根据他汀类药物疗效调整剂量。对于急性冠脉综合征等极高危患者，可使用中等剂量他汀类药物，尽快使血脂达标。

如无特殊原因或禁忌证存在，临床医师应鼓励老年血脂异常患者，尤其是合并多种ASCVD危险因素的老年人坚持服用他汀类药物。如在服药过程中出现较严重不良反应，可以考虑减少药物剂量，更换副作用较小的他汀类药物，或隔日用药。老年ASCVD患者使用他汀类药物应从小或中等剂量开始，随后根据调脂效果调整剂量，以减少不良反应的发生，多数老年患者使用小或中等剂量他汀类药物即可获得血脂达标。对于极高危患者（如ACS患者）应使用中等剂量他汀类药物，使血脂尽快达标。老年人多伴随生理性肌肉萎缩和肌力减弱，在这种背景下，他汀类药物引起肌肉不良反应的可能性升高，甚至有可能导致老年患者出现肌肉无力，使跌倒风险增高。因此，老年人使用他汀类药物前，应充分评估调脂治疗的风险和获益情况。随着年龄增长，老年人多伴随不同程度的肝肾功能减退，且常服用多种药物，发生药物间相互作用的可能性大，所以应尽量选择具有不同代谢途径的药物。不应因高龄（年龄≥80岁）而惧怕使用他汀类药物。对待高龄老人，应个体化用药，综合评估患者的肝肾功能情况、伴随疾病种类、目前正在服用药物情况和预期寿命等，充分权衡调脂治疗的利弊，积极稳妥地选择最恰当的药物进行治疗。

老年人在使用他汀类药物治疗前应认真评估ASCVD危险因素，权衡他汀类药物治疗的获益/风险，根据个体特点确定他汀类药物治疗的目标。大量临床研究已证实，老年人应用常规剂量他汀类药物的安全性良好。但老年人使用他汀类药物应密切监测不良反应，观察有无肌痛、乏力、消化道症状等。定期复查血脂、肝酶、肌酶及肾功能。肝酶异常是他汀类药物最常见的不良反应，但谷丙转氨酶升高＞3倍正常上限的发生率仅为0.5%～2.0%。他汀类药物治疗诱发老年人相关肌肉症状的发生率为0.8%～13.2%。老年、瘦弱女性、肝肾功能异常、多病共存、多药联用、围术期患者易发生他汀类药物相关疾病。老年人使用他汀类药物应同时认真评估肾功能，依据肾小球滤过率调整药物剂量。他汀类药物有增加新发糖尿病的风险，但他汀类药物治疗可使心血管疾病高危患者获益，而新发糖尿病的风险远低于其心血管获益。

大于80岁高龄老年人常患多种慢性疾病需服用多种药物，要注意药物间的相互作用和不良反应；高龄患者大多有不同程度的肝肾功能减退，调脂药物剂量的选择需要个体化，起始剂量不宜太大，应根据治疗效果调整调脂药物剂量并监测肝肾功能和肌酸激酶。因尚无高龄老年患者他汀类药物治疗靶目标的随机对照研究，对高龄老年人他汀类药物治疗的靶目标不做特别推荐。现有研究表明，高龄老年高胆固醇血症合并心血管疾病或糖尿病患者可从调脂治疗中获益。

临床上应根据患者具体情况确定个体化的他汀类药物用药剂量，在追求LDL-C和（或）非HDL-C达标的前提下，需考虑安全性、耐受性和治疗费用。与白种人比较，我国人群平均胆固醇水平较低。中国国家糖尿病和代谢紊乱研究表明，我国居民平均TC水平为4.72 mmol/L，明显低于欧美国家居民。我国大多数患者经过中等强度（可使LDL-C平均降低30%～50%）甚至低强度（可使LDL-C平均降低＜30%）的他汀类药物治疗即可使LDL-C达标。此外，我国人群对于高强度他汀类药物治疗的耐受性较白种人差，因此国外降胆固醇治疗新指南积极推荐的高强度他汀治疗策略不适用于我国。在保证LDL-C和（或）非HDL-C达标的前提下，使用合理剂量的他汀类药物有助于以更合理的经济学代价获取最佳疗效/安全性平衡。临床上，少数患者可能不能耐受常规剂量的他汀类药物治疗，此时可考虑以下措施[14]：①更换另一种药代动力学特征不同的他汀类药物；②减少他汀类药物剂量或改为隔日一次用药；③换用其他种类药物（如依折麦布）替代；④单独或联合使用贝特类或烟酸缓释剂；⑤进一步强化生活方式治疗；⑥若患者需使用但不能耐受大剂量他汀类药物治疗，可用中小剂量他汀类药物联合依折麦布。

3. 新型调脂药物

近年来在国内外已有3种新型调脂药物被批准临床应用，包括微粒体TG转移蛋白抑制剂、Apo B100合成抑制剂和前蛋白转化酶枯草溶菌素9/kexin9型（PCSK9）抑制剂。其中前蛋白转化酶枯草溶菌素9/kexin9型（PCSK9）抑制剂已在国内临床开始使用。PCSK9是2003年发现的一个与常染色体显性高胆固醇血症相关的新基因，该基因属于前蛋白转化酶家族，编码神经细胞凋亡调节转化酶-1（NARC-1）蛋白，PCSK9是肝合成的分泌型丝氨酸蛋白酶，可促进神经细胞分化再生，研究表明其可通过介导降解肝细胞表面的LDL受体（LDLR），与LDLR结合并使其降解，间接影响血浆LDL的水平，从而减少LDLR对血清LDL-C的清除，引起家族性高胆固醇血症（FH）。除此之外，PCSK9通过其他多种途径参与动脉粥样硬化（AS）发生发展的过程，因此，对于PCSK9的全面认识为我们治疗AS提供了新的方向。通过抑制PCSK9，可阻止LDLR降解，促进LDL-C的清除。PCSK9抑制剂以PCSK9单克隆抗体发展最为迅速，其中alirocumab、evolocumab和bococizumab研究较多。研究结果显示PCSK9抑制剂无论单独应用还是与他汀类药物联合应用均明显降低血清LDL-C水平，同时可改善其他血脂指标，包括HDL-C、Lp（a）等。欧盟医管局和美国FDA已批准evolocumab与alirocumab两种注射型PCSK9抑制剂上市，PCSK9已经成为治疗高胆固醇血症的新的药物靶点蛋白。初步临床研究结果表明，PCSK9抑制剂可使LDL-C降低40%～70%[15]，并可减少心血管事件[15-16]。至今尚无严重或危及生命的不良反应报道[17]。

他汀类药物与PCSK9抑制剂的联合应用：他汀类药物与PCSK9抑制剂联合应用已成为欧美国家治疗严重血脂异常尤其是家族性高胆固醇血症（FH）患者的联合方式，可较任何单一的药物治疗带来更大程度的LDL-C水平下降，提高达标率。除了他汀类药物治疗，PCSK9抑制剂是另一个把LDL-C降低到所需目标范围的方法，并且为那些难以容忍大剂量他汀类药物治疗的患者提供了选择。部分家族性高胆固醇血症（FH）尤其是纯合子型高胆固醇血症（HoFH）患者专家共识建议采用经生活方式加最大剂量调脂药物（如他汀类药物＋依折麦布）LDL-C 水平仍＞2.6 mmoL/L 的 ASCVD 患者加用 PCSK9 抑制剂，组成不同作用机制调脂药物的三联方案。

4. 服药依从性

服药依从性是指患者的服药行为与临床医嘱符合程度，强调患者在维持某种治疗方案时的参与性和持续性。患者服药依从性的好坏直接影响病情的发展和治疗的效果。有研究报道，受到患者的个体差异、他汀类药物特点以及治疗过程长等多种因素的影响，高脂血症的患者他汀类药物服用依从性较差。研究报道临床随访发现只有 51.67% 能够达到他汀类药物依从[18]。通过 meta 分析[15]，可找到影响我国人群服用他汀类药物依从性的因素，依据目前的研究结果认为：患者年龄、文化程度、地域来源、医疗费用、药物知识、疾病知识、医患关系、患病时程和用药时间这九个因素均会影响到患者使用他汀类和其他类别调脂药物的依从性。值得医护人员广泛关注，需采取相应对策，提高老年高脂血症患者的自我管理能力，促进其自觉按时服药，延缓病情的发展。医务人员应根据患者的具体情况，通过沟通，加强对患者的用药教育，特别是针对高龄、文化程度低、独居的老年患者，采取行之有效的护理措施，提高老年高脂血症患者他汀类药物的服药依从性。改善由患者年龄、文化程度、药物知识、疾病知识、医患关系、患病时程和用药时间这些因素导致的用药依从性问题；而国家应通过财政倾斜，发展农村地区的经济、提高农民医药费用的报销比例等政策，改善由于地域来源和医疗费用引起的依从性问题。

（李　昭）

参考文献

[1] 国家心血管病中心. 中国心血管病报告 2016. 北京：中国大百科全书出版社，2017.

[2] 中国心血管病预防指南（2017）写作组，中华心血管病杂志编辑委员会. 中国心血管病预防指南（2017）. 中华心血管病杂志，2018，46（1）：10-25. doi：10. 3760/cma. j. issn. 0253-3758. 2018. 01. 004

[3] 中国成人血脂异常防治指南修订联合委员会. 中国成人血脂异常防治指南（2016 年修订版）. 中华心血管病杂志，2016，44（10）：833-853. doi：10. 3760/cma. j. issn. 0253-3758. 2016. 10. 005.

[4] 2014 年中国胆固醇教育计划血脂异常防治建议专家组. 2014 年中国胆固醇教育计划血脂异常防治专家建议. 中华心血管病杂志，2014，42（8）：633-636. doi：10. 3760/cma. j. issn. 0253-3758. 2014. 08. 003

[5] 曹剑. 老年人血脂异常的管理. 中华老年心脑血管病杂志，2019，21（3）：225-227. doi：10. 3969/j. issn. 1009-0126. 2019. 03. 001

[6] 李剑虹，米生权，李镒冲，等. 2010 年我国成年人血脂水平及分布特征. 中华预防医学杂志，2012，46（7）：607-612. doi：10. 3760/cma. j. issn. 0253-9624. 2012. 07. 007

[7] 曾婧，刘文艳，唐晓君，等. 重庆市某社区老年人血脂血糖水平分析. 现代预防医学，2012，39（15）：3852-3854.

[8] 李昭，李志忠，黄觊，等. 青年男性急性心梗危险因素及冠脉病变特点. 中华急诊医学杂志，2012，21（6）：642-647. doi：10. 3760/cma. j. issn. 1671-0282. 2012. 06. 020

[9] 李昭，李志忠. 青年女性急性心肌梗死的危险因素及冠状动脉病变特点. 中华心血管病杂志，2012，40（3）：225-230. doi：10. 3760/cma. j. issn. 0253-3758. 2012. 03. 010

[10] 李昭，李南. 不同性别老年急性心肌梗死患者血脂特点及其与冠状动脉病变的关系. 中华实用诊断与治疗杂志，2015，29（8）：745-748. doi：10. 13507/j. issn. 1674-3474. 2015. 08. 007.

[11] 汪海娅，方宁远. 老年高脂血症的诊治和管理. 中华老年病研究电子杂志，2017，4（2）：35-38. doi：10. 3877/cma. j. issn. 2095-8757. 2017. 02. 006

[12] Jacobson TA. National lipid association recommendations for patient centered management of dyslipidemia：part 1-full report，J Clin Lipidol，2015，9（2）：129-69. doi：10. 1016/j. jacl. 2015. 02. 003.

[13] 中国营养学会. 中国居民膳食指南（2016 版）. 北京：人民卫生出版社，2016.

[14] 李灵艳，乔静. 老年高脂血症患者他汀类药物使用的依从性及其相关因素研究. 中华现代护理杂志，2018，24（1）：95-98. doi：10. 3760/cma. j. issn. 1674-2907. 2018. 01. 020

[15] Stein EA，Mellis S，Yancopoulos GD，et al. Effect of a monoclonal antibody to PCSK9 on LDL cholesterol. N End J Med，2012，366（12）：1108-1118. DOI：10. 1056/NEJMoall05803.

[16] Sabatine MS，Giugliano RP，Wiviott SD，et al. Efficacy and safty of evolocumab in reducing lipids and

cardiovascular events. N Engl J Med, 2015, 372 (16): 1500-1509. DOI: 10.1056/NEJMoa1500858.

[17] Robinson JG, Farnier M, Krempf M, et al. Efficacy and safety of alirocumab in reducing lipids and cardiovascular events. N Engl J Med, 2015, 372 (16): 1489-1499. DOI: 10.1056/NEJMoa1501031.

[18] 吴沁，陈晓晓，杜亚平，等. 生活方式干预对血脂异常患者血脂指标影响的 Meta 分析. 中华老年医学杂志，2017，36 (5): 583-588. doi: 10.3760/cma.j.issn.0254-9026.2017.05.026

第十八章　慢性阻塞性肺疾病诊治进展

慢性阻塞性肺疾病（chronic obstructive pulmonary disease，COPD，简称慢阻肺）是世界范围内的公共卫生挑战，多发生于中老年人，是老年人患病和病死的主要原因。其严重影响着患者的生活质量，其高致残率、高病死率给患者及社会带来巨大的经济负担。从世界来看，由于人群持续暴露于慢阻肺的危险因素以及人口的老龄化，未来十年慢阻肺的负担将继续升高。尽管目前吸入糖皮质激素对慢阻肺患者气道炎症有很大缓解作用，但老年人慢阻肺控制现状仍不理想。造成这一现象的原因除了吸入激素本身的效力外，也应重视所用吸入装置的传输效率以及吸入技术的掌握对临床疗效产生的影响。同时老年人常存在多种合并症，药物的副作用及其相互作用应得到重视。

本章将从慢阻肺的定义、流行病学、病因、危险因素、发病机制、病理学表现、病理生理学改变、临床表现、实验室检查及其他监测指标、诊断与鉴别诊断、综合评估、治疗等方面详细阐述慢性阻塞性肺疾病的诊治过程。

一、定义

慢阻肺是一种可以预防和治疗的常见疾病，其特征为持续存在的呼吸道症状和气流受限，而呼吸道症状和气流受限是由有害颗粒或气体暴露引起的气道和（或）肺泡异常而导致的。

慢性气流受限是慢阻肺的特征，由小气道疾病（阻塞性支气管炎）和肺实质破坏（肺气肿）共同引起，二者在不同患者中所占比重不同（图 18-1）。这些变化并不总是同时出现，但随时间以不同的速度进展。慢性炎症导致气道结构改变、小气道狭窄和肺实质的破坏，从而导致肺泡与小气道的附着丧失以及肺弹性回缩力的降低；随即，这些改变又会极大地削弱气道在呼气时保持开放的能力。小气道损伤同样参与气流受限的发生，而黏膜纤毛功能失调则是本疾病的一个典型特点。用于检测气流受限的肺量计普遍用于肺功能检查，具有重复性好的特点。

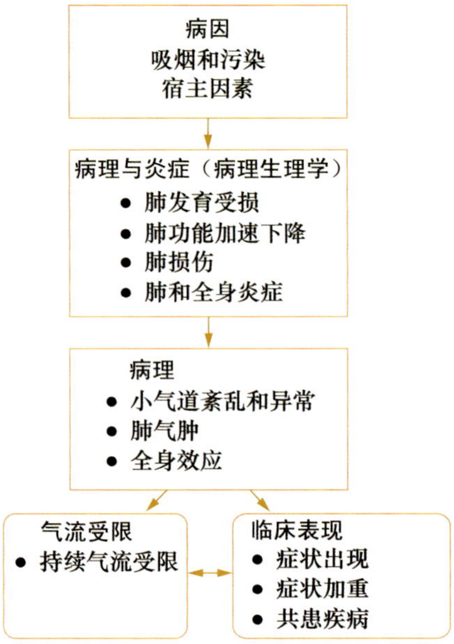

图 18-1　导致慢阻肺气流受限和临床表现的病因、病理生理学和病理学

二、流行病学

慢阻肺是一种严重危害人类健康的常见病、多发病，严重影响患者的生命质量，病死率较高，并给患者及其家庭以及社会带来沉重的经济负担。我国对 7 个地区 20 245 名成年人进行调查，结果显示 40 岁以上人群中慢阻肺的患病率高达 8.2%。

据“全球疾病负担研究（The Global Burden of Disease Study）”估计，2020 年慢阻肺将位居全球死亡原因的第 3 位。世界银行和世界卫生组织的资料表明，至 2020 年，慢阻肺将位居世界疾病经济负担的第 5 位[1]。

基于阻塞性肺疾病负担研究和其他大型流行病学研究，据统计 2010 年慢阻肺患者达 3.84 亿，全球的发病率为 11.7%[2]。全球每年约 300 万人死于慢阻肺[3]。随着发展中国家吸烟率越来越流行，高收入国家老龄化加剧，预计慢阻肺的发病率在未来的 30 年内会持续上升，到 2030 年可能每年有超过 450 万人死于慢阻肺和相关疾病[4-5]。

三、病因

慢阻肺是遗传因素-环境因素经过复杂的相互作用导致的结果。吸烟是慢阻肺主要的环境危险因素，然而即便是重度吸烟者，他们一生中罹患慢阻肺的比例仍低于 50%。遗传可能在改变吸烟慢阻肺患者的风险中起到重要作用，也可能存在其他相关的危险因素。例如，性别可能影响个体是否吸烟，或经历一定的职业或环境暴露；社会经济状态可能与婴儿的出生体重（会影响肺的生长与发育，进而对疾病的易感性产生影响）有联系；存活时间越久则暴露于危险因素的时间越长。这些危险因素之间的关系与相互作用仍需进一步研究。

（一）遗传因素

先天性 α1 抗胰蛋白酶缺乏是遗传性危险因素之一[6]，它是血液循环中一种主要的蛋白酶抑制剂。在吸烟的重度慢阻肺患者人群中，已观察到气流阻塞具有显著的家族性风险，这提示遗传因素与环境因素可能共同影响对本病的易感性。单一基因，例如基因编码的金属基质蛋白酶 12（MMP 12）基因，已被认为与肺功能下降相关[5]。一些全基因组相关研究已经开始将遗传位点和慢阻肺表型［或第 1 秒用力呼气容积（FEV1）或 FEV1/用力肺活量（FVC）表型］进行关联。

（二）年龄和性别

年龄是慢阻肺的危险因素，但尚不清楚是正常衰老本身会导致慢阻肺还是年龄反映了生存期暴露积累总量。一些研究提示，女性较男性对烟草的作用更加敏感，相同吸烟量会导致女性患上更严重的疾病。这种观点已经在动物研究和人的病理标本中证实，显示在相同的吸烟暴露下，与男性慢阻肺患者相比，女性慢阻肺患者的小气道病变更重。

（三）肺生长与发育

任何在孕期和儿童期影响肺生长的因素（低出生体重、呼吸道感染等）都可能增加个体发生慢阻肺的风险。肺功能的最大测定值降低（通过肺功能检查），可识别出那些可能发展成为慢阻肺的高危人群。一项最近的研究评估三个纵向队列研究发现约 50% 患者发展为慢阻肺是由于 FEV1 随时间加速下降，另外 50% 发展为慢阻肺是由于异常的肺生长和发育（肺功能正常的下降见图 18-2）[7]。

（四）颗粒物暴露

1. 吸烟

吸烟是目前最常见的导致慢阻肺的危险因素。

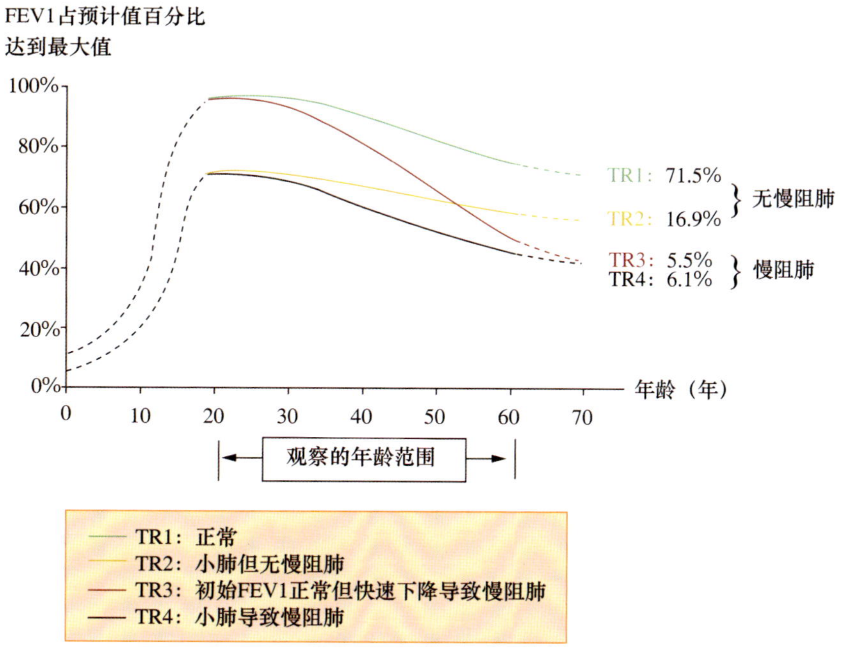

图 18-2 FEV1 随时间的进展

注：小肺指发育不完全的肺

与不吸烟者相比，吸烟者出现呼吸症状和肺功能的异常率较高，每年FEV1年下降率较快，慢阻肺相关的死亡率较高。其他类型的烟草（如烟斗、雪茄、水烟）和大麻也同样是慢阻肺的危险因素。被动吸烟（又称为环境性吸烟，ETS）也会导致呼吸道症状及慢阻肺的发生，这是由于吸入的颗粒物和气体增加了肺的总负担。有研究表明，电子烟可以改变吸烟者的肺固有免疫反应，增加中性粒细胞炎性反应和黏蛋白的分泌，吸电子烟者出现了与吸烟者气道类似的病理改变[8]。这对使用电子烟作为辅助戒烟策略提出了挑战。

2. 职业暴露、化学物质和大气污染

职业性暴露是慢阻肺中被低估的一个危险因素，当职业性粉尘（二氧化硅、煤尘、棉尘和蔗尘等）及化学物质（烟雾、过敏原、工业气和室内空气污染等）的浓度过大或接触时间过久，均可导致慢阻肺的发生。接触某些特殊物质、刺激性物质、有机粉尘及过敏原也可使气道反应性增加。室内空气污染（如木材、动物粪便、农作物残梗、煤炭以明火或在通风功能不佳的火炉中燃烧）也是慢阻肺的一个重要危险因素。室外大气污染对已有心肺疾病的个体很有害，同样增加肺吸入的颗粒总量。来自中国广州呼吸疾病研究所的一项横断面研究证实，大气颗粒物浓度和慢阻肺患病率、肺功能下降密切相关[9]，为预防慢阻肺提供了来自中国的研究证据。

（五）社会经济状态

有确凿的证据显示慢阻肺的发生风险与社会经济状态呈负相关[7]。但尚不清楚这一模式是否反映了暴露于室内和室外空气污染、人口拥挤、缺乏营养、感染或其他与低社会经济状态相关的因素。

（六）哮喘与气道高反应性

哮喘可能是发生气流受限和慢阻肺的危险因素之一。气道高反应在临床上可不被诊断为哮喘而独立存在，其在普通人群研究中显示作为慢阻肺和呼吸死亡率的独立危险因素，对于轻度慢阻肺患者也提示存在肺功能进一步下降的危险。

（七）慢性支气管炎

慢性支气管炎可增加慢阻肺急性加重发作次数和严重急性加重的风险。

（八）感染

已有研究发现儿童期重度呼吸道感染病史与成人期肺功能下降及呼吸道症状增加相关。对感染的易感性在慢阻肺急性加重期有重要作用。

四、病理、发病机制、病理生理

慢阻肺的发病机制尚未完全明了，吸入有害颗粒或气体可引起肺内氧化应激、蛋白酶和抗蛋白酶失衡及肺部炎性反应。慢阻肺患者肺内炎性细胞以肺泡巨噬细胞、中性粒细胞和CD8＋T细胞为主，激活的炎性细胞释放多种炎性介质，包括白三烯B4、IL-8、肿瘤坏死因子-α（TNF-α）等，这些炎性介质能够破坏肺的结构和（或）促进中性粒细胞炎性反应。自主神经系统功能紊乱（如胆碱能神经受体分布异常）等也在慢阻肺的发病中起重要作用。

（一）病理

COPD特征性的病理学改变存在于气道、肺实质和肺血管。在中央气道，炎性细胞浸润表层上皮，黏液分泌腺增大和杯状细胞增多使黏液分泌增加。在外周气道内，慢性炎性反应导致气道壁损伤和修复的过程反复发生。修复过程导致气道壁结构重塑，胶原含量增加及瘢痕组织形成，这些病理改变造成气道狭窄，引起固定性气道阻塞。

慢阻肺患者典型的肺实质破坏表现为小叶中央型肺气泡，涉及呼吸性细支气管的扩张和破坏。病情较轻时这些破坏常发生于肺的上部区域，但随着病情的发展，可弥漫分布于全肺并破坏毛细血管床。

慢阻肺的肺血管改变以血管壁增厚为特征，内膜增厚是最早的结构改变，接着出现平滑肌细胞增生肥大、蛋白质多糖和胶原的增多，进一步使血管壁增厚。慢阻肺晚期继发肺源性心脏病（肺心病），部分患者可见于多发性肺细小动脉原位血栓形成。

（二）发病机制

慢阻肺患者的呼吸道炎症表现为呼吸道对香烟、烟雾等慢性刺激物的正常炎症反应产生了变化。虽然这种放大的炎症作用机制仍不清楚，但可能与遗传相关。患者不吸烟情况下也可以发展为慢阻肺，这些患者的炎症反应本质尚不清楚。氧化应激及蛋白酶增多可进一步调节肺内炎症。这些机制综合作用引起慢阻肺的特征性改变。肺组织炎症在戒烟后仍会持续，虽然可能是由于自身抗原及持续存在的微生物发挥作用，但具体机制尚不明确。

1. 氧化应激

氧化应激可能是慢阻肺重要的放大机制。氧化应激的生物标志物（如过氧化氢、8-异前列腺素）在慢阻肺患者呼出气冷凝液、痰、体循环中浓度升高。慢阻肺急性加重时，氧化应激进一步加重。氧化剂由香烟及其他吸入颗粒刺激产生，并通过巨噬细胞和中性粒细胞等活化的炎症细胞释放出来。慢阻肺患者中，也可能存在内源性抗氧化剂的减少。

2. 蛋白酶-抗蛋白酶失衡

蛋白酶可降解结缔组织，后者与之相反。慢阻肺患者有几种源自炎症细胞及上皮细胞的蛋白酶会升高。蛋白酶介导弹性蛋白的破坏，后者是肺实质中重要的结缔组织成分，这种破坏是肺气肿的重要特征。

3. 炎性细胞

慢阻肺主要以外周气道、肺实质和肺血管中增加的巨噬细胞为特征，同时还伴有活化的中性粒细胞和包括 Tc1、Th1、Th17、ILC3 的淋巴细胞。一些患者也可能出现嗜酸性粒细胞、Th2 或 ILC2 细胞增加，尤其是临床上和哮喘有重叠时。这些炎症细胞和上皮细胞及其他结构细胞一起释放多种炎症介质。

4. 炎症介质

慢阻肺患者中大量的炎症介质增高，吸引循环中的炎症细胞（趋化因子），放大炎症过程（促炎因子）及诱导结构改变（生长因子）。发表于 Am J Respir Crit Care Med 的研究发现，慢阻肺既往吸烟者小气道局部免疫球蛋白 A（immunoglobulin，IgA）分泌不足，驱动细菌移位，促进核因子 κB（nuclear factor-κB，NF-κB）增加，巨噬细胞和中性粒细胞浸润，从而导致小气道炎症和气道重塑。肺气肿可以促进血管结构紊乱，但血管内皮功能紊乱及病理改变是否可以发生于肺气肿之前，CT 肺灌注成像检查有助于明确这一问题。即使在轻度慢阻肺患者或易患肺气肿的吸烟者中，肺微血管血流也有显著异常，与慢阻肺进程恶化相关[10]。

5. 细支气管炎周围和间质性纤维化

在吸烟者或有气道炎症的慢阻肺患者中发现有过量的生长因子产生。炎症可先于纤维化发生或是由于气道壁反复损伤本身导致肌纤维组织过度产生，从而促进小气道气流受限，最终闭塞，继发肺气肿。

6. 慢阻肺与哮喘炎症的异同

虽然两者都与呼吸道的慢性炎症相关，但在炎症细胞及介质方面存在差异。部分慢阻肺患者存在与哮喘一致的临床表现，可能合并嗜酸性粒细胞升高的混合炎症模式。

（三）病理生理

在慢阻肺的肺部病理学改变基础上，出现相应的慢阻肺特征性病理生理学改变，包括黏液高分泌、纤毛功能失调、小气道炎症、纤维化及管腔内渗出、气流受限和气体陷闭引起的肺过度充气、气体交换异常、肺动脉高压和肺心病，以及全身的不良效应。

1. 气流受限及气体陷闭

小气道内的炎症、纤维化和渗出的程度与 FEV1、FEV1/FVC 比率减低及慢阻肺特征性的 FEV1 加速降低相关。这种外周气道受限造成了呼气相气体陷闭，引起过度充气。静态过度充气使吸气容量减少，通常和运动时动态肺过度充气相关，引起呼吸困难加重及活动耐力不足。这些因素使呼吸肌肉的内在收缩特性受损。

2. 气体交换异常

气体交换异常导致低氧血症和高碳酸血症，其发生有几种机制。总体来说，随疾病进展 O_2 和 CO_2 气体交换功能均恶化。通气量减少也可以由通气驱动下降或死腔样通气增加引起。由于气流受限严重、过度充气和呼吸肌力下降，呼吸作功增多，导致通气量减少，这将引起 CO_2 潴留。肺泡通气异常和肺血管床减少进一步加重 VA/Q（通气/血流比值）异常。

3. 黏液高分泌

黏液高分泌引起慢性咳嗽、咳痰，是慢性支气管炎的特征，但不一定与气流受限有关。黏液高分泌往往与香烟及其他有毒颗粒引起气道慢性刺激产生的杯状细胞增多及黏膜下腺体增大有关。

4. 肺动脉高压

肺动脉高压在慢阻肺病程晚期出现，主要与低氧刺激肺小动脉血管收缩有关，最终导致早期内膜增生和晚期平滑肌增生/肥大等结构改变。血管内炎症反应与气道内类似，表现为内皮细胞功能异常。肺气肿时，肺血管床减少，引起肺循环压力增高。进行性肺动脉高压可引起右心肥大，最终出现右心衰竭。

5. 急性加重

慢阻肺患者呼吸症状急性加重是细菌和病毒感

染等诱发下，气道炎症加重的特征性反应，诱发原因可能为细菌或病毒感染（可能共存）、环境污染或其他未知因素。急性加重期间肺过度充气和气体陷闭加重、呼气流量减少，使呼吸困难加重。同时VA/Q异常进一步恶化，引起低氧血症。

6. 全身表现

多数慢阻肺患者常伴随其他慢性疾病，它们具有共同危险因素，如吸烟、老龄和不能活动等，对健康状态和生存率有重要影响。气流受限，尤其是过度充气，影响心功能和气体交换。循环中的炎症介质导致骨骼肌萎缩和恶病质，诱发或加重共患疾病的发生，如缺血性心脏病、心力衰竭、骨质疏松、正细胞性贫血、糖尿病和代谢性疾病。

五、临床表现

（一）症状

慢性进行性加重的呼吸困难是慢阻肺最特征性的症状。约30%的患者可伴有咳嗽和咳痰。这些症状会出现日间变异，可先于气流受限多年而存在。有上述症状，尤其是有危险因素接触史的患者，应该详细检查，寻找潜在的病因，并采取适当的干预措施。

1. 呼吸困难

呼吸困难是慢阻肺最重要的症状，也是患者体能丧失和焦虑不安的主要原因。患者常描述为气短、气喘和呼吸费力等。早期仅在劳力时出现，之后逐渐加重，以致日常活动甚至休息时也感到气短。

2. 慢性咳嗽

慢性咳嗽通常是慢阻肺的首发症状，但这一症状常被忽视，起初咳嗽呈间歇性，以后每天或整日均有咳嗽。慢阻肺的慢性咳嗽可以不伴有咳痰，也有部分患者虽有明显气流受限，但并无咳嗽症状。

3. 咳痰

慢阻肺患者通常咳嗽时伴有少量黏液性痰。连续2年咳嗽咳痰，每年在3个月以上，如果能除外其他疾病，在流行病学上可定义为慢性支气管炎，但这一定义有些片面，并不能反映慢阻肺患者咳痰的整体情况。咳痰可以是间歇性的，可伴有加重和缓解。

4. 喘息和胸闷

喘息和胸闷在不同时间变化很大，甚至在一天之内的不同时间段也会存在变异。有些患者不用听诊，在喉部即可听见喘鸣音，有时可听到满肺弥漫性吸气相或呼吸相哮鸣音。胸闷多在活动后出现，常不能明确定位，与肋间肌等长收缩有关。如果没有喘息和胸闷症状，也不能排除慢阻肺。反之，如果有喘息和胸闷症状也不能肯定有哮喘存在。

5. 重症患者的其他症状

重度和极重度患者常有乏力、体重下降和食欲减退，这些表现对于疾病的预后有很重要的意义。由于其他疾病，如肺结核、支气管肺癌，也可出现类似表现，因此需注意加以鉴别。长时间的剧烈咳嗽，胸腔内压力会快速升高，可能会导致咳嗽性晕厥。同时剧烈咳嗽也可导致肋骨骨折，有时甚至是无症状性的。踝部水肿可能提示患者并发肺心病。同时，慢阻肺患者常合并抑郁和（或）焦虑，在询问病史时应加以重视，这些也会导致急性加重风险增加和健康状况下降。

（二）体格检查

通常当肺功能明显受损时，才会出现气流受限的体征，并且这些体征的敏感性和特异性都很低。

（1）视诊：胸廓前后径增大，肋间隙增宽，剑突下胸骨下角增宽，称为桶状胸。部分患者呼吸变浅，频率增快，严重者可有缩唇呼吸等。

（2）触诊：双侧语颤减弱。

（3）叩诊：肺部过清音，心浊音界缩小，肺下界和肝浊音界下降。

（4）听诊：两肺呼吸音减弱，呼气期延长，部分患者可闻及湿啰音和（或）干啰音。

六、实验室和其他辅助检查

1. 肺功能

肺功能检查是判断气流受限的重复性较好的客观指标，对慢阻肺的诊断、严重程度评价、疾病进展、预后及治疗反应等均有重要意义。肺功能指标应该基于年龄、身高、性别、种族等参考值进行评估。气流受限是以FEV1（第一秒用力呼气容积）和FEV1/FVC降低来确定的。FEV1/FVC是慢阻肺的一项敏感指标，可检出轻度气流受限。FEV1占预计值%是评价中、重度气流受限的良好指标，因其变异性小，易于操作，应作为慢阻肺的基本肺功能检查项目。

患者吸入支气管扩张剂后的 FEV1/FVC＜70％，可以确定为持续存在气流受限。目前已经认识到，正常情况下随着年龄的增长，肺容积和气流可能受到影响，应用 FEV1/FVC＜70％这个固定比值可能导致某些健康老年人被诊断为轻度慢阻肺，也会对＜45 岁的成年人造成慢阻肺的诊断不足。

气流受限可导致肺过度充气，使肺总量、功能残气量和残气容积增高，肺活量减低。肺总量增加不及残气容积增加的程度大，故残气容积与肺总量之比增高。肺泡隔破坏及肺毛细血管床丧失可使弥散功能受损，DLCO 降低，DLCO 与肺泡通气量之比较单纯 DLCO 更敏感。深吸气量是潮气量与补吸气量之和，深吸气量与肺总量之比是反映肺过度膨胀的指标，在反映慢阻肺呼吸困难程度甚至预测慢阻肺生存率方面具有意义。

作为辅助检查，不论是用支气管扩张剂还是口服糖皮质激素（简称激素）进行支气管舒张试验，患者在不同的时间进行支气管舒张试验，其结果可能并不相同。因此，支气管舒张试验不能预测疾病的进展，也不能可靠预测患者对治疗的反应。目前气流受限的可逆程度没有作为慢阻肺的诊断条件，也未用于哮喘和慢阻肺的鉴别诊断。

2. 胸部 X 线检查

胸部 X 线检查对于慢阻肺的诊断用处不大，但它可以除外其他一些疾病，同时可以确定患者是否存在明显的共患疾病，包括呼吸疾病（如肺间质纤维化、支气管扩张、胸膜疾病），骨骼疾病（如脊柱后侧凸），心脏疾病（如心脏扩大）。慢阻肺相关的影像学改变包括肺过度充气（侧位片膈肌低平、胸骨后气腔容积增大等），肺透亮度增加，血管纹理纤细稀少。

3. 胸部 CT 检查

胸部 CT 检查可见慢阻肺小气道病变的表现、肺气肿的表现以及并发症的表现，但其主要临床意义在于排除其他具有相似症状的呼吸系统疾病。另外，对于预计行外科或支气管镜下肺减容术者，胸部 CT 检查是很有必要的，因为判断肺气肿的分布情况是决定手术合适与否的一个重要决定因素。拟行肺移植的患者也需要行胸部 CT 检查。

4. 血气检查

对确定发生低氧血症、高碳酸血症、酸碱平衡失调以及判断呼吸衰竭的类型有重要价值。

5. α1 抗胰蛋白酶缺乏（AATD）

典型的 α1 抗胰蛋白酶缺乏的患者，常表现为发病年龄小于 45 岁和下叶为著的肺气肿，但临床也见到一些年龄偏大，肺部影像为上肺小叶中心型肺气肿的不典型患者。如血清 α1 抗胰蛋白酶浓度低于正常值的 15％～20％，则高度提示存在纯合子型 α1 抗胰蛋白酶缺乏。必要时应该同时对患者和家族成员进行筛查。

七、诊断

任何有呼吸困难、慢性咳嗽或咳痰和（或）慢阻肺危险因素暴露史的患者都应该考虑到慢阻肺的诊断（表 18-1）。对于确诊或疑似慢阻肺的新患者，必须采集详细病史。确诊慢阻肺需进行肺功能检查，使用支气管扩张剂之后 FEV1/FVC＜70％可判断患者存在气流受限，2017 年慢性阻塞性肺疾病全球倡议（GOLD）指出，考虑到某些患者多次肺功能测量时 FEV1/FVC 会存在生理性变化，若使用支气管扩张剂后 FEV1/FVC 为 60％～80％，应在另一场合再次测量予以确诊，如果使用支气管扩张剂后初始的 FEV1/FVC＜60％，则很难自发回复到 70％以上[11]。

表 18-1　诊断慢阻肺的关键点

年龄在 40 岁以上人群，如果存在以下指标，应考虑慢阻肺，并行肺功能检查。以下指标本身并不具有诊断性，但符合越多，慢阻肺的可能性越大。确诊慢阻肺有赖于肺功能检查。	
呼吸困难：	随时间进行性加重 特征性表现为活动后加重 持续存在
慢性咳嗽：	可呈间歇性，可不伴咳痰 发作性喘息
慢性咳痰：	任何形式的慢性咳痰可能提示慢阻肺
反复下呼吸道感染	
危险因素：	宿主因素（如遗传因素、先天发育异常等） 吸烟（包括当地流行的烟草制品） 家庭烹调和取暖燃料产生的烟雾 职业粉尘、蒸汽、烟雾、气体，以及其他化学物质
慢阻肺家庭史和（或）幼年因素：例如低出生体重、幼年反复呼吸道感染等	

八、鉴别诊断

一些慢性哮喘，有时凭借影像学和肺功能无法明确地和慢阻肺相鉴别。当然，哮喘和慢阻肺在部分患者中可同时存在。哮喘-慢阻肺重叠综合征（ACOS）或哮喘-慢阻肺重叠（ACO）被认为是承认两种慢性气流受限常见疾病的重叠存在，而不是一种独特的综合征。而其他大多数疾病通常比较容易和慢阻肺相鉴别（表 18-2）。

表 18-2　慢阻肺及其鉴别诊断

诊断	疾病特征
慢阻肺	中年发病； 症状缓慢进展； 多有吸烟史或其他烟雾接触史
支气管哮喘	发病早（多见于儿童时期）； 症状每天变异较大； 多于夜间和清晨发作； 可有过敏、鼻炎及湿疹存在； 可有哮喘家族史； 可伴有肥胖
充血性心力衰竭	胸部 X 线片可见心脏扩大及肺水肿； 肺功能检查显示肺容积减少，但无气流受限
支气管扩张症	大量脓痰； 常与细菌感染有关； 胸部 X 线片/CT 检查可见支气管扩张及支气管管壁增厚
肺结核	各年龄均可见； 胸部 X 线片可见肺浸润灶； 病原体检查可见结核杆菌； 结核高发地区
闭塞性细支气管炎	多于青年发病，无吸烟史； 可有类风湿关节炎或急性烟雾接触史； 可见于肺移植或骨髓移植后； 呼气相 CT 可见低密度区
弥漫性泛细支气管炎	主要见于亚裔； 多为男性，无吸烟史； 几乎均有慢性鼻窦炎； 胸部 X 线片/高分辨率 CT 检查可见弥漫分布的小叶中心型结节影和肺过度充气
以上疾病大多都有各自的特征，但并非所有患者都有以上表现。例如，无吸烟史者也可能患有慢阻肺（尤其是在发展中国家，可能其他危险因素比吸烟这一危险因素更为重要）。支气管哮喘也可在成年人，甚至老年人中起病	

九、评估

慢阻肺评估的目的在于决定患者气流受限的水平及其对患者健康状况的影响，以及未来发生不良事件的风险（如急性加重、住院或者死亡），以最终指导治疗。为了达到这些目标，慢阻肺的评估需分别考虑以下几个方面：

- 肺功能异常及其严重程度。
- 患者当前症状的性质和程度。
- 急性加重史和未来风险。
- 存在的共患疾病。

1. 气流受限严重程度分级

慢阻肺气流受限严重程度的分级见表 18-3。为了尽可能减少测定误差，所有患者均应该在吸入足够剂量的短效支气管扩张剂后进行测定（应注意，在 FEV1、症状、健康状况受损三者之间仅存在较弱的相关性，因此我们还需要对患者进行症状评估）。

表 18-3　慢阻肺气流受限严重程度的肺功能分级（基于吸入支气管扩张剂后 FEV1）

患者 FEV1/FVC＜70%：		
GOLD 1：	轻度	FEV1≥80%预计值
GOLD 2：	中度	50%≤FEV1＜80%预计值
GOLD 3：	重度	30%≤FEV1＜50%预计值
GOLD 4：	极重度	FEV1＜30%预计值

2. 症状评估

慢阻肺是一种以呼吸困难为主要特征的疾病，用改良版英国医学研究委员会问卷（mMRC）（表 18-4）作为评价呼吸困难的简单指标就足以评价患者的症状。同时，mMRC 与反映健康状况的其他指标相关性良好，并能预测远期死亡风险[1]。

表 18-4　mMRC 量表

请在方框中选择一个最符合您的疾病等级（0～4 级）并打勾，仅能选择一项	
mMRC 0 级：只在剧烈活动时感到呼吸困难	□
mMRC 1 级：在快走或上缓坡时感到呼吸困难	□
mMRC 2 级：由于呼吸困难比同龄人走得慢，或者以自己的速度在平地上行走时需要停下来呼吸	□
mMRC 3 级：在平地上步行 100 m 或数分钟需要停下来呼吸	□
mMRC 4 级：因为明显呼吸困难而不能离开房间或者换衣服时也感到呼吸困难	□

后来，我们逐渐认识到慢阻肺对患者的影响不仅仅在于呼吸困难，目前已开发出 2 个较短的比较适合临床应用的综合评价量表，即慢阻肺评估测试（CAT™）[12] 和慢阻肺控制问卷（CCQ©）（图 18-3）。

2017 年 GOLD 报告将评估系统进行了改进，将肺功能、症状和急性加重三者结合，对慢阻肺的诊断、预后及治疗至关重要。此评估方法如图 18-4。修订后的评估系统中，数字代表了气流受限的严重程度（肺功能 1～4 级），而字母（A 组-D 组）包含了患者的症状负荷和急性加重史，用于指导治疗方案的选择，其中急性加重史指中到重度急性加重史。

3. 急性加重风险的评估

慢阻肺急性加重定义为呼吸症状急性恶化，导致需额外的治疗。这些事件可分为轻度（仅需要短效支气管扩张剂治疗），中度［需要短效支气管扩张剂、抗生素和（或）口服糖皮质激素治疗］和重度（患者需要住院或急诊就医）。重度急性加重也可导致急性呼吸衰竭。频繁急性加重（每年≥2 次）的最好预测指标就是既往的急性加重事件。

血嗜酸性粒细胞计数可作为预测急性加重的生物标志物，也可预测吸入性糖皮质激素对预防急性加重事件的疗效[13]。

4. 共患疾病的评估

由于慢阻肺常发生于长期吸烟的中年人，因此，患者在初步诊断时通常伴有不同程度的与老龄化、吸烟、酗酒、营养不良、活动不便等相关的其他慢性疾病存在。常发生于慢阻肺患者的共患疾病包括心血管疾病[14]、骨骼肌功能障碍、代谢综合征、骨质疏松、抑郁和肺癌。

十、并发症

1. 慢性呼吸衰竭

常在慢阻肺急性加重时发生，其症状明显加重，发生低氧血症和（或）高碳酸血症，出现缺氧和二氧化碳潴留的临床表现。

2. 自发性气胸

如有突发加重的呼吸困难，并伴有明显发绀，患侧肺部叩诊为鼓音，听诊呼吸音减弱或消失，应考虑并发自发性气胸，通过胸部 X 线检查可确诊。

3. 慢性肺源性心脏病

由于慢阻肺肺部病变引起肺血管床减少及缺氧致肺动脉收缩、血管重塑，导致肺动脉高压、右心室肥厚扩大，最终发生右心功能不全。

对于以下每一项，请在圈中打“√”以选出最适合您目前状况的描述。

例如：　我极开心　⓪✓②③④⑤　我极不开心

			分数
我从不咳嗽	0 1 2 3 4 5	我一直咳嗽	
我一点痰也没有	0 1 2 3 4 5	我有很多很多痰	
我一点也没有胸闷的感觉	0 1 2 3 4 5	我有很严重的胸闷的感觉	
当我爬坡或上一层楼梯时，我没有气喘的感觉	0 1 2 3 4 5	当我爬坡或上一层楼梯时，我感觉非常喘不过气	
我在家里能做任何事情	0 1 2 3 4 5	我在家里进行任何活动都很受影响	
尽管我有肺部疾病，但我对外出离家很有信心	0 1 2 3 4 5	由于我有肺部疾病，我对外出离家一点信心也没有	
我的睡眠非常好	0 1 2 3 4 5	由于我有肺部疾病，我的睡眠相当差	
我精力旺盛	0 1 2 3 4 5	我一点精力都没有	
		总分	

图 18-3 CAT 评估

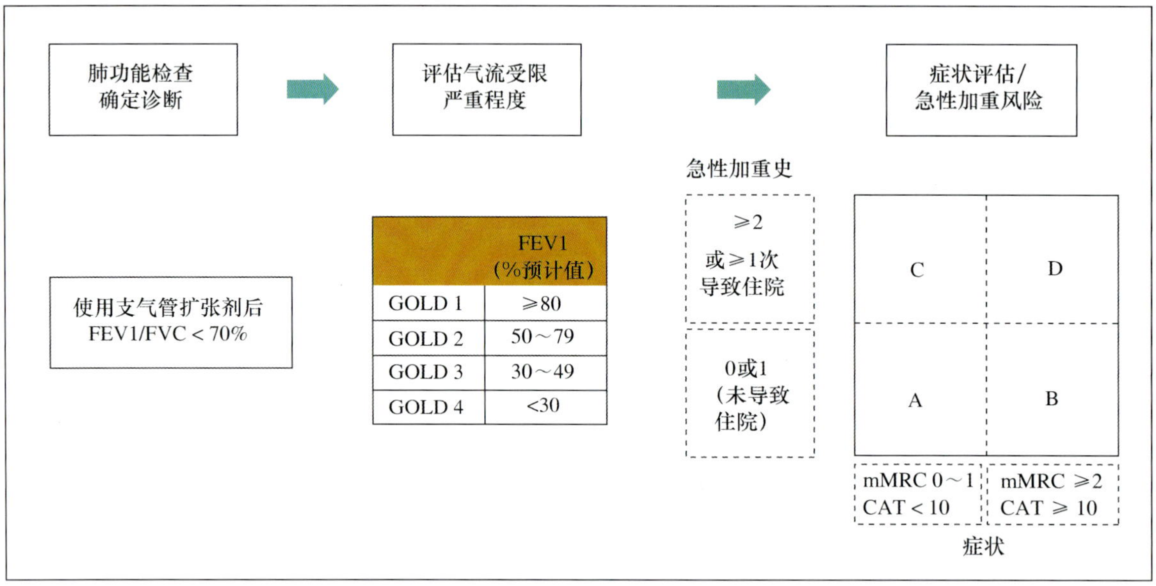

图 18-4 细化的 ABCD 评估工具

十一、预防

1. 戒烟

戒烟可在最大程度上影响慢阻肺的自然病程。若在戒烟中投入有效的资源和时间，长期戒烟成功率可达到 25%。

尼古丁替代疗法（尼古丁胶、吸入剂、喷鼻剂、透皮贴剂、舌下含片或者糖浆）都能提高长期的戒烟率。尼古丁替代治疗的禁忌证有近期发作心肌梗死或卒中，急性冠脉综合征后尼古丁替代治疗是否禁忌仍然不明确，研究证据表明这种治疗开始时间应>急性冠脉综合征发病后 2 周。持续咀嚼尼古丁口香糖所产生的分泌物如果被吞下，相对于由颊黏膜吸收导致的尼古丁吸收会更少，并有可能出现恶心。酸性饮料，尤其是咖啡、果汁、软饮料都可以干扰尼古丁的吸收。一些药物已被证实可提高长期戒烟率，如安非他酮、去甲替林，但不能单独应用。

戒烟干预步骤：五步戒烟法（如表 18-5）[15]，对志在帮助患者戒烟的医务人员提供了有用的策略。指南强调烟草依赖是慢性疾病，同时告诫医师应认识到复发很常见，反映了烟草依赖和成瘾的慢性特征。

表 18-5 协助患者戒烟的简单策略

- 询问：在每次访视时系统访问发现吸烟者。
  建立一个工作系统用以保证每一位患者在每一次就诊，都询问烟草使用情况并登记。
- 建议：强烈建议所有吸烟者戒烟。
  用清晰的、强烈的及个体化的方式劝说每一位吸烟者戒烟。
- 评估：了解戒烟意愿以及愿意戒烟的理由。
  询问每一个吸烟者这段时间（例如 30 天内）是否愿意戒烟。
- 协助：帮助患者戒烟。
  协助患者制定出一个戒烟计划；提供戒烟的咨询；提供治疗中的社会支持；帮助患者得到治疗之外的社会支持；除了特殊情况，推荐使用合适的药物；提供替代治疗。
- 计划：制订随后的联系计划。包括面对面或通过电话联系。

2. 免疫接种

接种流感疫苗可降低慢阻肺患者严重疾病（如需要住院的下呼吸道感染）和死亡的发生率[16]。建议所有≥65 岁的患者接种肺炎球菌疫苗［13 价共轭肺炎链球菌疫苗（PCV13）和 23 价肺炎链球菌多糖疫苗（PPSV23）］。也建议有明显合并症（包括慢性心脏病或肺疾病）的较年轻慢阻肺患者接种 PPSV23。

十二、治疗

（一）稳定期治疗

1. 教育和戒烟

避免颗粒物暴露，脱离污染环境。

2. 支气管扩张剂

支气管扩张剂可以使 FEV1 升高或者改善其他

肺功能参数，是通过改变气道平滑肌的张力引起气道扩张，而非改变肺的弹性阻力。因此，此类药物不论是在静息还是活动状态下都能减少动态过度充气，提高运动耐力。

（1）β_2 受体激动剂：β_2 受体激动剂的作用在于通过激活 β_2 肾上腺素受体，进而增加 cAMP 并功能性拮抗支气管收缩，使气道平滑肌舒张。β_2 受体激动剂分为短效（SABA）和长效（LABA）两种。短效 β_2 受体激动剂的支气管扩张效果一般维持 4～6 个 h，如沙丁胺醇气雾剂、特布他林气雾剂。规律和按需使用短效 β 受体激动剂可以提高 FEV1 并改善症状。在 LABA 中，福莫特罗和沙美特罗每天使用 2 次，可以显著改善 FEV1、肺容量、呼吸困难症状和健康状况，降低急性加重的频率和住院率。对于敏感患者，刺激 β_2 肾上腺素能受体会导致静息时窦性心动过速，并有潜在的促心律失常作用。对于大剂量使用 β_2 受体激动剂的部分老年患者，不管是通过何种途径给药，严重的躯体震颤会造成很大的困扰。

（2）抗胆碱能药物：抗胆碱能药物阻断了在气道平滑肌上表达的乙酰胆碱毒蕈碱样受体 M3 的支气管收缩作用。短效抗胆碱能药物（SAMA）如异丙托溴铵和氧托溴铵也可以阻断抑制性神经元受体 M2，它可以潜在地引起迷走神经诱导的支气管收缩。长效抗胆碱能药物（LAMA）如塞托溴胺、阿地溴铵、格隆溴铵和芜地溴胺能够持久地结合到 M3 毒蕈碱样受体，快速与 M2 毒蕈碱样受体分离，从而延长了支气管扩张作用。吸入抗胆碱能药物由于其吸收较差，相对于阿托品而言全身反应要少一些。大剂量使用此类药物的吸入剂型临床显示是安全的。最主要的副作用是口干。

（3）甲基黄嘌呤类：黄嘌呤衍生物是非选择性的磷酸二酯酶抑制剂，应用最广的是茶碱，通过细胞色素 P450 混合功能氧化酶代谢。药物清除随年龄递减。茶碱缓释或控释片，0.2 g，每 12 h 1 次；氨茶碱，0.1 g，每日 3 次。茶碱的毒性为剂量依赖性，副作用包括房性和室性心律失常（可致命）以及惊厥（不管是否有癫痫病史）。其他的副作用包括头痛、失眠、恶心和烧心，这些症状在血清茶碱浓度仍在治疗剂量范围内时就可以出现。此类药物可以和其他常用的药物如洋地黄、香豆素等发生相互作用，且黄嘌呤衍生物极易存在过量风险。

3. 糖皮质激素

对于发生急性加重的中度至极重度慢阻肺患者，联合使用吸入性糖皮质激素（ICS）与 LABA 在改善肺功能、健康状态和减少急性加重方面的有效性均优于两种药物单独使用。口服糖皮质激素有许多副作用，包括类固醇肌病，这种肌病参与了肌无力、功能下降以及极重度慢阻肺的呼吸衰竭。全身用糖皮质激素用于住院患者的急性加重或者急诊患者，可以降低治疗的失败率和复发率，改善肺功能和呼吸困难。ICS 会导致口腔念珠菌病、声音嘶哑、皮肤挫伤和肺炎发生率增加，可能会引起骨密度下降、结核风险增加。

4. 磷酸二酯酶-4（PDE4）抑制剂

磷酸二酯酶-4 抑制剂的主要作用是通过抑制细胞内的环磷酸腺苷的降解来减轻炎症。罗氟司特为口服药物，每日口服一次，无直接扩张支气管作用。对于存在慢性支气管炎、重度到极重度慢阻肺、既往有急性加重病史的患者，罗氟司特治疗降低了需要全身用糖皮质激素治疗的中重度急性加重发生率[17]。对 REACT 研究进行事后分析发现，罗氟司特的获益在有急性加重住院史的慢阻肺患者中更为明显[18]。最常见的副作用是腹泻、恶心、食欲下降、体重减轻、腹痛、睡眠障碍及头痛。罗氟司特的不良反应似乎发生在治疗早期，可以逆转，并且随着治疗时间的延长而消失。

5. 化痰剂和抗氧化剂

在没有应用吸入糖皮质激素的慢阻肺患者中，常规使用化痰剂（黏液促动剂、黏液调节剂）和抗氧化剂（N-乙酰半胱氨酸、羧甲司坦）可以减少急性加重次数和适度提高健康状况。

6. 联合用药

（1）长效 β_2 受体激动剂/长效 M 受体阻滞剂双支气管扩张剂：目前已有在一种装置中组合长效双支气管扩张剂，包括福莫特罗/阿地溴铵［12/400 μg，干粉吸入器（dry powder inhales，DPI），作用 12 h］、福莫特罗/格隆溴铵［9.6/18 μg，4.8/9 μg，定量吸入气雾剂（metered dose inhalers，MDI），作用 12 h］、茚达特罗/格隆溴铵（27.5/15.6 μg，110/50 μg，DPI，作用 12～24 h）、维兰特罗/乌地溴铵（25/62.5 μg，DPI，作用 24 h）、奥达特罗/噻托溴铵［5/5 μg，软雾吸入剂（soft mistinhaler，SMI），作用 24 h］。

（2）吸入激素联合双支气管扩张剂三联治疗：对于症状多、高风险的慢阻肺患者，当使用双支气管扩张剂或吸入糖皮质激素（inhaled corticosteroid，ICS）/长效 β_2 受体激动剂（long acting β_2 adrenceptor agonist，LABA）仍然不能改善临床症状和其他结局指标时，推荐应用吸入激素联合双支气管扩张剂三联治疗。2 项三联治疗组合在一个装置中的比较研究——TRINITY 和 FURFIL 研究表明，对于症状多、高风险的慢阻肺患者，吸入三联药物较 ICS/LABA 有更多获益[19-20]。

7. 抗炎治疗

抗炎药物疗效的主要临床相关终点是通过急性加重的特点（如急性加重的频率，至少有一次急性加重的患者数，距第一次急性加重的时间）来进行评估（表 18-6）。

8. 长期氧疗

接受长期氧疗的稳定期患者应有如下特征之一：

- $PaO_2 \leqslant 7.3$ kPa（55 mmHg），或 $SaO_2 \leqslant 88\%$，伴或不伴 3 周左右 2 次存在高碳酸血症。
- PaO_2 在 7.3 kPa（55 mmHg）和 8.0 kPa（60 mmHg）之间，或 SaO_2 为 88%，患者出现肺动脉高压，外周水肿（有充血性心力衰竭迹象），或真性红细胞增多症（血细胞比容>55%）。一般用鼻导管吸氧，氧流量为 1.0～2.0 L/min，吸氧时间为 10～15 h/d。目标：患者在静息状态下，达到 $PaO_2 \geqslant$ 60 mmHg 和（或）使 SO_2 升至 90%以上。

一旦开展长期氧疗（long-term oxygen therapy，LTOT），在 60～90 天期间内，应对患者的疗效进行重新评估，在患者吸入相同水平的氧气或空气后，重复进行动脉血气（arterial blood gas，ABG）或氧饱和度测试，以判断氧疗是否有效以及是否需要继续治疗。

9. 外科手术/介入治疗

（1）肺减容术（LVRS）：LVRS 是一种通过切除部分肺组织从而减轻肺过度充气的外科手段，改善呼吸力学使呼吸肌更有效地作功。LVRS 可以增加肺的弹性回缩力，改善呼气流速以及减少急性加重。对于以上叶为主的肺气肿，并且在肺康复治疗后运动能力仍然很低的患者，LVRS 的获益多于药物治疗。

表 18-6　稳定期慢阻肺的抗炎治疗

吸入糖皮质激素

- 对于有急性加重史的中度至极重度慢阻肺患者而言，ICS 联合 LABA 治疗改善肺功能、健康状况和降低急性加重比二者单药治疗更有效（A 类证据）。
- 规律使用 ICS 治疗增加肺炎的风险，尤其是重症患者（A 类证据）。
- ICS/LAMA/LABA 三联治疗比 ICS/LABA 或 LAMA 单药使用，可更好改善肺功能、症状、健康状况（A 类证据）和减少急性加重（B 类证据）。

口服糖皮质激素

- 长期口服糖皮质激素有很多副作用（A 类证据），没有获益的证据（C 类证据）。

PDE4 抑制剂

- 慢性支气管炎，有急性加重史的重度至极重度慢阻肺患者
  - PDE4 抑制剂改善肺功能，减少中到重度急性加重（A 类证据）。
  - PDE4 抑制剂改善肺功能，降低使用固定剂量 LABA/ICS 联合治疗患者的急性加重（B 类证据）。

抗生素

- 长期使用阿奇霉素或者红霉素治疗 1 年可减少急性加重（A 类证据）。
- 阿奇霉素治疗与细菌耐药（A 类证据）及听力检查受损（B 类证据）的发生率增加相关。

化痰药/抗氧化剂

- 规律使用 N-乙酰半胱氨酸和羧甲司坦可以降低所选择的患者人群急性加重的风险（B 类证据）。

其他药物

- 辛伐他汀对急性加重风险增高的慢阻肺患者不能预防急性加重，他汀类治疗没有指征（A 类证据）。但是，观察性研究提示他汀类用于有心血管疾病和代谢疾病的慢阻肺患者对一些终点指标有改善作用（C 类证据）。
- 白三烯调节剂在慢阻肺患者中尚无足够证据。

（2）肺大疱切除术：对某些相对保留部分肺功能的患者，肺大疱切除术可以减轻呼吸困难，改善肺功能和运动耐力。肺动脉高压、高碳酸血症以及重度肺气肿不是肺大疱切除术的绝对禁忌证。

（3）肺移植：对于经适当选择的极重度慢阻肺患者，肺移植能改善生活质量和功能容量。

（4）支气管镜介入治疗：对于某些重度肺气肿患者，支气管镜介入治疗后 6～12 个月可以降低呼气末肺容积，改善其运动耐力、健康状态和肺功能。

（二）急性加重期治疗（图 18-5）

慢阻肺急性加重定义为呼吸道症状急性恶化，导致需要额外的治疗。

慢阻肺急性加重分为：

- 轻度（单独使用短效支气管扩张剂治疗，SABD）。
- 中度（使用 SABD 和抗生素，加用或不加用口服糖皮质激素）。
- 重度（患者需要住院或急诊治疗）。重度急性加重可能并发急性呼吸衰竭。

慢阻肺急性加重的临床表现具有异质性，所以建议住院患者的急性加重严重程度要根据患者的临床表现来判断，推荐以下分类方法。

- 无呼吸衰竭：呼吸频率 20～30 次/分；未使用辅助呼吸肌；无精神状态改变；低氧可以通过文丘里面罩 28%～35% 浓度吸氧而改善；无 $PaCO_2$ 升高。
- 急性呼吸衰竭未危及生命：呼吸频率＞30 次/分；使用辅助呼吸肌；无精神状态改变；低氧可以通过文丘里面罩 25%～30% 吸氧浓度而改善；高碳酸血症，即 $PaCO_2$ 较基础值升高或升高至 50～60 mmHg。
- 急性呼吸衰竭危及生命：呼吸频率＞30 次/分；使用辅助呼吸肌；精神状态急性改变；低氧不可以通过文丘里面罩吸氧或＞40% 吸氧浓度而改善；高碳酸血症，即 $PaCO_2$ 较基础值升高或＞60 mmHg 或存在酸中毒（pH≤7.25）。

1. 确定急性加重期的原因及病情严重程度，根据病情决定门诊或住院治疗。

2. 支气管扩张剂

推荐单用短效 β_2 受体激动剂，联用或不联用短效抗胆碱能药物，作为慢阻肺急性加重期初始治疗的支气管扩张剂。

3. 糖皮质激素

慢阻肺急性加重患者全身应用糖皮质激素可以缩短康复时间，改善肺功能（FEV1）和氧合，降低早期病情反复和治疗失败的风险，缩短住院时间。推荐应用泼尼松每天 40 mg 治疗 5 天。口服激素与静脉应用激素疗效相当。

4. 抗生素

慢阻肺急性加重患者如果存在呼吸困难加重，

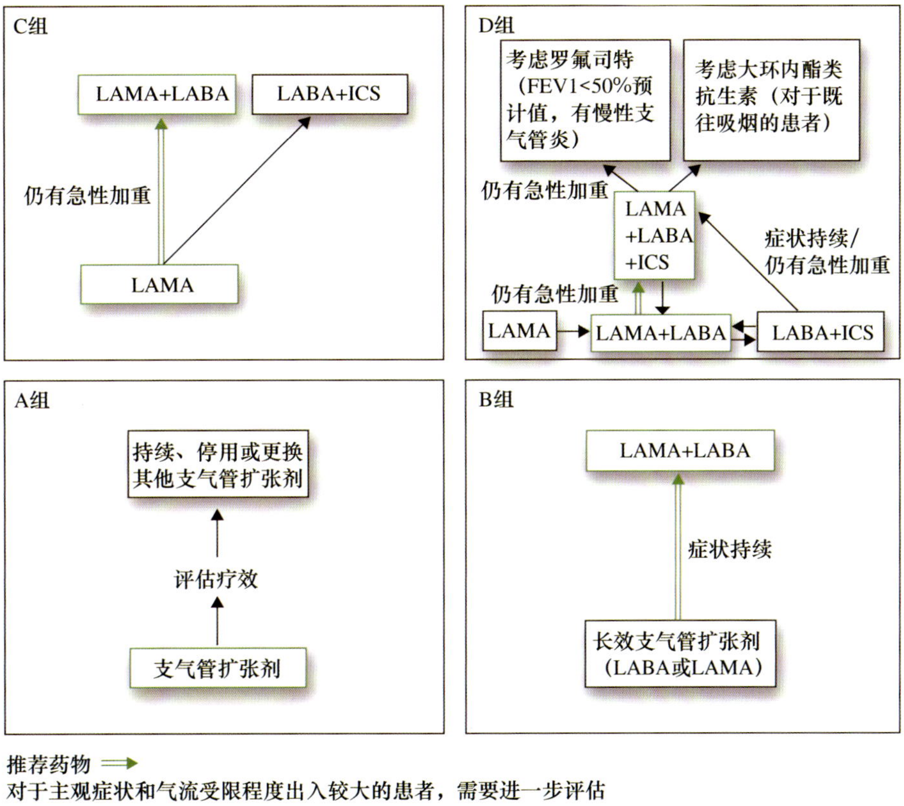

图 18-5 依据 GOLD 分级的药物治疗方法（突显的方框和箭头表明推荐治疗）

痰量增多和脓性痰这三个基本症状；或含脓性痰增多在内的两个基本症状；或需有创或无创机械通气治疗，就应该接受抗生素治疗。推荐的抗生素使用疗程为5～7天。

抗生素的选择常需根据当地的细菌耐药情况决定。常用的初始经验性治疗可选用阿莫西林/克拉维酸，大环内酯类药物或四环素类。对于频繁急性加重、重度气流受限和（或）急性加重需机械通气的患者，需进行痰培养或其他肺部标本的培养，因为可能存在对上述药物不敏感的革兰氏阴性菌（如假单胞菌属）或耐药病原体。呼吸困难改善和脓痰减少提示治疗有效。

5. 呼吸支持

（1）氧疗：调节氧流量以改善患者低氧血症、保证氧饱和度在88%～92%为目标。

（2）机械通气支持：机械通气支持可以使用无创通气（通过鼻或面罩）或有创机械通气（通过经口气管插管或气管切开）。在急性呼吸衰竭时不推荐使用呼吸兴奋剂。

1）无创机械通气：与有创通气（气管插管和正压通气）相比，更倾向于使用无创机械通气（NIV）作为慢阻肺患者急性加重住院治疗时急性呼吸衰竭的首选通气模式。表18-7总结了NIV的应用指征。一项前瞻性临床随机对照研究提示，慢阻肺患者出院后使用无创正压通气可以降低慢阻肺患者的再入院率，提高临床生存率，但不同研究之间的结论差异较大，需要更多的研究对此进行探索。

表18-7 无创机械通气的应用指征

具有下列至少一项
- 呼吸性酸中毒（$PaCO_2 \geq 6.0$ kPa或45 mmHg且动脉$pH \leq 7.35$）。
- 严重呼吸困难且具有呼吸肌疲劳或呼吸功增加的临床征象，或二者皆存在，如辅助呼吸肌的使用、腹部矛盾运动或肋间凹陷。
- 应用氧疗后仍存在持续性低氧血症。

2）有创机械通气：表18-8列出了急性加重期间有创机械通气的治疗指征，包括NIV起始治疗失败的患者。一旦患者经无创机械通气初始治疗失败而接受补救有创机械通气治疗，共患疾病致残率、死亡率会增加，住院时间会延长。主要的风险包括呼吸机相关肺炎（尤其是多重耐药菌流行时）、气压伤、气管切开和呼吸机依赖的风险。

表18-8 有创机械通气的应用指征

- 不能耐受NIV或NIV失败。
- 呼吸或心搏骤停。
- 意识丧失、镇静无效的精神运动性躁动。
- 大量误吸或持续呕吐。
- 持续性气道分泌物排出困难。
- 严重的血流动力学不稳定，补液和血管活性药无效。
- 严重的室性或室上性心律失常。
- 存在危及生命的低氧血症且不能耐受NIV。

十三、吸入装置相关问题

当给予吸入治疗时，要非常强调吸入装置使用方法的教育和训练。吸入装置包括雾化器、无储物罐的定量吸入气雾剂（metered-dose inhalers，MID）、软雾吸入剂、呼吸驱动装置如呼吸驱动的MDI（BAI）、单剂量和多剂量干粉吸入器（dry powder inhaler，DPI）。多剂量DPI的干粉储存在一个药池或单独的小泡中。颗粒>5 μm时最可能沉积在咽部，为了药物能够被输送到下呼吸道和肺，颗粒大小可以是细颗粒（2～5 μm）或超细颗粒（<2 μm），由此决定了总的可吸入颗粒（颗粒<5 μm）以及药物沉积的数量和部位（超细颗粒更多在外周沉积）[21]。

慢阻肺患者吸入方法使用不当的因素包括：高龄、使用多种装置、既往缺乏吸入方法的教育。每种类型的装置有特殊的说明。应在治疗过程中培训患者使用方法，并要求患者演示如何使用装置，在随访中，检查患者继续正确地使用装置也非常重要。

（柯会星）

参考文献

[1] Sepanlou S G，Parsaeian M，Krohn K J，et al. Disability-Adjusted Life-Years（DALYs）for 315 Diseases and Injuries and Healthy Life Expectancy（HALE）in Iran and its Neighboring Countries，1990-2015：Findings from Global Burden of Disease Study 2015. Archives of Iranian Medicine，2017，20（7）：403-418.

[2] Nigeria. Chronic Airflow Obstruction in a Black African Population：Results of BOLD Study，Ile-Ife，COPD：Journal of Chronic Obstructive Pulmonary Disease，2015，13（1）：1-8.

[3] Wang H，Laura Dwyer-Lindgren，Katherine T Lofgren，

et al. Age-specific and sex-specific mortality in 187 countries, 1970-2010: a systematic analysis for the Global Burden of Disease Study 2010. Lancet, 2012, 380 (9859): 2071-2094.

[4] Lopez, A. D. Chronic obstructive pulmonary disease: current burden and future projections. European Respiratory Journal, 2006, 27 (2): 397-412.

[5] World Health Organization. Projections of mortality and causes of death, 2015 and 2030. http://www. who. int/healthinfo/global burden disease/projections/en/(accessed 11 September 2016).

[6] Tuder R M, Janciauskiene S M, Petrache I. Lung disease associated with alpha1-antitrypsin deficiency. Proceedings of the American Thoracic Society, 2010, 7 (6): 381-386.

[7] Lange P, Celli B, Agustí, Alvar, et al. Lung-Function Trajectories Leading to Chronic Obstructive Pulmonary Disease. New England Journal of Medicine, 2015, 373 (2): 111-122.

[8] Reidel B, Radicioni G, Clapp M P, et al. E-Cigarette Use Causes a Unique Innate Immune Response in the Lung Involving Increased Neutrophilic Activation and Altered Mucin Secretion. Am J Respir Crit Care Med, 2018, 197 (4): 492-501.

[9] Association between exposure to ambient particulate matter and chronic obstructive pulmonary disease: results from a cross-sectional study in China. Thorax, 2017, 72 (9): 788-795.

[10] Polosukhin V V, Richmond B W, Du R H, et al. Secretory IgA Deficiency in Individual Small Airways Is Associated with Persistent Inflammation and Remodeling. American Journal of Respiratory and Critical Care Medicine, 2017, 195 (8): 1010-1021.

[11] Aaron S D, Tan W C, Bourbeau J, et al. Diagnostic Instability and Reversals of COPD Diagnosis in Subjects with Mild to Moderate Airflow Obstruction. American Journal of Respiratory and Critical Care Medicine, 2017: rccm. 201612-2531OC.

[12] Jones P W, Harding G, Berry P, et al. Development and first validation of the COPD Assessment Test. European Respiratory Journal, 2009, 34 (3): 648-654.

[13] Siddiqui S H, Guasconi A, Jørgen Vestbo, et al. Blood Eosinophils: A Biomarker of Response to Extrafine Beclomethasone/Formoterol in Chronic Obstructive Pulmonary Disease. American Journal of Respiratory & Critical Care Medicine, 2015, 192 (4): 523-525.

[14] Chen W, Thomas J, Sadatsafavi M, et al. Risk of cardiovascular comorbidity in patients with chronic obstructive pulmonary disease: a systematic review and meta-analysis. The Lancet Respiratory Medicine, 2015, 15 (3): 631-639.

[15] Fiore M C. A clinical practice guideline for treating tobacco use and dependence: 2008 update. A U. S. Public Health Service report. American Journal of Preventive Medicine, 2008, 35 (2): 158-176.

[16] None. Prevention and Control of Seasonal Influenza With Vaccines: Recommendations of the Advisory Committee on Immunization Practices (ACIP) -United States, 2014-15 Influenza Season. American Journal of Transplantation, 2014, 14 (12): 2906-2913.

[17] Calverley P. Roflumilast in symptomatic chronic obstructive pulmonary disease: two randomised clinical trials. Lancet, 2009, 374 (9691): 685-694.

[18] Rabe K F, Calverley P M A, Martinez F J, et al. Effect of roflumilast in patients with severe COPD and a history of hospitalisation. European Respiratory Journal, 2017, 50 (1): 1700158.

[19] Vestbo J, Papi A, Corradi M, et al. Single inhaler extrafine triple therapy versus long-acting muscarinic antagonist therapy for chronic obstructive pulmonary disease (TRINITY): a double-blind, parallel group, randomised controlled trial. The Lancet, 2017: S0140673617301885.

[20] Lipson D A, Barnacle H, Birk R, et al. FULFIL Trial: Once-Daily Triple Therapy in Patients with Chronic Obstructive Pulmonary Disease. American Journal of Respiratory and Critical Care Medicine, 2017: rccm. 201703-0449OC.

[21] Laube B L, Janssens H M, De Jongh F H C, et al. What the pulmonary specialist should know about the new inhalation therapies. European Respiratory Journal, 2011, 37 (6): 1308-1417.

第十九章　老年人缺血性肠病的研究进展

一、概述

缺血性肠病是一种症状、体征不典型，极易漏诊和误诊的疾病。近年来随着社会的老龄化进程，其发病率呈逐年上升趋势。根据严重程度分为一过型、狭窄型和坏疽型，后来又将其分为坏疽型和非坏疽型。本章将对缺血性肠病的定义、流行病学、病因、病理生理、诊断及治疗原则等方面进行系统回顾，同时对最新研究进展做出介绍，为及时诊治提供依据。

缺血性肠病是由于肠道血液供应不足导致的，可不同程度累及小肠、结肠，分为急性肠系膜缺血（acute mesenteric ischemia，AMI）、慢性肠系膜缺血（chronic mesenteric ischemia，CMI）和缺血性结肠炎（ischemic colitis，IC）[1-2]。近来有指南提出用结肠缺血（colon ischemia，CI）这一术语代替 IC 更为合适[3]。AMI 是指由梗阻或非梗阻性因素引起的肠系膜血管急性低灌注，包括肠系膜动脉栓塞、动脉和静脉血栓形成、非梗阻性缺血[4]。CMI 又称为肠绞痛，是指肠系膜动脉狭窄或闭塞导致肠道慢性或持续性低灌注[5]。AMI 和 CMI 合称为肠系膜缺血（mesenteric ischemia，MI）。CI 是指结肠供血减少，不足以维持细胞代谢功能而导致肠道可逆性或不可逆性缺血性损伤，可逆性损伤包括结肠病变（上皮下出血或水肿）、结肠炎，一般结肠病变可在 3 天内恢复，结肠炎可持续数月；不可逆性损伤较为罕见，包括结肠狭窄、坏疽及暴发性结肠炎，甚至慢性缺血性结肠炎及由菌群移位导致的反复性败血症[1]。Brandt 等[6]据此又将 CI 分为可逆性缺血性结肠病变、短暂性缺血性结肠病变、慢性溃疡性缺血性结肠病变、结肠狭窄、坏疽及暴发性全结肠炎 6 类。

一般情况下基于患者临床表现、体格检查和实验室检测结果而考虑 CI 的可能，最终需通过内镜检查明确诊断。CI 严重程度变化较大，大部分患者通过支持治疗即可痊愈，如静脉补液、止痛和肠道休息（也就是禁食水直至症状缓解）等措施。少数严重者可能危及生命，需要更加积极的干预。大部分患者可全面康复，也偶有可能发展为慢性并发症如肠梗阻[7]或慢性结肠炎[8]，临床表现有腹痛、便血及腹泻，严重者可导致肠坏死、穿孔、腹膜炎及感染性休克。

二、流行病学

这种少见病目前尚无确切流行病学资料，据估计约占住院患者的 1/1000[9]，老年人群中呈增长趋势[6]，AMI、CMI 和 CI 分别占 45%、5% 和 50%[7]。MI 中绝大多数为 AMI，CMI 所占比例＜5%[8]。MI 住院率低于 0.1%，死亡率大于 30%[9]。

AMI 多见于老年人，超过 70 岁后发病率呈指数上升[10]，预后差，死亡率高[11-12]。CMI 多发于年龄＞60 岁的老人，男女比例为 1∶3[13]。CI 是最常见的肠道缺血性改变[14]，占急性下消化道出血性疾病住院率的 15%[15]，死亡率为 4%～12%，2 年复发率为 3%～5%[16]。老年人 CI 多见[15]，随年龄增长发病率增加，这种趋势在 49 岁以后的人群中更为明显[17-18]。CI 常见于女性，在＞69 岁人群中尤为突出[19]。

三、病因

不十分清楚，可能与以下 4 个因素有关：动脉栓塞、动脉血栓形成、肠系膜静脉血栓形成及非闭塞性因素，前两者合并称为闭塞性因素。动脉栓子来源于二尖瓣狭窄致心房血栓、心肌梗死后附壁血栓、感染性心内膜炎形成的脓毒性栓子等；动脉血栓形成与高血压、动脉粥样硬化、血管损伤或炎性反应等有关；肠系膜静脉血栓常见于门静脉高压、腹部手术或外伤、腹腔或下肢感染、血液高凝状态等；非闭塞性因素与严重的继发性低灌注、持久内脏血管收缩有关。由肠系膜上动脉栓塞、肠系膜上动脉血栓形成、非闭塞性因素、肠系膜静脉或门静脉血栓形成导致的 AMI 所占比例分别为 40%～50%、20%～30%、25%、5%～15%[20]。50%的 AMI 是由动脉栓塞导致的急性肠缺血，多伴有心血管疾病、退行性疾病、系统性疾病；95%以上的 CMI 与弥漫性动脉粥样硬化有关，其他病因包括多发性大动脉炎、血管炎、纤维肌性发育不良、放射线照射、恶性肿瘤等[21]。主要病理基础是血流量不足、血液高凝状态及血管病变，病理变化表现为肠道缺血缺氧并再灌注损伤，病理特征为黏膜下层有大量含铁血黄素细胞和纤维素性血栓。

肠道供血主要来自腹腔动脉、肠系膜上动脉和肠系膜下动脉及其分支。CI 多由肠系膜上动脉的中结肠动脉、右结肠动脉非闭塞性缺血所致；少数由微小栓子或血栓形成闭塞性缺血所致。本病发病年龄多在 50 岁以上，多数患有高血压、动脉硬化、冠心病、糖尿病。以急性腹痛、腹泻和便血为其临床特点。结肠壁内局部循环由一系列成对小血管构成，肠黏膜接受肠壁血流量的 50%～75%，因此血流出现变化后受影响最大的首先是肠黏膜。

四、病理生理因素

（一）结肠血液供应

1. 结肠动脉

结直肠血供主要来源于肠系膜上、下动脉和髂内动脉。右半结肠的动脉血来自肠系膜上动脉，左半结肠和直肠上部动脉血来自肠系膜下动脉，直肠中下部的动脉血则来自髂内动脉。肠系膜上动脉起源于约第 1 腰椎平面的腹主动脉前壁，位于腹腔动脉起点下方 1.0～1.5 cm 处。该动脉由胰腺颈部下缘穿出，纵行跨过十二指肠横部，进入小肠系膜根部，然后分出结肠中动脉、右结肠动脉和回结肠动脉，分别提供近侧横结肠、升结肠和回盲部的血供。结肠中动脉在胰腺下缘起自肠系膜上动脉，在胃后进入横结肠系膜内，分为左右两支。在横结肠肝曲附近与右结肠动脉的升支吻合；在脾曲附近通过 Riolan 吻合支与左结肠动脉升支吻合，该部位的吻合支比较细小，另外，约 5%的人群缺如，使之成为结肠血供的最薄弱处，容易发生缺血性损害。在正常人群中，大约有 20%的人结肠中动脉缺如或发育不良。右结肠动脉在结肠中动脉起点下方 1～3 cm 处起于肠系膜上动脉，经腹膜后向右横行，至升结肠附近分为升支和降支，分别与结肠中动脉右支和回结肠动脉结肠支吻合，形成结肠的边缘血管弓，并沿途分支至升结肠供应升结肠。回结肠动脉在右结肠动脉起点下方起源于肠系膜上动脉，有时与右结肠动脉合成一条主干，经腹膜后向右下方斜行，至盲肠附近分为上下两支，升支与右结肠动脉降支吻合，降支到回盲部分成两支与肠系膜上动脉的回肠支吻合，供给升结肠下段、回盲部和回肠末段的血供。肠系膜下动脉在第 3 腰椎，十二指肠水平部下方 3～5 cm 起源于腹主动脉前壁，呈弓状斜向左下方，行进 2～7 cm 后，相继分出左结肠动脉和乙状结肠动脉，并跨越左侧髂总动脉，移行为直肠上动脉。左结肠动脉从距肠系膜下动脉根部 2.5～3.5 cm 处分出，经腹膜后向左上和左下方分出升支和降支，升支在脾曲与结肠中动脉的左支吻合，降支与乙状结肠动脉吻合，分别提供横结肠远侧和降结肠的血供。乙状结肠动脉的起点变化较大，人群中约 36%直接起源于肠系膜下动脉，30%起源于左结肠动脉，数目也有较大差别，一般为 2～6 条。乙状结肠动脉经腹膜深面斜向左下方进入乙状结肠系膜内，互相吻合，构成动脉血管弓和边缘动脉。上部动脉与左结肠动脉的降支形成吻合支，供给降结肠远侧的血供。在最下部与直肠上动脉之间没有边缘动脉连接，成为结肠血供的另一个薄弱点，又称 Sudek 点，容易发生缺血性病变。直肠上动脉起自最下支乙状结肠动脉的下方，在第 2 骶椎水平的直肠后面，分为左、右两支，供给大部分直肠的血供。下部直肠的血供主要由发自髂内动脉的直肠中动脉和直肠下动脉供给。肠系膜上动脉与腹主动脉几乎平行、管径较粗，栓子易随血流堵塞在血管狭窄或分叉处；肠系膜下动脉管径比肠系膜上动脉细小，两者供血移行区称为“分水岭”区，在分水岭区有两个血供薄弱点，分别是 Griffith 点（位于结肠脾曲）、Sudek 点（位于直肠乙状结肠交界处），故 CI 好发于左半结肠。有文献指出左半结肠缺血、右半结肠缺血分别约占 CI 的 75%、25%[22]，而直肠由于有双重血供，故缺血情况罕见。

各结肠动脉在肠壁附近相互吻合，形成多个与结肠壁平行走向的连续性动脉弓称为边缘动脉，又称 Drummond 血管弓。边缘动脉由回盲部分布至直肠乙状结肠连接处，由单一动脉连接或由 1、2 级动脉弓连接，并从最靠近肠壁的血管弓上发出小的终末血管分布到肠壁。这些血管弓具有重要的临床意义，在大多数情况下，它们在不同的水平上构成了各个结肠动脉之间的交通。当某一结肠动脉的主干发生阻塞时，其供血区域内的结肠可以通过该血管弓由其他动脉主干得到血液供给，不至于发生缺血。但是，如果阻塞发生于该血管弓的最靠近肠壁部位，供应肠壁的终末动脉就难以通过侧支循环得到血供。

终末动脉是由边缘动脉向肠壁发出的长短不等的小动脉，与结肠成垂直方向，负责直接向肠壁供血。终末动脉有长支和短支 2 种，长支从边缘动脉分出后在肠壁的系膜缘处分为前后 2 支，经浆膜和肌层之间至肠壁的游离缘，负责对系膜缘 1/3 肠管的血供。这两支终末动脉在肠管的系膜缘和对系膜缘处的吻合较少，使得结肠对系膜缘部位的血供容易发生障碍；短支起于边缘动脉或终末动脉的长支，在近系膜缘处穿入肠壁，供应系膜缘 2/3 的肠管。终末动脉的发育和分布在左半结肠较为密集；右半结肠比较稀少，而且自边缘动脉至肠壁的距离也较长。这些终末动脉对血管收缩剂非常敏感，相互之间侧支循环很少。由于上述原因，当发生较长时间的血管收缩时，肠壁就难以得到充足的血供，容易发生缺血，这在右半结肠更为明显。结直肠壁的全层均有血管丛，但黏膜和黏膜下层的血管丛最为丰富，供应黏膜腺体的血管来源于黏膜下血管丛。当休克或低血压引起终末动脉的血流减少时，肠壁内就会出现动静脉分流，使黏膜发生缺血。缺血的程度取决于肠壁的侧支循环和血管阻塞的部位，在较大结肠动脉的根部发生血管阻塞时，通过边缘血管弓的侧支循环，相关区域内的结肠不一定发生缺血，但如果同时伴有边缘血管弓的发育异常，其供血区就会发生节段性肠缺血，甚至坏死。而动脉阻塞愈靠近肠壁，愈容易引起肠壁的血供障碍，有人报道一个长支血管的损伤可以使肠管坏死约 2.5 cm。

2. 结肠静脉

结肠壁内静脉丛汇集成小静脉，在肠系膜缘处合成为较大静脉，与结肠动脉并行，成为与结肠动脉相应伴行的静脉。结肠中静脉、右结肠静脉和回结肠静脉合成肠系膜上静脉，进入门静脉。乙状结肠静脉、左结肠静脉和直肠上静脉合成肠系膜下静脉，在肠系膜下动脉外侧向上，到十二指肠空肠曲外侧，经胰腺后方进入脾静脉，最后入门静脉。结肠从肠系膜上和下动脉获得血液供应。来自这两支主要动脉交叉区的血液循环供应充足。然而，在供应薄弱的区域，或分水岭区，也就是在这些动脉供应的边界处，如结肠脾曲和横结肠，是血流减少时容易发生缺血的最脆弱部分，因为这部分血管供应最少。直肠获得来自肠系膜下动脉和髂内动脉的双重血液供应，很少发生缺血。

（二）缺血的发生

一般情况下，结肠获得来自心脏输出的 10%～35%的血液供应[23]。如果供应结肠的血流下降超过 50%，就会发生缺血。供应结肠的动脉对血管收缩剂非常敏感；这可能是一种进化过程中在应急状态下通过切断结肠血供以保证心脑血供而发生的适应性改变[24]。结果是，在血压低时，结肠血供被大力压制；类似的过程也发生在应用血管收缩剂时，如麦角胺、可卡因，或血管升压药。这些血管收缩作用可导致非阻塞性 CI。

处于两支动脉末梢供血区域交界处的左半结肠容易发生供血不足，因此发病部位以左半结肠最多。据 Marcoso 统计[25]，累及降结肠及乙状结肠者最多（约占 45.2%），其次为结肠脾曲（43.8%）及横结肠（31.5%），仅少数病例发生在升结肠（16.4%）或直肠（11%）。因而缺血发生肠管狭窄，主要位于结肠脾区及降结肠。

危险因素可分为人口学特征、行为特征、临床并发症、药物应用及医源性因素五大类[26]。人口学特征包括老年、女性等；行为特征包括吸烟、饮酒、剧烈运动等。临床上常见于心律失常、心力衰竭、血栓形成、高血压、动脉粥样硬化、糖尿病、血脂异常、肠易激综合征、便秘、慢性阻塞性肺疾病、机械性肠梗阻、各种原因所致的休克等病例。常见应用阿洛司琼、止泻药、阿片类、三环类抗抑郁药等致便秘药，苯异丙胺、可卡因等毒麻药，肿瘤坏死因子抑制剂、干扰素等免疫调节剂，以及抗生素、非甾体抗炎药、他汀类药物、升压药、利尿剂、导泻药、化疗药、类固醇激素、抗精神失常药等药物时。医源性因素包括冠状动脉旁路移植术、动脉瘤切除术、肠切除术、妇科手术、肠镜、钡灌肠等。与 CI 死亡相关的危险因素包括：年龄≥40 岁、男性、右半结肠缺血（IRCI）、伴小肠缺血、存在慢性阻塞性肺疾病等[16]。

（三）病理表现

病理的一系列改变对应着不同严重程度的临床表现。在最轻型，见黏膜层和黏膜下层出血和水肿，可能伴有轻度坏死或溃疡[27]。更严重些的缺血，病理改变更类似于炎性肠病（如慢性溃疡，黏膜隐窝有小脓肿和假性息肉）[28]。在重度病例，可见透壁性梗死，进而穿孔；康复后，固有肌层可能被纤维组织替代，导致肠腔狭窄[27]。随着正常血流的恢复，再灌注损伤可能再次损伤结肠[29]。

1. 可逆型结肠缺血

大多仅累及黏膜和黏膜下层，病变比较轻，没有明显的组织坏死。肉眼可见肠壁变厚，黏膜水肿，呈鹅卵石样变化，同时伴有黏膜的线形溃疡和出血。重症患者则可见明显的黏膜溃疡，但黏膜肌层很少有缺血性改变，浆膜层正常。部分患者在组织修复前可有黏膜的脱落。典型的组织学表现为黏膜下层慢性炎性细胞浸润和肉芽组织形成。于广泛存在的溃疡之间可见散在存活的黏膜岛，在黏膜脱落部位的黏膜床可见到肉芽组织和炎性细胞，有时在黏膜下动脉中可见到小动脉炎和纤维蛋白栓子。在上皮再生的部位可见到毛细血管增生、成纤维细胞和巨噬细胞。肉芽组织周围可有嗜酸性粒细胞和含铁血红蛋白的组织细胞浸润，这些含铁血红蛋白的巨噬细胞的存在提示以前有出血性肠梗死的发生，可用于与溃疡性结肠炎和克罗恩病鉴别。另外，在CI，约80%的黏膜固有层呈透明样变性，依此可与假膜性肠炎鉴别。

2. 坏疽型

典型的病理表现是在病变部位可见到程度不等的组织坏死。在轻症患者，可见肠腔扩张、黏膜出血、肠壁脆弱变薄，并可见深度和范围不等的黏膜溃疡和坏死，肠腔内充满血液。肉眼观病理变化类似暴发型溃疡性结肠炎。在血管再生期，肠壁变厚，如果肠壁全层发生缺血性改变则可引起肠腔狭窄。如果缺血较轻，可以仅有黏膜的病理变化，而浆膜层正常。在重症患者，肠壁呈黑色或绿色，肠壁组织溶解变薄，肠黏膜脱落，肌层显露，部分患者肌层坏死脱落，肠壁发生穿孔。组织学检查可见黏膜和黏膜下层出血、水肿。肠腺的表层部分最早出现变化，腺管内充满炎性细胞和红细胞，黏膜表面有纤维蛋白和坏死组织沉积，与假膜性肠炎的病理变化有时难以区别。早期病变有大量炎性细胞浸润，随后黏膜脱落，形成不规则的坏死性溃疡。在黏膜和黏膜下层的毛细血管内可见到典型的纤维蛋白栓子。革兰氏染色可见黏膜下有细菌侵入。在严重缺血性肠炎的患者，正常组织已极少残存，仅有坏死的黏膜肌层和黏膜下层组织显露。

3. 慢性狭窄型

组织结构在慢性炎症过程中由纤维组织取代，在局部形成管状狭窄。狭窄造成的梗阻一般为非完全性的，距离比较短，在乙状结肠最为常见。该狭窄段与憩室病和克罗恩病引起的狭窄难以鉴别。组织学检查的典型表现为环形的黏膜消失，溃疡区域由肉芽组织和新生的毛细血管覆盖。溃疡的边缘伴有上皮的再生，黏膜肌层扭曲并伴有广泛的纤维化。黏膜下充满肉芽组织、成纤维细胞、浆细胞、嗜酸性细胞以及慢性炎性细胞。肠壁浆膜面和结肠周围脂肪内可见散在的炎性变化。

五、诊断

突然发生的痉挛性左下腹痛或中腹部疼痛，可伴有恶心、呕吐或血性腹泻，一般24 h内排黑色或鲜红色便。应注意询问是否合并心血管系统疾病，年轻人应注意是否长期口服避孕药。可有左下腹或全腹压痛，有时左髂窝可触及“肿块”。肛指检查指套带有血迹。严重者有腹膜炎或休克等表现。可有贫血和白细胞增高，便常规见红白细胞。结肠镜检查可见肠黏膜充血、水肿及褐色黏膜坏死结节。活检见不同程度的黏膜下层坏死、出血和肉芽组织，纤维化或玻璃样变等。早期钡灌肠可见结肠轻度扩张，可有典型指压征。应与炎性肠病(IBD)、细菌性痢疾等鉴别。

1. 症状和体征

具有不典型症状、无特异性体征、症状与体征不相符的特点。一个突出的特点就是体征和症状不匹配，腹痛很突出，但腹部体征不明显，局限性腹部压痛。CI症状的严重程度取决于缺血的严重度。AMI可表现为急剧脐周痛或上腹痛而无相应的体征、胃肠道排空障碍、器质性心脏病合并心房颤动“三联征”[30]。腹痛是首要症状，可由内脏性疼痛迅速发展为剧烈持续绞痛，位于上腹及脐周，有15%～25%的患者无腹痛症状，仅表现为不明原因的腹胀和消化道出血。当肠缺血严重时，可出现发热、恶心、呕吐、直肠出血、呕血、肠梗阻、腹膜炎体征、脓毒症表现等，常导致肠坏死、感染性休克，甚至死亡。CMI临床症状更为少见，典型症状包括餐后腹痛、恶心和体重减轻[31]。腹痛多位于上腹及脐周，进餐后立即出现，可持续1～2 h，呈绞痛或钝痛，约80%的患者存在体重减轻，体征少见且缺乏特异性，约有50%的患者存在上腹部收缩期杂音[32]。CI常见的临床症状包括腹痛、便急、血便或血性腹泻，腹痛的程度较轻，多位于肠管受累节段，多伴排便急迫感，24 h之内可出现鲜红色或暗红色血便或血性腹泻，查体可有心率偏快，腹部轻、中度压痛。IRCI的主要症状为腹痛，次要症状为便血及直肠出血[33]，当出现非血性腹泻或腹痛不伴直肠出血时，应考虑IRCI[26]。

缺血性肠病分为三个进展阶段：①高度活动期，最先发生，首发症状为严重的腹痛和血便。最早期的表现包括腹痛（多为左侧），同时伴随有轻到中量的直肠出血[14]。许多患者经过此期后自行缓解。②肠道麻痹期，如果病情继续发展将进入此期，腹痛变得范围更广泛，腹部拒按，肠蠕动减少，导致腹胀，不再发生血便，肠鸣音消失。③最后当肠液随损伤的结肠丢失时可进展到休克期。发生休克、代谢性酸中毒伴脱水、低血压、心率快和神志不清。发展到这一期的患者病情危重需要加强护理。有研究显示在73名患者中发现的敏感性为[15]：①腹痛（78%）；②下消化道出血（62%）；③腹泻（38%）；④发热超过38°C（34%）。体格检查：腹痛（77%）和腹部压痛（21%）。

缺血性肠病临床表现特点：①急性腹痛：原发性，持续性伴阵发性加剧，早期恶心呕吐，后期有不完全性肠梗阻表现，若出现腹膜刺激征提示肠坏死，腹膜炎；②血性腹泻；③发热；④好发于老年人，多伴高血压、动脉硬化、心脏病、休克和长期服药等病史。

2. 诊断依据

①大于或等于50岁患者。伴有高血压、动脉硬化、冠心病、糖尿病等疾病，有时可有便秘、感染、服降压药、心律失常、休克等诱因。②突发腹痛、腹泻及便血。③多有贫血。④结肠镜有特征性缺血坏死表现；钡灌肠X线检查，急性期可见拇指印，后期肠道狭管征象；肠系膜动脉造影可发现血管狭窄或阻塞表现。

要确诊CI，必须与许多其他导致腹痛和便血的原因进行鉴别（例如感染、炎性肠病、肠憩室病或结肠癌）。同时须与直接危及生命的急性小肠肠系膜缺血相鉴别，这点也很重要。有时CI可自行缓解。

六、辅助检查

1. 血常规

白细胞计数和中性粒细胞升高。

目前没有具有诊断意义的特异性血液学检测方法。可有血白细胞（WBC）、碱性磷酸酶（ALP）、肌酸激酶（CK）、乳酸脱氢酶（LDH）升高，大便潜血阳性。CK、LDH、谷丙转氨酶（ALT）不能区分重症患者有无肠缺血，而L-乳酸、D-乳酸、肠脂肪酸结合蛋白（I-FABP）在肠缺血时可升高[34]。D-乳酸是L-乳酸的异构体，是肠道细菌发酵作用产物之一，具有相对较高的特异性，可能是肠缺血检测的早期指标[35]。I-FABP位于肠绒毛尖部成熟肠细胞胞质内，正常情况下血中I-FABP为阴性，当发生缺血损伤时，肠绒毛释放I-FABP入血，其对于大动脉术后肠坏死诊断的敏感度及特异度分别为100%、98%[36]。D-二聚体（D-D）是纤维蛋白降解终产物，是临床诊断血栓及栓塞性疾病的重要指标，当D-D＞0.9 mg/L时，对于炎性肠病（IBD）诊断的准确率为69%、敏感度为60%、特异度为92%，且对病情的进展有提示作用[37]；当D-D＞3.17 mg/L时，其敏感度和特异度可接近CT血管造影[38]。此外，白蛋白-钴结合试验对AMI诊断的敏感度、特异度可达到100%、85.7%[39]。

2. 组织病理学检查

肉眼见结肠黏膜浅表性坏死和溃疡形成，或黏膜全层坏死。镜检可见黏膜下增生的毛细血管、成纤维细胞和巨噬细胞；黏膜下动脉中可有炎症改变和纤维蛋白栓子；黏膜固有层可呈透明样变性；肉芽组织周围可有嗜酸性粒细胞和含铁血红蛋白的组织细胞浸润。慢性期表现为病变部位与正常黏膜组织相间的黏膜腺体损伤和腺体再生。黏膜腺体数量减少或黏膜固有层内纤维组织的存在提示原有的病变比较严重。

3. 其他辅助检查

（1）直肠指诊常可见指套上有血迹。

（2）腹部X线平片可见结肠和小肠扩张，结肠袋紊乱，部分患者可有肠管的痉挛和狭窄。坏疽型 CI 有时可见结肠穿孔引起的腹腔内游离气体以及由于肠壁进行性缺血、肠壁通透性升高引起的肠壁内气体和门静脉内气体。X 线平片检查经常无法发现特殊改变[16]。腹部 X 线平片中 53%的患者发生肠胀气，3%发生气腹[15]。

（3）钡灌肠造影检查可对病变程度、范围有比较全面的了解，但有引起结肠穿孔的危险，因此对病情严重，伴有大量便血以及怀疑有肠坏死的患者应慎用。典型的影像表现有：①拇指印征（假性肿瘤征）：是 CI 在结肠气钡双重造影检查时的早期表现。因病变部位肠壁水肿、黏膜下出血，使结肠黏膜凹凸不平地突入肠腔，在钡剂造影时由于钡剂在该部位的不均匀分布而呈现拇指样充盈缺损。一般在起病后 3 天左右出现，持续 2～4 周。该表现在结肠脾曲最为常见，但也可以在其他部位见到。②结肠息肉样变：当炎症进一步发展，形成许多炎性息肉时，在病变部位可见到典型的结肠息肉样改变。③锯齿征：伴有广泛溃疡的患者，钡剂灌肠检查可见肠腔边缘不规则，呈锯齿样改变，与克罗恩病引起的表现很相似，单纯靠钡剂灌肠检查难以鉴别。④结肠狭窄：病变严重的患者，结肠钡剂检查还可见节段性结肠狭窄，部分患者可同时伴有结肠囊性扩张。在高龄患者，如果结肠狭窄仅仅局限于某一部位，病程较短，同时伴有腹痛、大便习惯改变和便血，钡剂灌肠检查所发现的狭窄需与恶性肿瘤引起的狭窄认真鉴别。在这种情况下，纤维结肠镜检查对确诊很有帮助。

4. 超声

不仅可以显示近端血管的狭窄或闭塞程度，还可观察肠壁的结构及血供情况，可用于 IBD 的筛查和鉴别。对于诊断肠系膜血管闭塞具有高特异度（92%～100%）、低敏感度（70%～89%）[21]。由于受腹腔积液、积气、体型肥胖、腹部手术史等因素影响，其准确度较低。在评估非闭塞性肠系膜缺血及远端血管闭塞方面存在局限性。

5. CT

能更全面地显示病变的部位及范围，有助于鉴别其他原因导致的急性或慢性腹痛，也可用于术前肠道血管评估，是大多数患者的首选。对 AMI 诊断的敏感度为 71%～96%、特异度为 92%～94%[21]，并可早期诊断出非闭塞性肠系膜缺血。增强 CT 是诊断 AMI 的金标准[20]，直接征象为肠系膜血管内充盈缺损或不显影，间接征象包括肠腔扩张积液、肠壁增厚、肠壁积气、门静脉积气、腹腔积液、肠壁密度改变等。血管造影（CTA）是一种新兴、快速、非侵入性、具有较高敏感度和特异度的检查方法，可用于评估肠管和肠系膜血管病变的范围及程度，有助于区分患者应进一步行血管造影还是急诊手术。CTA 是诊断 MI 的首选检查，对于 AMI 其诊断的敏感度、特异度分别为 96%、94%[40]，联合 3D 血管重建后，对 CMI 诊断的敏感度、特异度分别为 96%、94%[20]。所有 IRCI 及 AMI 待排除的患者均需行 CTA。影像下可见动脉血栓形成、狭窄、栓塞、夹层及肠静脉血栓形成等。其缺点是无法进行血管内药物灌注治疗，且对非闭塞性肠系膜缺血敏感度较低。

6. 血管造影

血管造影是金标准，能鉴别栓塞与血栓形成，有助于发现病变部位和范围，可为手术治疗、血管内药物灌注治疗提供参考依据。对非闭塞性肠系膜缺血的诊断有着显著优势，是诊断肠系膜动脉痉挛导致的非闭塞性肠系膜缺血的唯一方法。早期行该项检查可提高 MI 的存活率，对诊断 AMI 的敏感度为 74%～100%、特异度为 100%[20]。严重低血容量、低血压的患者禁用。由于血管造影是一项有创性检查方法，费用较高，且可能发生相关并发症，故不作为常规检查手段。

7. MRI 和 MRA

MRI 的影像发现与 CT 相似，但其敏感度和特异度均较低，不适用于急症患者。MRA 是完善评估腹部血管疾病的唯一方法，对 CMI 诊断的敏感度为 100%、特异度为 95%[41]，对腹腔干和肠系膜上动脉起始处的重度狭窄或闭塞有高度敏感性和特异性，但不能有效评估上述血管远端、肠系膜下动脉狭窄情况及非闭塞性肠系膜缺血，又因耗时较长，故不作为急症检查方法。

8. 结肠镜检查

结肠镜是诊断结肠病的重要检查手段，能确定病变的部位、范围及严重程度，同时能行病理组织学检查，有助于与其他炎性肠病、结肠癌等相鉴别。对于疑诊 CI 的患者，在出现症状 48 h 内行结肠镜检查（因黏膜下出血通常较快被吸收）具有确诊意义。镜下表现为：缺血早期可见黏膜苍白水肿，伴有散在的黏膜充血区和点状溃疡。在伴有黏膜坏死和黏膜下出血的部位可见到黏膜或黏膜下呈蓝黑色的改变，部分患者可见隆起的黏膜中有出血性结节，与在钡剂灌肠检查时见到的拇指印征或假性肿瘤征一致。连续的纤维结肠镜检查可以观察到病变的发展过程，黏膜异常可逐渐被吸收而恢复正常；或进一步加重形成溃疡和炎性息肉。慢性期的内镜表现随早期病变的范围和严重程度而有明显不同。以前发生过CI的患者可仅仅表现为原病变部位肠黏膜的萎缩、变薄和散在的肉芽组织。CI具有独特的内镜下表现，同时可与感染或炎性肠病等疾病进行鉴别诊断。活检时，肠组织质软、出血少，组织切片中可见大量纤维素血栓和含铁血黄素沉着，是CI的特征性表现。出现急性腹膜炎体征、持续腹痛、大量便血、休克、影像学检查提示存在不可逆性缺血损伤的患者禁用该项检查。

参照Williams等制定的标准，符合下述6条并排除溃疡性结肠炎等，即可诊断为IBD：①以腹痛和便血急剧起病；②发生于直肠以外的左半肠；③未使用过抗生素；④细菌培养或粪便检查阴性；⑤内镜下表现：急性期见黏膜充血、水肿、出血、溃疡；慢性期见黏膜正常至溃疡瘢痕形成；⑥放射线所见：急性期见拇指印征，慢性期见一过性或狭窄型溃疡瘢痕；⑦组织活检示：急性期见黏膜水肿、出血、坏死、蛋白成分渗出，慢性期见含铁血黄素[42]。有条件者最好进行CTA、MRA或血管造影检查，提高IBD的诊断率。

七、治疗

根据近来文献报道，并结合既往文献，诊疗方案分为内科治疗、介入治疗和手术治疗。AMI的内科治疗包括维持血流动力学稳定、保证充足的氧供、纠正电解质紊乱及酸碱失衡、禁食和胃肠减压、合理营养支持、足量广谱抗生素、溶栓、抗凝、扩血管等；介入治疗包括动脉内取栓、植入血管内保护器、经皮支架植入、经导管动脉内灌注扩血管药、溶栓等；手术治疗是AMI的主要治疗方法，包括紧急血运重建、评估肠管活力及切除坏死肠段等。CMI确诊后必须实施临床干预，以改善肠系膜血管床的血流量、预防肠梗死[9]。

单纯内科治疗仅适用于手术风险大于潜在收益的患者，包括调整饮食习惯、肠道休息、纠正易感因素、使用血管扩张药和抗凝等。若长期、重度营养不良，必须予以肠外营养[43]。介入治疗，如单纯球囊扩张术疗效有限，支架植入术适用于高度钙化、血栓形成、闭塞、夹层病变，栓子保护装置适用于有大栓子脱落风险的患者；开放性血管重建是主要的血管重建方法，有利于早期及长期缓解症状，降低再狭窄的发生率，而血管内血管重建具有相对较低的术后死亡率、再发率及更短的住院时间，因其侵袭性低，故被推荐用于手术风险高、预期寿命短的患者，需注意过度血管内操作可导致动脉夹层、穿孔、栓塞等。通常情况下，大多数CI为自限性，不需要特殊处理，或仅需内科保守治疗。

手术治疗适用于保守治疗无效的重症患者，如低血压、心动过速、腹痛为直肠出血所致、IRCI、全结肠缺血、肠坏疽、腹膜炎体征、大量出血、暴发性结肠炎伴或不伴中毒性巨结肠、影像所见门静脉积气和（或）肠积气、失蛋白性结肠病变、康复后仍有反复发作性败血症、有症状的结肠狭窄、有症状的节段性CI。

随访、监测CI患者的长期并发症也很重要，如复发性CI、顽固性结肠炎或结肠狭窄、复发性菌血症等，应评估血压、凝血、用药、便秘等情况，必要时再次行内镜检查及手术治疗[44]。除了重度患者，CI患者只需给予支持治疗。静脉补液治疗脱水，同时肠道休息（即禁食水）直到症状缓解。如果可能，最好改善心功能和氧合功能，促进缺血结肠的氧运输。如果存在肠梗阻，可行鼻导管胃肠减压。

尽管近来越来越多的动物实验建议应用抗生素可增加生存机会同时防止细菌通过受损肠壁进入血液[23]，但仍然只在中度或重度病例才应用抗生素；研究资料显示，这种用法起源于20世纪50年代[19]。预防性使用抗生素并未在人体进行预评估，但许多权威机构基于动物实验资料推荐使用[26]。进行支持治疗的患者同时实施监测。如果症状和体征恶化，如出现白细胞计数增高、发热、腹痛加重，或便血增加，那么可能需要外科手术干预，这经常包括剖腹探查和肠切除术。

八、预后

大部分缺血性肠病患者可完全康复，尽管预后取决于缺血的严重程度。原患有周围血管疾病或升结肠（右半结肠）缺血的患者，将面临更高的发生合并症和死亡的风险。无坏疽的CI，占大部分病例，大概死亡率接近6%[45]。然而，少数发展为坏疽的患者在接受手术治疗的情况下死亡率达到50%～75%；如果不进行手术干预，死亡率100%[45]。本病是老年病之一，发病突然，坏疽型愈后极差，对治疗成功与否影响重大。无论是内科、外科治疗均应掌握时机，密切观察，及时调整药物，首先去除诱因，例如便秘、感染、心律失常、不合理使用降压药、休克等，建议患有冠心病、高血压、动脉硬化及糖尿病的患者应坚持治疗，多运动，促进血液回流，若出现不明原因突发腹痛及便血应警惕此病发生。

大概20%急性CI患者发生长期并发症，即慢性CI[7]。症状包括反复感染，带血腹泻，体重下降，慢性腹痛。对于慢性CI，通常的治疗措施是手术切除结肠慢性病变部分。慢性狭窄是一种局部由于缺血损伤形成条形瘢痕组织进而使结肠管腔缩窄，在这种情况下通常可进行临床观察，可能在12～24个月后自行缓解。如果进一步发展成肠梗阻，尽管内窥镜下扩张术和支架植入术已有所应用[35-36]，常用手段仍然是手术切除术[34]。

（王　薇）

参考文献

[1] Boley SJ, Schwartz S, Lash J, et al. Reversible vascular occlusion of the colon. Surg Gynecol Obstet, 1963, 1 (116): 53-60.

[2] Corcos O, Nuzzo A. Gastro-intestinal vascular emergencies. Best PractRes Clin Gastroenterol, 2013, 27 (5): 709-725.

[3] Brandt LJ, Feuerstadt P, Longstreth GF, et al. ACG clinical guideline: epidemiology, risk factors, patterns of presentation, diagnosis, and management of colon ischemia (CI). Am J Gastroenterol, 2015, 110 (1): 18-44.

[4] Marston A, Pheils MT, Thomas ML, et al. Ischaemic colitis. Gut, 1966, 7 (1): 1-15.

[5] Jaster A, Choudhery S, Ahn R, et al. Anatomic and radiologic review of chronic mesenteric ischemia and its treatment. Clin Imaging, 2016, 40 (5): 961-969.

[6] Brandt LJ, Boley SJ. AGA technical review on intestinal ischemia. Gastroenterology, 2000, 118 (5): 954-968.

[7] Herbert GS, Steele SR. Acute and chronic mesenteric ischemia. Surg Clin North Am, 2007, 87 (5): 1115-1134.

[8] Acosta S, Ogren M, Sternby NH, et al. Mesenteric venous thrombosis with transmural intestinalinfarction: a population-based study. J Vasc Surg, 2005, 41 (1): 59-63.

[9] Schoots IG, Levi MM, Reekers JA, et al. Thrombolytic therapy for acute superior mesenteric artery occlusion. J Vasc Interv Radiol, 2005, 16 (3): 317-329.

[10] Acosta S, Ogren M, Sternby NH, et al. Fatal nonocclusive mesenteric ischaemia: population-based incidence and risk factors. J Intern Med, 2006, 259 (3): 305-313.

[11] Chang RW, Chang JB, Longo WE. Update in management of mesenteric ischemia. World J Gastroenterol, 2006, 12 (20): 3243 -3247.

[12] Schoots IG, Koffeman GI, LegemateDA, et al. Systematic review of survival after acute mesenteric ischaemia according to disease aetiology. Br J Surg, 2004, 91 (1): 17-27.

[13] Thomas JH, Blake K, Pierce GE, et al. The clinical course of asymptomatic mesenteric arterial stenosis. J Vasc Surg, 1998, 27 (5): 840-844.

[14] Feldman M, Friedman LS, Brandt LJ. Sleisenger and Fordtran's gastrointestinal and liver disease pathophysiology, diagnosis, management. 10th-ed. London: Elsevier Health Sciences, 2015: 3313.

[15] Arroja B, Cremers I, Ramos R, et al. Acute lower gastrointestinal bleeding management in Portugal: a multicentric prospective1-year survey. Eur J Gastroenterol Hepatol, 2011, 23 (4): 317-322.

[16] Yadav S, Dave M, Edakkanambeth VJ, et al. A population based study of incidence, risk factors, clinical spectrum, and outcomes of ischemic colitis. Clin Gastroenterol Hepatol, 2015, 13 (4): 731-738.

[17] Suh DC, Kahler KH, Choi IS, et al. Patients with irritable bowel syndrome or constipation have an increased risk for ischaemic colitis. Aliment Pharmacol Ther, 2007, 25 (6): 681-692.

[18] Longstreth GF, Yao JF. Epidemiology, clinical features, high-risk factor, and outcome of acute large bowel ischemia. Clin Gastroenterol Hepatol, 2009, 7 (10): 1075-1080.

[19] Kimura T, Shinji A, Horiuchi A, et al. Clinical characteristics of young onset ischemic colitis. Dig Dis

Sci，2012，57（6）：1652-1659.
[20] Oliva IB，Davarpanah AH，Rybicki FJ，et al. ACR appropriateness criteria imaging of mesenteric ischemia. Abdom Imaging，2013，38（4）：714-719.
[21] MastorakiA，Mastoraki S，Tziava E，et al. Mesenteric ischemia：Pathogenesis and challenging diagnostic and therapeutic modalities. World J Gastrointest Pathophysiol，2016，7（1）：125-130.
[22] Feuerstadt P，Brandt LJ. Update on Colon Ischemia：Recent Insights and Advances. Curr Gastroenterol Rep，2015，17（12）：45.
[23] Sreenarasimhaiah J. Chronic mesenteric ischemia. Best PractRes Clin Gastroenterol，2005，19（2）：283-295.
[24] Herbert GS，Steele SR. Acute and chronic mesenteric ischemia. Surg Clin North Am，2007，87（5）：1115-1134.
[25] Cangemi JR，Picco MF. Intestinal ischemia in the elderly. Gastroenterol Clin North Am，2009，38（3）：527-540.
[26] Flynn AD，Valentine JF. Update on the Diagnosis and Management of Colon Ischemia. Curr Treat Options Gastroenterol，2016，14（1）：128-139.
[27] Jaster A，Choudhery S，Ahn R，et al. Anatomic and radiologic review of chronic mesenteric ischemia and its treatment. Clin Imaging，2016，40（5）：961-969.
[28] Acosta S，Ogren M，Sternby NH，et al. Fatal nonocclusive mesenteric ischaemia：population-based incidence and risk factors. J Intern Med，2006，259（3）：305-313.
[29] Acosta S，Ogren M，Sternby NH，et al. Mesenteric venous thrombosis with transmural intestinalinfarction：a population-based study. J Vasc Surg，2005，41（1）：59-63.
[30] Bergan JJ，Dean RH，Conn J Jr，et al. Revascularization in treatment of Mesenteric Infarction. Ann Surg，1975，183（4）：430-438.
[31] Van Den Heijkant TC，Aerts BA，Teijink JA，et al. Challenges in diagnosing mesenteric ischemia. World J Gastroenterol，2013，19（9）：1338-1341.
[32] Wilkins LR，Stone JR. Chronic mesenteric ischemia. Tech Vasc Interv Radiol，2015，18（1）：31-37.
[33] Montoro MA，Brandt LJ，Santolaria S，et al. Clinical patterns and outcomes of ischaemic colitis：results of the Working Group for the Study of Ischaemic Colitisin Spain（CIEstudy）. Scand J Gastroenterol，2011，46（2）：236-246.
[34] Van der Voort PH，Westra B，Wester JP，et al. Can serum L-lactate，D-lactate，creatine kinase and I-FABPbe used as diagnostic markers in critically ill patients suspected for bowel ischemia. BMC Anesthesiol，2014，14：111.
[35] Assadian A，Assadian O，Senekowitsch C，et al. Plasma D-lactate as a potential early marker for colon ischaemia after open aortic reconstruction. Eur J Vasc Endovasc Surg，2006，31（5）：470-474.
[36] Vermeulen Windsant IC，Hellenthal FA，Derikx JP，et al. Circulating intestinal fatty acid-binding proteinas an early marker of intestinal necrosis after aortic surgery：a prospectiveobservational cohort study. Ann Surg，2012，255（4）：796-803.
[37] Block T，Nilsson TK，Björck M，et al. Diagnostic accuracy of plasma biomarkers for intestinal ischaemia. Scand J Clin Lab Invest，2008，68（3）：242-248.
[38] Akyildiz H，Akcan A，Oztürk A，et al. The correlation of the D-dimer test and biphasic computed tomography with mesenteric computed tomography angiography in the diagnosis of acute mesenteric ischemia. Am J Surg，2009，197（4）：429-433.
[39] Polk JD，Rael LT，Craun ML，et al. Clinical utility of the cobaltalbuminbinding assay in the diagnosis of intestinal ischemia. J Trauma，2008，64（1）：42-45.
[40] Acosta S，Wadman M，Syk I，et al. Epidemiology and prognostic factors in acute superior mesenteric artery occlusion. J Gastrointest Surg，2010，14（4）：628-635.
[41] Laissy JP，Trillaud H，Douek P. MR angiography：noninvasive vascular imaging of the abdomen. Abdom Imaging，2002，27（5）：488-506.
[42] 钟文英，郭玉清. 缺血性肠病 23 例临床分析. 现代中西医结合杂志，2013，22（19）：2133-2134.
[43] Keese M，Schmitz-Rixen T，Schmandra T. Chronic mesenteric ischemia：time to remember open revascularization. World J Gastroenterol，2013，19（9）：1333-1337.
[44] Cotter TG，Bledsoe AC，Sweetser S. Colon Ischemia：An Update for Clinicians. Mayo Clin Proc，2016，91（5）：671-677.
[45] Acosta S，Wadman M，Syk I，et al. Epidemiology and prognostic factors in acute superior mesenteric artery occlusion. J Gastrointest Surg，2010，14（4）：628-635.

第二十章 住院老年患者衰弱早期识别与评估的研究进展

衰弱在老年人中比较普遍，其发生率随着年龄增加逐渐升高，且往往涉及多系统的异常改变，是老年人失能的前兆，会导致疾病的反复和机体功能的下降，造成老年人反复入院等不良后果。目前，美国加拿大对衰弱的相关研究处于领先水平，国内仍处于起步阶段。有研究表明通过早期识别衰弱老年人并积极给予预防干预措施，可以有效地避免或延缓不良事件的发生[1]。入住医疗机构的老年人衰弱的患病率远高于社区老年人，因此要加强对住院老年患者衰弱的早期识别和评估，以更好地指导临床工作，改善老年人的生活质量，积极应对人口老龄化。

一、老年衰弱的概念及其研究必要性

2001年美国Fried教授等[2]首次提出，衰弱是一种重要的临床综合征，以生理储备功能减弱、多系统失调、机体对应激和保持内环境稳定的能力下降为特点，对应激事件的易感性增加。加拿大Rockwood[3]认为衰弱是一种健康缺陷不断积累而导致的危险状态。2013年有专家提出，衰弱是由多种原因引起的临床综合征，以力量和耐力减少、生理储备功能下降、对抗外界应激能力下降为特点，较小的刺激均可引起不良事件的发生[4-5]。由此可见，衰弱是由于老年人生理储备功能及抗应激能力的下降，使其较易发生不良事件的一种易感状态。

衰弱在我国老年住院患者中发生率很高，且随着年龄增长而增加。李杰等[6]通过对2015年7月至2015年10月91例住院患者开展老年综合评估（comprehensive geriatric assessment，CGA），根据年龄进行分组：65～75岁组（6例），75～85岁组（38例），>85～99岁组（47例），结果显示在75～85岁组和>85～99岁组中，衰弱的发生率>50%，且在所有年龄组中衰弱是发生率最高的老年综合征。同时大量研究[7-10]显示，衰弱增加了老年人发生多种不良事件的风险，进而严重影响老年人的生活质量，降低其独立性，缩短了其预期寿命，从而增加了社会和家庭的照护负担。

随着健康老龄化的提出，衰弱逐渐成为了老年医学研究的热点，衰弱前期的老年人在18个月内进一步发展为衰弱的风险是非衰弱老年人的5倍。但医护人员、老年人及家属都没有足够重视，仍是过多地关注疾病而忽视衰弱，错过了干预的最佳时机，造成不可逆的严重后果，同时也耗费了大量的医疗和社会资源[11]。因此，对于衰弱的早期识别和评估对促进老年人的健康非常重要。

二、老年衰弱的早期识别

2012年美国及欧洲老年医学专家共识[4]提出：所有70岁以上的老年人及患有慢性疾病体质量减少超过5%的老年患者，均应进行衰弱的常规筛查，以便为老年科医护人员制订治疗策略和进行护理干预提供非常重要的依据。早期识别衰弱并给予针对性干预，可以更好地帮助老年人面对衰弱及其相关问题，维持功能状态和提升生活质量，同时可以延缓甚至逆转衰弱。一篇纳入22篇文献的系统评价指出：衰弱尚未有统一的识别工具，最常用的识别指标包括躯体功能、步速和认知功能，其次是体质量下降、日常生活能力和营养状况[12-13]。

1. 躯体功能

躯体疾病是衰弱的重要危险因素之一，是衰弱综合征的核心问题，一些慢性疾病如心血管疾病和亚临床问题与衰弱的发生率呈显著正相关。躯体功能的准确评估有助于识别衰弱，评估包括：5次起坐时间、3 m起立行走时间、握力、步速、简易躯体能力评定（short physical performance battery，SPPB）。姜珊等[14]选择2015年12月至2016年4月入院的275例老年患者进行横断面分析发现，衰弱组握力、步速、SPPB 评分均低于非衰弱组，衰弱组 5 次起坐时间、3 m 起立行走时间长于非衰弱组。

2. 步速

康琳等[15]对 2014 年 12 月 1 日至 2015 年 4 月 30 日就诊于老年医学门诊及入住心内科的 153 例老年患者，进行老年综合评估及临床衰弱量表（clinical frailty scale，CFS）评估，发现步速是衡量衰弱与否的独立测量指标，步速减慢是衰弱和不良后果的最佳预测指标。6 m 步速和 6 min 步行试验可用来测量步速，中国人群中尚无明确的衰弱诊断界值，但 0.8 m/s 的步速界值预示着受试者达到了平均预期寿命，步速每增加 0.1 m/s，生存率可改善 10%[15]。

3. 认知功能

认知功能评估采用简易智力状况检查法（mini-mental state examination，MMSE），国外已经证实，衰弱与认知功能下降呈正相关，2013 年国际营养和老龄学会与国际老年学和老年医学协会达成"认知衰弱"的共识，具有身体衰弱和认知障碍两个特征[16-17]。认知障碍的衰弱老年人功能性残疾和再入院的风险均增加。

4. 其他识别指标

1 年内出现不明原因的体质量下降＞5%，应注意评估是否有衰弱的发生。对于 75 岁以上老年住院患者，日常生活能力得分与衰弱指数呈负相关[14]。若患者工具性日常生活能力有部分依赖即进入衰弱期。因此临床工作中可以借助 Barthel 指数评分作为识别衰弱的指标。陈凌燕等[18]选取 244 例老年住院患者，排除干扰因素，发现营养不良及营养不良风险的患者衰弱发生率高。营养不良是影响老年住院患者临床转归的重要因素，营养不良者更容易出现衰弱状态。

三、老年衰弱危险因素的识别

衰弱受多因素影响，临床工作中加强衰弱危险因素的识别，有助于预防及延缓衰弱的发生与发展。

1. 多病共存

多病共存是老年人普遍存在的现象，≥75 岁老年人 5 种常见慢性病患病率已高达 80%[19]，是导致老年人衰弱的一个至关重要的危险因素。衰弱、共病、失能相互影响，相互促进发生。共病伴随多系统功能减退，多系统功能异常比单系统功能异常更能预示衰弱的发生与发展[20]，出现 3 种及以上的系统功能障碍强烈预示着衰弱的发生。

2. 年龄

随着年龄增长，衰弱的发生率逐渐增加。姜珊等[14]选取≥65 岁的 170 例住院患者采用 CFS 法评估衰弱和非衰弱，经分析，衰弱者在 65～74 岁组中占 23.1%，75～84 岁组中占 38.4%，≥85 岁组中占 79.3%，且随年龄增加越难恢复至相对健康状态[21]。因此对于高龄老年患者应加强衰弱的识别。

3. 炎症因子

有研究发现炎症因子如白细胞介素 6（IL-6）、C 反应蛋白等与衰弱独立相关[20,22-23]。Li 等[24]对社区老年女性进行了 3.5 年的随访观察，发现 IL-6 较高的基线水平是失能和肌力快速衰退的高危因素。衰弱老年人 IL-6 的含量显著高于非衰弱老年人，IL-6 水平被认为是衰弱的独立危险因素[25]。

4. 其他

姜珊等[14]指出体重指数（BMI）下降、握力下降、老年综合征数量增多，均可能促进衰弱的发生。另外，运动下降是衰弱的主要特征，生活方式如久坐少运动亦会导致衰弱的发生。肌少症是衰弱的主要病理改变，老年男性睾酮水平降低及更年期后女性雌激素的下降亦可导致肌少症[24]，从而导致衰弱的发生。

四、老年衰弱患者的评估工具

老年住院患者是衰弱的高发人群，对住院患者进行衰弱评估，对准确判断其不良预后及治疗策略的选择非常重要。有学者总结目前衰弱的评估量表可以分为四类：自我报告式问卷、准则定义为基础的测量、累积指数类评估工具、生物学标志物评估法[1]。国内外尚没有统一的评估工具，比较常用的是美国学者 Fried 提出的衰弱诊断标准和加拿大学者 Rockwood 提出的衰弱指数（frailty index，FI）

1. Fried 衰弱表型（frailty phenotype，FP）

包含以下 5 个条目：①不明原因体重下降：近 1 年内体质量下降＞5%；②自我感觉疲乏；③握力下降；④行走速度下降；⑤躯体活动降低。具有 1～2 条即为衰弱前期，3 条以上即为衰弱期。

Fried 衰弱评估还可独立预测 3 年内跌倒、日常生活能力受损情况、行走能力下降、住院及死亡率增加等。目前在临床和研究中应用最多，适用于住院患者的风险筛查和评价[26]。但其研究排除了帕金森综合征、卒中等患者，且包含的变量不够全面，有些变量在临床工作中不易测量。

2. 衰弱指数（frailty index，FI）

Rockwood 提出的 FI 主要包括生理、心理、功能状态，从认知、情绪、自理能力、营养状况等方面评估。通过对衰弱的高危因素存在与否进行综合评价，以健康缺陷累积为基础衡量衰弱，**FI**＝存在健康缺陷的数目/视为健康缺陷项目的总数目，取值为 0～1，且数值越大表明个体越衰弱。通常认为 FI≥0.25 提示该老年人衰弱；0.12＜FI＜0.25 为衰弱前期。FI 突破了单一变量评估衰弱的局限，能够更好地全面评估老年人的健康状态，很好地预测预后，但由于需评估的项目较多，需有专业人员评估。

综合评估衰弱指数模型（frailty index-comprehensive geriatric assessment，FI-CGA）是基于 CGA 量表，并据 Rockwood 等提出衰弱指数构建的，主要包括疾病和体征、视听力、老年综合征、营养及认知功能等 64 项健康缺陷变量，每个变量赋值为 0～1，健康项目为 0，不健康项目为 1，健康缺陷越严重其数值越大[27]。FI-CGA 可准确评估老年患者病情，在老年医学临床中值得推广，可能会是检测衰弱的发展方向和金标准[28]。

3. 其他

步速、起立行走试验和 PRISMA（program of research in integration of services for the maintenance of autonomy）问卷简单、快速、灵敏，适合在与老年人接触时的任何情境下筛查衰弱[29]。此测试敏感度较高，但特异度一般，适用于筛查。无法进行起立行走的患者，可以用握力筛查。

爱特蒙特衰弱量表（Edmonton frail scale，EFS）[30]是由爱特蒙特开发的简易筛查量表，包括认知、总体健康状况、工具性日常生活活动能力（IADL）、社会支持、用药、营养、情绪、尿失禁和功能。总分 17 分，0～4 分为健壮，5～6 分为明显脆弱，7～8 分为轻度衰弱，9～10 分为中度衰弱，11～17 分为严重衰弱。此量表有很好的信效度，且简单易评，可供门诊和病房筛查时使用[31]。

衰弱量表（frail scale）[1]简单易行，信效度高，适用于临床老年衰弱的快速评估，用于术前衰弱的评估，可防止术后并发症。基于衰弱量表和衰弱指数形成 5 个条件：疲惫感、阻力增加/耐力减退、自由活动下降、最近 1 年内体重下降＞5%、患有 5 种以上疾病，每条 1 分，总分 0～5 分，1～2 分为衰弱前期，3～5 分为衰弱。

临床衰弱水平量表（CFS）由临床医生在全面评估患者的基础上根据老年人日常生活活动能力（ADL）和疾病程度分为 1～7 级，级别越高衰弱越重。该量表反映的是医生对老年患者长时间的纵向观察和多次印象的综合评估，能够有效预测老年患者的预后。

目前，尚没有针对我国老年衰弱患者的识别和筛查工具，建议对有衰弱指标和危险因素的老年住院患者进行衰弱的初步筛查，对筛查结果为阳性的老年人进一步评估。

五、衰弱的早期识别与评估在临床老年工作中的应用

早期识别和评估衰弱，可以预测不良事件。吴海珍等[32]通过对 ICU 行机械通气治疗的 130 例患者进行多元化护理干预，有效预防了 ICU 获得性衰弱的发生。研究表明接受专业 CGA 的老年衰弱者更有望重返家庭，维持功能独立性，降低死亡率[27,33]。

研究发现，衰弱老年人仅有一半接受了有效的医疗干预，在未识别衰弱的情况下进行常规的医疗干预，衰弱老年人可能会有风险和危害[34]。赵清华等选取 105 例老年住院患者依据衰弱指数分组，提示衰弱组患者 24 h 平均收缩压及舒张压明显低于非衰弱组和衰弱前期组，因此对于老年衰弱患者，应区别于非衰弱患者，减少降压药的数量，放宽血压控制目标，避免血压过低[35-36]。因此临床工作中应关注 IL-6、C 反应蛋白等客观指标以提高衰弱的检出率，进一步进行评估，从而为临床提供诊疗策略，指导个体化照料干预。

衰弱患者再入院和死亡风险较非衰弱老年人均增加。有研究显示＞75 岁的老年住院患者衰弱的发生率为 55.6%，住院时间长，90 天再住院率升高，1 年内病死率增加[37]。其中肌力减弱引起的跌倒和出院患者延续性护理的缺乏是老年人反复入院

的常见原因[38]，因此关注衰弱的识别指标，对于老年出院患者进行衰弱再评估，制订延续性照料方案，可以缩短住院时间及再入院率。

六、展望

住院老年患者衰弱的发生率高，早期识别和评估可以预测不良事件，促进老年人健康（成功）老化，降低再住院率及死亡率，指导临床诊疗及干预策略。

但未来还需要查找和确定老年人衰弱相关因素，明确适合中国老年人的衰弱指标的诊断界值，同时也需要对衰弱的生物标志物、新的治疗方法进行更多的临床研究，以便科学诊断，早期治疗，降低残疾、再入院和死亡的风险。同时，老年住院患者存在更多的健康缺陷，选用不同的评估工具，对其检出率影响较大。所以临床工作中需要医护人员结合评估结果，在多学科团队共同参与下，针对衰弱患者制订个体化的诊疗方案，做好延续性照料，以延缓或逆转衰弱的发生，促进老年人功能独立的最大化，减少不良反应，减轻社会的负担。

（张丹丹　张　洁）

参考文献

[1] 奚兴，郭桂芳，孙静，等. 老年人衰弱评估工具及其应用研究进展. 中国老年学杂志，2015，(20)：5993-5996.

[2] Fried LP，Tangen CM，Walston J，et al. Frailty in older adults：evidence for a phenotype. J Gerontol A Biol Sci Med Sci，2001，56 (3)：M146-M156.

[3] Jones D，Song X，Mitnitski A，et al. Evaluation of a frailty index based on a comprehensive geriatric assessment in a population based study of elderly Canadians. Aging Clin Exp Res，2005，17 (6)：465-471.

[4] Morley J E，Vellas B，van Kan G A，et al. Fraihy con-sensus：a call to action. J Am Med Dir Assoc，2013，14 (6)：392-397.

[5] Clegg A，Young J，Iliffe S，et al. Frailty in elderly people. Lancet，2013，381：752-762.

[6] 李杰，程秀丽，关向荣，等. 住院患者老年综合征发生率及评估分析. 中华老年医学杂志，2017，36 (3)：266-268.

[7] 刘岁丰，蹇在金. 衰弱：一种重要的老年综合征. 中华老年医学杂志，2015，34 (12)：1286-1288.

[8] Kojima G. Frailty as a predictor of future falls among community-dwelling older people：a systematic review and Meta-analysis. J Am Med Dir Assoc，2015，16 (12)：1027-1033.

[9] Kojima G，Iliffe S，Jivraj S，et al. Association between frailty and quality of life among community-dwelling older people：a systematic review and meta-analysis. J Epidemiol Community Health，2016，70 (7)：716-721.

[10] 奚兴，郭桂芳. 非药物干预改善社区老年人衰弱状况的研究进展. 中国护理管理，2016，16 (11)：1461-1465.

[11] 孟丽，于普林. 英国老年医学会老年人衰弱管理实践指南解读. 中华老年医学杂志，2015，34 (12)：1300-1302.

[12] 应巧燕，刘华平，郭欣颖，等. 老年人衰弱筛查和评估的证据总结. 护理学杂志，2017，32 (1)：95-98.

[13] Sternberg SA，Schwartz AW，Karunananthan S，et al. The identification of frailty：a systematic literature review. J Am Geriatr Soc，2011，59 (11)：2129-2138.

[14] 姜珊，赵丽娜，李胜利，等. 住院患者衰弱情况及其影响因素分析. 中华老年医学杂志，2017，36 (6)：687-691.

[15] 康琳，朱鸣雷，刘晓红，等. 老年稳定型冠心病患者的衰弱评估与预后分析. 中华老年多器官疾病杂志，2016，15 (8)：583-586.

[16] 林秀金，曾慧. 衰弱及其与老年认知功能障碍关系的研究进展. 社区医学杂志，2015，09：18-20.

[17] Shimada H，Makizako H，Doi T，et al. Combined prevalence of frailty and mild cognitive impairment in a population of elderly Japanese people. J Am Med Dir Assoc，2013，14 (7)：518-524.

[18] 陈凌燕，楼高波，褚娇娇，等. 老年住院患者衰弱综合征与营养状况的相关性分析. 中华现代护理杂志，2017，(16)：2121-2124.

[19] 崔娟，毛凡，王志会. 中国老年居民多种慢性病共存状况分析. 中国公共卫生，2016，32 (1)：66-69.

[20] 陈雪丽，张梅奎. 衰弱综合征的重要问题. 中华老年医学杂志，2015，34 (12)：1303-1305.

[21] Collard RM，Boter H，Schoevers RA，et al. Prevalence of frailty in community-dwelling older persons：a systematic review. J Am Geriatr Soc，2012，60 (8)：1487-1492.

[22] Collerton J，Martin-Ruiz C，Davies K，et al. Frailty and the role of inflammation，immunosenescence and cellular ageing in the very old：cross-sectional findings from the Newcastle 85＋ Study. Mech Ageing Dev，

2012，133：456-466.
［23］宁晓暄，欧阳敏，Leng Sean X，等. 老年人衰弱综合征的发病机制和评估及管理. 中华老年医学杂志，2015，34（12）：1282-1285.
［24］Li H，ManwaniB，Leng SX. Frailty，inflammation，and immunity. Aging Dis，2011，2：466-473.
［25］中华医学会老年医学分会. 老年患者衰弱评估与干预中国专家共识. 中华老年医学杂志，2017，36（3）：251-256.
［26］刘长虎，胡松，毛拥军，等. 老年人衰弱的研究进展. 中国全科医学，2017，20（16）：2025-2033.
［27］奚桓，石婧，孟丽，等. 衰弱指数模型在老年人综合评估中的初步应用. 中华流行病学杂志，2016，37（5）：718-721.
［28］于普林，胡世莲. 加强对老年人衰弱的识别和管理. 中国临床保健杂志，2017，20（1）：1-2.
［29］Clegg A，Rogers I，Young J. Diagnostic test accuracy of simple instruments for identifying frailty in community-dwelling older people：a systematic review. Age Ageing，2015，44（1）：148-152.
［30］张宁，朱文玲，刘晓红，等. 衰弱与老年患者急性冠状动脉综合征的研究进展. 中华心血管病杂志，2017，45（2）：174-176.
［31］Rolfson DB，Wilcock G，MitnitskiA，et al. An assessment of neurocognitive speed in relation to frailty. Age Ageing，2013，42（2）：191-196.
［32］吴海珍，周洁. 早期多元化护理干预对 ICU 获得性衰弱的影响. 护理研究，2017，（2）：251-253.
［33］Ness K K，Krull K R，Jones K E，et al. Physiologic frailty as a sign of accelerated aging among adult survivors of childhood cancer：a report from the St Jude Lifetime cohort study. J Clin Oncol，2013，31（36）：4496-4503.
［34］徐海红，王青，赵清华，等. 老年住院患者日常生活能力评估与衰弱指数评估的相关性研究. 中华现代护理杂志，2016，22（22）：3163-3165.
［35］赵清华，王青，吴薇，等. 老年住院患者衰弱指数与血压水平的关系. 中华老年心脑血管病杂志，2016，18（4）：380-383.
［36］林秀芳，董碧蓉. 全科全人照顾防控老年患者在病房和家庭中的风险. 中华老年医学杂志，2017，36（3）：234-237.
［37］Oo MT，Tencheva A，Khalid N，et al. Assessing frailty in the acute medical admission of elderly patients. J R coll Physicians Edinb，2013，43（4）：301-308.
［38］韩赛丹，郭桂芳，孙静，等. 老年慢性病患者反复入院体验的质性研究. 中国护理管理，2013，（8）：16-19.

第二十一章　伪嗜铬细胞瘤的研究现状

伪嗜铬细胞瘤（pseudopheochromocytoma）是一种临床表现类似嗜铬细胞瘤，且发生严重阵发性高血压的疾病；诊断需排除嗜铬细胞瘤和继发于其他疾病的高血压；女性发病多于男性，表现为无明显诱因阵发性血压升高，血压升高程度明显，可超过 240/140 mmHg，且血压不稳定，阵发性持续时间从数分钟至数天不等，发作频率从 1 次/天至不足 1 次/月，并伴随头晕、头痛、乏力、出汗、潮红、心悸、呼吸困难、恶心等症状[1]。伪嗜铬细胞瘤一直未被重视，2010 年以前其引发的高血压仍被认为是血压的良性波动；但高血压可通过改变血流动力学，导致不稳定斑块破裂，增加心脑血管事件发生的风险；高血压也可引发高血压急症，如高血压脑病、颅内出血、急性心力衰竭、急性冠脉综合征、主动脉夹层、子痫等；对心、脑、肾等靶器官也会造成一定程度的慢性损伤[2]。因此，尽早发现、诊断和治疗伪嗜铬细胞瘤，可避免发生严重并发症和靶器官损害。但目前伪嗜铬细胞瘤的发病机制尚未明确，缺乏相关的流行病学数据，无诊断和治疗方面的指南或专家共识，应引起医学研究领域的关注和重视。

一、研究历史

“伪嗜铬细胞瘤”最早由 Ley[3] 等于 1956 年提出，用于描述患者被误诊为嗜铬细胞瘤的情形。20 世纪 80 年代 Kuchel[4-5] 等将伪嗜铬细胞瘤描述为严重的阵发性血压升高伴心动过速、出汗、潮红、精神紧张等症状，血、尿儿茶酚胺含量正常或轻度异常；该描述与“恐慌症”有较多类似表现。10 年后 Mann[1,6] 等再次提出伪嗜铬细胞瘤这一概念，认为其发生与情绪和心理因素有关；其描述了一系列高血压患者，提及这些患者曾有严重的心理创伤史，各种伴随症状并非由压力和恐慌直接引起。2007 年 Sharabi[7] 等将伪嗜铬细胞瘤描述为排除嗜铬细胞瘤诊断的高血压。

二、临床特征

伪嗜铬细胞瘤的临床特征如下：

（1）血压升高呈阵发性，患者常表现为血压突然发作性升高，无相关特定的诱发因素。

（2）高血压常伴随多种症状，类似于嗜铬细胞瘤，包括头晕、头痛、乏力、恶心、胸痛、心悸、出汗、潮红、呼吸困难等[1]。

（3）病情发作不是由情绪紧张或恐慌直接引发的[8]。与恐慌症不同，恐慌症是由情绪紧张或恐慌直接引发血压升高，且无血压严重升高。相反，患者通常认为发作是“突然发生的”，一旦发作，各种严重的症状通常会引发患者对死亡的恐惧，这是该疾病的典型症状。

（4）生化检查不支持嗜铬细胞瘤的诊断。由于嗜铬细胞瘤和伪嗜铬细胞瘤之间所具有的相似性，为避免漏诊可治愈的嗜铬细胞瘤，必须考虑嗜铬细胞瘤的可能性，需对血液或尿液中儿茶酚胺或儿茶酚胺代谢物水平进行生化检测。

（5）在几乎所有严重的高血压病例中，对其心理社会因素的调查显示，患者存在异常严重的被虐待史或心理创伤史，或者以防御性非情绪化的态度面对生活的特点。

三、发病机制

伪嗜铬细胞瘤的发病机制尚未明确，以下是相关文献报导可能的发病机制：

（1）交感神经系统（sympathetic nervous system，SNS）的激活[8]。高血压与心悸有关，存在 SNS 激活的证据，对 α 和 β 受体阻滞的反应显示了 SNS 受累[5,9-10]；伪嗜铬细胞瘤通过激活 SNS 释放儿茶酚胺，增强心血管系统的反应；Kuchel[5] 等在 20 世纪 80 年代确定了多巴胺水平升高是伪嗜铬细胞瘤中 SNS 激活的标志物之一，是引起各种症状的原因。在他的观察中，血浆肾上腺素和去甲肾上腺素水平通常是正常的。在Sharabi[7]等的研究中，伪嗜铬细胞瘤患者的肾上腺素血浆浓度及基线血浆浓度均较高，但去甲肾上腺素基线血浆浓度正常。此外，这些患者在用胰高血糖素刺激SNS后，肾上腺素血浆浓度增加了6倍。目前研究表明，SNS激活后释放儿茶酚胺对高血压有一定影响，但具体由其中哪种激素起主导作用尚未明确。

高血压通常以两种血流动力学模式中的一种为特征[11]。①一些患者表现为心悸，心率升高为特征，发现心率和血浆肾上腺素水平升高类似于Frohlich等描述的高动力循环状态。②在其他情况下，发作期间心率可能不受影响甚或减慢。SNS不同的刺激模式可解释以上两种不同血流动力学模式。SNS由两部分组成，即肾上腺和神经。刺激肾上腺导致肾上腺分泌肾上腺素，心率和心输出量增加；刺激神经导致去甲肾上腺素从血管平滑肌中的交感神经末梢神经释放增加，并且使外周阻力增加，而心率不增加。

（2）肾上腺素能受体超敏反应[12]：肾上腺素能受体对刺激超敏感反应导致。

（3）可能有肾上腺素受体远端机制（例如耦联到第二信使系统或细胞内收缩机制）或其他血管活性物质（例如神经肽Y）的参与[7]。

（4）心理情绪因素[11]：①部分患者存在异常严重的被虐待史或心理创伤史，但否认其对疾病发生的影响；②患者以防御性非情绪化的态度面对生活。

四、诊断及鉴别诊断

伪嗜铬细胞瘤诊断主要是排除性诊断，需排除嗜铬细胞瘤和继发于其他疾病的高血压；当存在难以解释病因的临床表现时，方考虑伪嗜铬细胞瘤的诊断。伪嗜铬细胞瘤的诊断需排除以下疾病：

（1）嗜铬细胞瘤和副神经节瘤：可有阵发性高血压，血压可持续或阵发性重度升高；经生化检查后，患者血、尿儿茶酚胺明显升高，进一步行影像学检查如CT和MRI，常可发现嗜铬细胞瘤和副神经节瘤；若患者血、尿儿茶酚胺正常即可基本排除[13]。

（2）恐慌症：恐慌症发作症状须包括美国精神病学会的诊断和统计手册（DSM）症状中的4种以上，常伴随强烈的恐惧感，反复突发的恐慌，临床表现与伪嗜铬细胞瘤较难区别，且大多数患者承认有情绪创伤史[14]。但恐慌症发作常由强烈的恐惧感直接诱发，且血压无突然发作性严重升高，肾上腺素水平正常。

（3）不稳定高血压：临床表现与伪嗜铬细胞瘤类似，极易误诊，血压不稳定很常见。与假性嗜铬细胞瘤不同的是可存在血压持续升高的时期，由压力和情绪困扰诱发。患者能意识到明显的情绪或压力刺激导致血压升高，很早之前就认识到焦虑和血压升高之间的关系。

（4）创伤后应激障碍：与伪嗜铬细胞瘤相同的是存在创伤史，但创伤后应激障碍患者充分认可创伤经历带来的影响，其血浆去甲肾上腺素水平也可能升高，表明交感神经系统激活。然而，与假性嗜铬细胞瘤相反，很少发现严重的血压升高。

（5）其他：很多其他疾病可导致类似嗜铬细胞瘤的症状，需与伪嗜铬细胞瘤区分开来。这些可引起类似嗜铬细胞瘤症状的病因列于表21-1[15-16]。

表21-1 常见引起类似嗜铬细胞瘤症状的病因

类别	病因名称
内分泌	甲状腺功能亢进、肥大细胞增生症、类癌、绝经期综合征、胰岛素瘤诱发的低血糖症[17]、肾上腺髓质增生[18]
呼吸	重症支气管哮喘发作、咳嗽、呼吸性酸中毒、阻塞性睡眠呼吸暂停综合征[19]
心血管	急性左心功能不全、不明原因的休克、直立性心动过速综合征、压力反射受损、冠心病、阵发性心动过速、肾血管疾病
神经病学	脑卒中[20]、脑膜瘤、眩晕、外侧髓质受压和创伤、脑血管痉挛、脑出血、癫痫、偏头痛和丛集性头痛、高血压脑病、脊髓损伤[21]
药物滥用	毒品、拟交感药物、三环类抗抑郁药、氨苄西林、单胺氧化酶抑制剂、酚苄明、抗帕金森药物、可卡因、安非他明、可乐定突然撤药、麦角酰二乙胺、苯丙胺、抗焦虑药物减量或停用[22]、酒精戒断、磷酸肌酸钠
肾	肾衰竭、肾绞痛
精神心理	焦虑障碍、亚临床心理障碍、应激状态、惊恐障碍、癔症、抑郁[23]、过度通气、紧张、失眠
其他	先兆子痫、颈椎病、酪氨酸摄入与单胺氧化酶抑制剂结合、便秘、急性间歇性卟啉病、尿潴留、铅和汞中毒、痛风

五、治疗

伪嗜铬细胞瘤的高血压通常由 SNS 激活介导，各种类型的抗高血压药物中，利尿剂、血管紧张素转化酶抑制剂（ACEI）和血管紧张素受体阻滞剂（ARB）对其治疗效果不佳，且不能有效地预防发作。伪嗜铬细胞瘤目前无统一的治疗指南，以下是建议的治疗方案（表 21-2）：

表 21-2 伪嗜铬细胞瘤：建议治疗

急性发作处理： （1）血压严重升高：静脉注射给药，必要时使用硝普钠。 （2）无严重血压升高：口服抗高血压药或抗焦虑药，必要时二者联用。
慢性预防性治疗： （1）轻度至中度复发性高血压：α、β 受体阻滞剂联合使用。 （2）严重发作或频繁复发高血压：使用抗抑郁药，必要时联合 α、β 受体阻滞剂。 （3）耐药性高血压和 SNS 过度活跃引起高血压危象的患者可考虑交感神经系统消融。

1. 急性管理

对于严重血压升高的患者，可以使用静脉注射给药（如拉贝洛尔、尼卡地平），必要时使用硝普钠[23]。一般情况下，患者无严重血压升高时，口服抗高血压药（例如可乐定或拉贝洛尔，若血压下降不明显于 90 min 后再使用同剂量药物）或抗焦虑药（如阿普唑仑），必要时二者联合使用便可控制血压[24]。由于生物利用度不可预测，口服拉贝洛尔的使用受到限制；可乐定的副作用也限制其长期应用；在医生的监督下，血压无严重升高并且对可乐定和抗焦虑药物反应良好的患者可于发作期间应用以上方法在家中自行管理；如果血压升高伴有神经系统症状，如言语不清或乏力，应立即就医。

2. 慢性预防管理

轻度至中度复发性高血压患者可联合使用 α、β 受体阻滞剂；高血压与交感神经激活有关，联合使用 α、β 受体阻滞剂可控制血压。拉贝洛尔和卡维地洛等药物能使 α、β 受体均阻滞，但其生物利用度不可预测，限制其临床应用[25]；目前认为 β 受体阻滞剂与 α 受体阻滞剂（如多沙唑嗪或特拉唑嗪）联合使用效果更佳[26]。频繁复发或严重发作的高血压患者应考虑使用抗抑郁药，必要时联合 α、β 受体阻滞剂。耐药性高血压和 SNS 过度活跃引起高血压危象的患者可考虑交感神经系统消融，有文献报道了进行肾交感神经系统消融有效治疗伪嗜铬细胞瘤的案例[27]。

抗精神病药物包括抗焦虑药和抗抑郁药，主要用于预防疾病发作[8]。对于抗焦虑药（快速作用的苯二氮䓬类药物，如阿普唑仑）；需注意有文献报导若患者使用抗焦虑药进行治疗，停用后可能导致临床症状恶化，甚至引发恶性高血压和继发性脑病等并发症危及生命[22]。抗抑郁药物包括选择性 5-羟色胺再摄取抑制剂（如帕罗西汀、舍曲林或西酞普兰）和三环类抗抑郁药（TCA，如地昔帕明）。TCA 有很多副作用，地昔帕明等新的 TCA 药物比旧的 TCA 具有更好的耐受性[11]。有文献报告通过至少 3 个月舍曲林（sertraline）对伪嗜铬细胞瘤的治疗，75%的患者临床症状明显改善，50%的患者临床症状完全消退。同时也表明了情绪心理因素在伪嗜铬细胞瘤发病机制中的重要性[28]。

3. 心理干预

主要从两方面进行：一方面，缓解患者对疾病的恐惧。患者在高血压发作时常会有濒死感，告知患者该疾病是可以治疗的，鼓励其积极配合治疗。另一方面，对有心理严重创伤史、情绪压抑的患者，就情绪压抑的起源进行探讨，很多患者高血压会很快消除或减轻，不需要心理治疗。然而，这种意识的转变通常无法实现，如果患者理解并希望进行心理治疗，可以鼓励其接受治疗并学习一些减压技术，如节奏呼吸[29]，多运动，限制饮酒，减轻体重和戒烟等[30]；有研究报导，音乐[31]和瑜伽[32]也是有效的治疗方式。如果患者无法看到疾病与创伤或压抑情绪的联系，或者不愿意进行心理治疗，则不应强迫其接受心理讨论和进行心理治疗。

六、结语

伪嗜铬细胞瘤的发病机制尚未明确，诊断和治疗暂无统一标准，国际研究较少，也较少受到关注；该疾病的排除性诊断加大了漏诊风险，治疗上缺乏指导管理和确切疗效的临床试验。相反，对嗜铬细胞瘤的研究较多，但在疑似病例中确诊为该疾病的患者不足 2%[33]。伪嗜铬细胞瘤在临床中并不罕见，由于整个医疗领域对其关注度不足，很多患者并没有得到很好的诊疗，甚或引发严重的并发症和靶器官损伤，极大影响患者的生活质量。期待在未来有更多的医学研究关注到伪嗜铬细胞瘤诊断与治疗领域。

（周罗慧　王　红）

参考文献

[1] Mann S J. Severe Paroxysmal Hypertension (Pseudopheochromocytoma): Understanding the Cause and Treatment. Archives of Internal Medicine, 1999, 159 (7): 670-674.

[2] 迟相林. 阵发性高血压（也称一过性高血压）有哪些危害，如何防治？中华高血压杂志，2016，24（11）：1014-1020.

[3] Ley H, Ploeger A. The concept of pseudopheochromocytoma. Munch Med Wochenschr, 1956, 98 (15): 531-534.

[4] Kuchel O, Buu N T, Hamet P, et al. Essential hypertension with low conjugated catecholamines imitates pheochromocytoma. Hypertension, 1981, 3 (3): 347-355.

[5] Kuchel O. Pseudopheochromocytoma. Hypertension, 1985, 7 (1): 151-158.

[6] Mann S J. Severe paroxysmal hypertension. An automatic syndrome and its relationship to repressed emotions. Psychosomatics, 1996, 37 (5): 444-450.

[7] Sharabi Y, Goldstein D S, Bentho O, et al. Sympathoadrenal function in patients with paroxysmal hypertension: pseudopheochromocytoma. J Hypertens, 2007, 25 (11): 2286-2295.

[8] Garcha A S, Cohen D L. Catecholamine excess: pseudopheochromocytoma and beyond. Adv Chronic Kidney Dis, 2015, 22 (3): 218-223.

[9] Kuchel O, Buu N T, Hamet P, et al. Dopamine surges in hyperadrenergic essential hypertension. Hypertension, 1982, 4 (6): 845-852.

[10] Hamada M, Shigematsu Y, Mukai M, et al. Blood pressure response to the Valsalva maneuver in pheochromocytoma and pseudopheochromocytoma. Hypertension, 1995, 25 (2): 266-271.

[11] Mann S J. Severe paroxysmal hypertension (pseudopheochromocytoma). Curr Hypertens Rep, 2008, 10 (1): 12-18.

[12] Blum I, Weinstein R, Sztern M, et al. Adrenergic receptor hyperactivity--a cause for pseudopheochromocytoma? Med Hypotheses, 1987, 22 (1): 89-96.

[13] Pappachan J M, Tun N N, Arunagirinathan G, et al. Pheochromocytomas and Hypertension. Curr Hypertens Rep, 2018, 20 (1): 3.

[14] Eisenhofer G, Sharabi Y, Pacak K. Unexplained Symptomatic Paroxysmal Hypertension in Pseudopheochromocytoma: A Stress Response Disorder. Annals of the New York Academy of Sciences, 2008, 1148 (1): 469-478.

[15] 曹邦明，骆秉铨，任淑红，等. 严重发作性高血压-伪嗜铬细胞瘤的治疗. 中国分子心脏病学杂志，2012，12（04）：210-212.

[16] 孙亚丽，Nabeel Dookhun，卢新政. 发作性高血压的诊治进展. 中华高血压杂志，2017，25（12）：1149-1151.

[17] Harada K, Hanayama Y, Hasegawa K, et al. Paroxysmal Hypertension Induced by an Insulinoma. Internal Medicine, 2017, 56 (4): 413-417.

[18] Robinson D Y. Adrenal Mass Causing Secondary Hypertension. J Emerg Med, 2015, 49 (5): 638-640.

[19] Marmouch H, Arfa S, Graja S, et al. Obstructive sleep apnea presenting as pseudopheochromocytoma. Pan Afr Med J, 2016, 23: 75.

[20] Phillips A M, Jardine D L, Parkin P J, et al. Brain stem stroke causing baroreflex failure and paroxysmal hypertension. Stroke, 2000, 31 (8): 1997-2001.

[21] Mathias C J. Orthostatic hypotension and paroxysmal hypertension in humans with high spinal cord injury. Prog Brain Res, 2006, 152: 231-243.

[22] Pall A, Becs G, Erdei A, et al. Pseudopheochromocytoma induced by anxiolytic withdrawal. Eur J Med Res, 2014, 19: 53.

[23] Papadopoulos D P, Mourouzis I, Votteas V, et al. Depression masked as paroxysmal hypertension episodes. Blood Pressure, 2010, 19 (1): 16-19.

[24] Mann S J. Labile and Paroxysmal Hypertension: Common Clinical Dilemmas in Need of Treatment Studies. Curr Cardiol Rep, 2015, 17 (11): 99.

[25] Morgan T. Clinical pharmacokinetics and pharmacodynamics of carvedilol. Clin Pharmacokinet, 1994, 26 (5): 335-346.

[26] Mann S J, Gerber L M. Low-dose alpha/beta blockade in the treatment of essential hypertension. Am J Hypertens, 2001, 14 (6 Pt 1): 553-558.

[27] Costero O, Sánchez-Recalde A, Moreno I, et al. Pseudopheochromocytoma as a Cause of Resistant and Paroxysmal Hypertension Successfully Treated by Percutaneous Renal Denervation. Revista Española de

Cardiología (English Edition), 2013, 66 (3): 227-229.
[28] Vaclavik J, Krenkova A, Kocianova E, et al. Effect of sertraline in paroxysmal hypertension. Biomed Pap Med Fac Univ Palacky Olomouc Czech Repub, 2018, 162 (2): 116-120.
[29] Pickering T G, Clemow L. Paroxysmal Hypertension: The Role of Stress and Psychological Factors. The Journal of Clinical Hypertension, 2008, 10 (7): 575-581.
[30] Wexler R, Aukerman G. Nonpharmacologic strategies for managing hypertension. Am Fam Physician, 2006, 73 (11): 1953-1956.
[31] Kuhlmann A Y, Etnel J R, Roos-Hesselink J W, et al. Systematic review and meta-analysis of music interventions in hypertension treatment: a quest for answers. BMC Cardiovasc Disord, 2016, 16: 69.
[32] Posadzki P, Cramer H, Kuzdzal A, et al. Yoga for hypertension: a systematic review of randomized clinical trials. Complement Ther Med, 2014, 22 (3): 511-522.
[33] Pacak K, Linehan W M, Eisenhofer G, et al. Recent advances in genetics, diagnosis, localization, and treatment of pheochromocytoma. Ann Intern Med, 2001, 134 (4): 315-329.

第二十二章　居家（养护）老年人环境适应力

一、适老环境

老年人的生活环境，应注意尽量去除妨碍生活行为的因素，或调节环境使其能够补偿机体缺损的功能，促进生活功能的提高。

（一）基本要求

1. 室内环境

要注意室内温度、湿度、采光、通风等方面，让老年人感到安全与舒适。老年人的体温调节能力降低，室温以 22～24℃ 为宜；室内合适的湿度为 50%～60%；老年人视力下降，因此应注意室内采光适当，尤其要考虑老年人暗适应能力低下，一定要保持适当的夜间照明。老年人对色彩感觉的残留较强，故可将门涂上不同的颜色以帮助其识别不同的房间。居室要经常通风以保持室内空气新鲜，特别是老年人活动不便而在室内排便或失禁时，易导致房间内异味。有些老年人嗅觉迟钝而对这些气味不敏感，更易造成室内空气欠清新。

2. 室内设备

老年人居室内的陈设应尽量简洁，家具的转角处应尽量用弧形，以免碰伤老年人。对于卧床老年人进行各种护理时，较高的床更为合适。对于能够离床活动的老年人，床的高度应便于老年人上下床及活动，其高度应使老年人膝关节成直角、坐在床沿时两脚足底全部着地，一般以从床褥上面至地面 50 cm 为宜。床上方应设有床头灯和呼叫铃，床的两边最好设有护栏[1]。老年人居室内应设有冷暖设备，冬季取暖应慎重考虑安全：电暖炉使老年人不愿活动；使用热水袋易引起烫伤；电热毯的长时间使用易引起脱水。

3. 厨房与卫生间

厨房与卫生间是老年人使用频率较高而又容易发生意外的地方。厨房地面应注意防滑，水池与操作台的高度应适合老年人的身高，煤气开关应尽可能便于操作，燃具应带有报警或自动断离燃气的功能。卫生间最好在卧室附近，且两者之间的地面不应有台阶或障碍物，有条件时墙壁应设有扶手以防跌倒。夜间应有适当的照明。老年人平衡能力下降，因此浴室周围应设有扶手，地面铺防滑设备。对于不能站立的老年人可用淋浴椅。沐浴时，浴室温度应保持在 24～26℃，并设有排风装置以便将蒸汽排出，防止湿度过高而影响老年人顺畅呼吸。

（二）居家环境评估

（1）Westmead Home Safety Assessment[2]：是 2007 年澳大利亚悉尼大学专门针对跌倒的环境危险因素的评估量表，该量表由 72 个条目构成，不仅包括一般居室，还特别关注跌倒高发的浴室的评估。由于条目众多，需要近 1.0～1.5 h 才能完成完整的评估过程，因此，它适用于职业治疗师进行专业评估。

（2）HOME FAST（home falls and accidents screening tool）[3-4]：是一个较短的 25 个条目的标准化评估表，如果对所有危险因素的答案均为“否”，说明居室环境安全（表 22-1）。

表 22-1　HOME FAST

1. 通道是否有杂乱物品	□是	□否
2. 地板状况是否良好	□是	□否
3. 地板是否防滑	□是	□否
4. 地板上是否有固定的防滑垫	□是	□否
5. 灯的亮度是否能够让老年人看清东西	□是	□否
6. 在床上是否开关灯方便	□是	□否
7. 晚上外面的路灯、楼道的灯照明是否良好	□是	□否
8. 淋浴室和浴池旁是否有扶手	□是	□否
9. 在浴池和浴室是否有固定的防滑垫	□是	□否
10. 厕所是否接近浴室	□是	□否
11. 室内的楼梯旁是否都有可用的扶手	□是	□否

续表

12. 室外的楼梯旁是否都有可用的扶手	□是	□否
13. 楼梯的边缘是否清晰	□是	□否
14. 房屋周围的路况是否良好	□是	□否
15. 上下床是否方便、安全	□是	□否
16. 能否从躺椅上方便安全地站起来	□是	□否
17. 进出厕所是否方便安全	□是	□否
18. 进出浴室是否方便安全	□是	□否
19. 进出淋浴通道是否方便安全	□是	□否
20. 在不失平衡的状态下，能否轻松拿到常用物品	□是	□否
21. 能否方便安全地将饭菜从厨房拿到餐桌上	□是	□否
22. 能否方便安全地上下室内外的楼梯	□是	□否
23. 能否方便安全地使用入口的门	□是	□否
24. 是否穿舒适、防滑的鞋	□是	□否
25. 在没有跌倒风险时，能否照看宠物	□是	□否

（3）SAFER Home[5]（the safety assessment of function and the enviroment for rehabilitation-health outcome measurement and evaluation）：是加拿大研究小组于 2001 年开始研制并不断修订的，目前为 SAFER Home3.0 版本。它由 12 部分、74 个条目构成，包括居住情况、活动、环境危险因素、厨房、家务、进食、浴室和卫生间、药物、娱乐、沟通、游走和照顾 12 个方面。它需要专业治疗师 45～60 min 的时间进行测量、询问和观察。它可以用作出院前家庭安全评估，评分是在人与环境的相互适应以及环境本身情况的基础上得出的。

（4）国内有研究者采用德尔斐的方法制定跌倒与居家环境安全因素评估指标[6]（表 22-2）。

二、家庭功能评估

家庭评估的目的是了解老年人家庭对其健康的影响，以便制订有益于老年人疾病恢复和健康促进的护理措施。家庭评估的内容主要包括家庭成员基本资料、家庭类型与结构、家庭成员的关系、家庭功能与资源以及家庭压力等方面。

常用于家庭功能评估的量表为 APGAR 家庭功能评估量表[7]，涵盖了家庭功能的 5 个重要部分：适应度 A（adaptation）、合作度 P（partnership）、成长度 G（growth）、情感度 A（affection）和亲密度 R（resolve），通过评分可以了解老年人有无家庭功能障碍及其障碍的程度（表 22-3）。

表 22-2　跌倒与居家环境安全因素评估指标

维度	条目
居家地面与通道安全评价	1. 地面平整，无松动、坑洼等凹凸不平
	2. 地面使用防滑地砖或其他防滑设施
	3. 地面干燥洁净，无水渍、油渍、尿液
	4. 无门槛，内外地面均在同一水平
	5. 过道上无杂物堆放物、无管线等
	6. 通道宽敞，有扶手
	7. 无猫或狗等宠物使老人受惊吓或影响其活动
居家用物安全评价	1. 使用的椅子有靠背或扶手
	2. 使用的座椅高度和软硬度适合起身
	3. 床旁没有影响上下床的障碍物
	4. 床高、宽适宜或有床档、靠墙，睡眠时不易坠床
	5. 照明开关方便可及，日常生活中随手即可开关灯
	6. 电话方便可及
	7. 日常用物方便可取
	8. 浴缸/淋浴房内设有扶手且高度合适
	9. 厕所或马桶旁有扶手且高度合适
	10. 卫生间有紧急呼叫设备，如报警器
	11. 家具高矮适当，不用攀高、下蹲、弯腰即可取物
	12. 家具摆设不拥挤，无锐角
居家物理环境安全评价	1. 室内光线充足适宜，夜间使用地灯或其他夜灯
	2. 室内通风良好，温湿度适宜
	3. 居家环境稳定、熟悉

三、社会支持评估

社会关系和社会支持评估[8-9]是评估老年人是否有支持性的社会关系网络，如家庭关系是否稳定，家庭成员是否相关尊重，与邻里、老同事之间是否相处和谐，有可联系的专业人员以及可获得的支持性服务等（表 22-4）。

表 22-3　家庭评估（APGAR 量表）

问题项目	经常觉得（2 分）	有时觉得（1 分）	几乎没有（0 分）
1. 我很满意当我有任何困难时可以寻求家人帮忙			
2. 我很满意我的家人与我说话或分享问题的方式			
3. 我很满意我的家人接受及支持我从事的活动			
4. 我很满意我的家人对我情绪上反应，如生气或难过的表达方式			
5. 我很满意我的家人和我一起共处的方式			
评分结果：家庭重度功能不全：低于 3 分 家庭中度功能不全：4～6 分 目前无家庭功能问题：7 分以上			

表 22-4　社会支持评定量表（SSRS）

评估内容	评分细则	分值	得分
1. 您有多少关系密切，可以得到支持和帮助的朋友？（只选一项）	一个也没有	1	
	1～2 个	2	
	3～5 个	3	
	6 个或 6 个以上	4	
2. 近一年来您（只选一项）	远离家人，且独居一室	1	
	住处经常变动，多数时间和陌生人住在一起	2	
	和同学、同事或朋友住在一起	3	
	和家人住在一起	4	
3. 您和邻居（只选一项）	相互之间从不关心，只是点头之交	1	
	遇到困难可能稍微关心	2	
	有些邻居很关心您	3	
	大多数邻居很关心您	4	
4. 您和同事（只选一项）	相互之间从不关心，只是点头之交	1	
	遇到困难可能稍微关心	2	
	有些同事很关心您	3	
	大多数同事很关心您	4	
5. 从家庭成员得到的支持和照顾（在合适的框内划“√”）	A. 夫妻（恋人）	每项从无/极少/一般/全力支持分别计 1～4 分	
	B. 父母		
	C. 儿女		
	D. 兄弟姐妹		
	E. 其他成员（如嫂子）		
6. 过去，在您遇到急难情况时，曾经得到的经济支持和解决实际问题的帮助的来源	无任何来源	0	
	下列来源（可选多项）：A. 配偶；B. 其他家人；C. 亲戚；D. 朋友；E. 同事；F. 工作单位；G. 党团工会等官方或半官方组织；H. 宗教、社会团体等非官方组织；I. 其他（请列出）	有几个来源就计几分	

续表

评估内容	评分细则	分值	得分
7. 过去，在您遇到急难情况时，曾经得到的安慰和关心的来源	无任何来源	0	
	下列来源（可选多项）：A. 配偶；B. 其他家人；C. 亲戚；D. 朋友；E. 同事；F. 工作单位；G. 党团工会等官方或半官方组织；H. 宗教、社会团体等非官方组织；I. 其他（请列出）	有几个来源就计几分	
8. 您遇到烦恼时的倾诉方式（只选一项）	从不向任何人倾诉	1	
	只向关系极为密切的 1～2 个人倾诉	2	
	如果朋友主动询问您会说出来	3	
	主动倾诉自己的烦恼，以获得支持和理解	4	
9. 您遇到烦恼时的求助方式（只选一项）	只靠自己，不接受别人帮助	1	
	很少请求别人帮助	2	
	有时请求别人帮助	3	
	困难时经常向家人、亲友、组织求援	4	
10. 对于团体（如党团组织、宗教组织、工会、学生会等）组织活动，您（只选一项）	从不参加	1	
	偶尔参加	2	
	经常参加	3	
	主动参加并积极活动	4	
评定总分	**评分结果**	**评估者签名**	**评估日期**

量表计分方法：第 1～4，8～10 条：每条只选一项，选择 1、2、3、4 项分别计 1、2、3、4 分，第 5 条分 A、B、C、D、E 五项计总分，每项从无到全力支持分别计 1～4 分，第 6、7 条如回答“无任何来源”则计 0 分，回答“下列来源”者，有几个来源就计几分。总分即十个条目计分之和，总分越高表示社会支持度越高。一般认为总分小于 20，为获得社会支持较少，20～30 分为具有一般社会支持度，30～40 分为具有满意的社会支持度。

（张　洁）

参考文献

[1] 化前珍，胡秀英. 老年护理学. 北京：人民卫生出版社，2017.

[2] Romli MH，Mackenzie L，Lovarini M，et al. The clininetric properies of instruments measuring home hazards for older people at risk of falling：a systematic review. Eval Health Prof，2018，41（1）：82-128.

[3] Mackenzie L，Byles J，D'Este C. Longitudinal study of the Home Fails and Accidents Sreening Tool in identifying older peopleat increased risk of falls. Australasian J Ageing，2009，28（2）：64-69.

[4] 郭启云，郭沐洁，张林，等. 居家跌倒风险筛查量表在中国社区老年人中的应用. 中华护理杂志，2015，50（9）：1128-1131.

[5] Chuit T，Oliver R. Factor analysis and construct validity of the SAFER-HOME. Occupation，participation and Health，2006，26：132-142.

[6] 刘金枚，石永乐，陈茜. 老年人居家室内环境安全的调查研究. 护理研究，2016，30（4）：1468-1470.

[7] 陈峥，王玉波. 老年中期照护. 北京：中国协和医科大学出版社，2015.

[8] Leung KK，Chen CY，Lue BH，et al. Social support and family functioning on psychoogical symptoms in elderly Chinses. Achives of Geronlology & Ceriatrics，2007，44（2）：203-213.

[9] 陈旭娇，严静，王建业，等. 老年综合评估技术应用中国专家共识. 中华老年医学杂志，2017，36（5）：471-477.

第二十三章　预立医疗照护计划在老年人群中的应用及面临的问题

一、ACP 的相关概念

预设医疗指示（advance directives，AD）是指在个人意识清楚且有决策能力时，为自己病情恶化无法做出判断的情况（如心跳、呼吸停止，痴呆等）所预先设立的医疗照护选择，其具体形式为具有法律效力的正式书面文件。包含两个重要组成部分：生前预嘱（living wills）和决策代理人（substitute decision maker，SDM）。预立医疗照护计划（ACP）是使个人能够制定未来医疗保健计划或预设 AD 的过程。它需要患者根据个人生活经验和价值观，通过与医护人员、家属和其他相关人员的反复交流，最终表明对进入严重疾病后期或临终时的医疗护理意愿[1]。在国内，ACP 与 AD 相应的中文术语并未完全统一，两者常被视为等同概念并交替使用，但它们的内涵与侧重点并不相同。

二、ACP 的实践

早在 1968 年，美国人权律师 Luis Kutner 最早提出了生前预嘱（living wills）的概念，并阐述了具体形式及使用范围[2]。1990 年美国国会通过了《患者自决法案》（The Patient Self-Determination Act，PSDA），该法案要求医院、护理院、家庭健康机构、临终关怀服务提供者、健康维护组织以及其他医疗保健机构应向进入医疗机构的患者提供 AD 相关信息。

1. ACP 的流程与步骤

早期 ACP 的目标是促使患者制订 AD，而美国是 AD 签署率最高的国家，Emanuel[3] 在 1995 年提出执行 ACP 的五步骤并沿用至今：①启动 ACP 的讨论；②促进 ACP 的讨论：帮助患者理清其生命价值观、信仰、治疗意愿及 AD 文件内容；③AD 文件签署；④定期审视及更新文件内容，当患者有重大健康事件发生时，再次审视患者意愿及态度是否改变；⑤按照 AD 实施相关诊疗照护。但是，AD 本身并不能改变临终患者的治疗和护理质量，而 ACP 是一个促进患者反复思考并与医务人员、SDM 沟通的过程，更能够了解和达到患者真实的治疗意愿。Rebecca[4] 等主张 ACP 的重点应以患者为中心，并提出关键三步骤：①确定代理人；②反复确认患者的价值取向；③确认代理人与患者意见不一致时所允许的偏差范围，这被认为更能够确保患者获得与他们目标和价值观相一致的诊疗和照护。

2. ACP 启动时机及影响签署 AD 的因素

欧洲姑息治疗协会发布的 ACP 国际专家共识建议虽然个人可以在任意阶段开始 ACP，但是当健康状况恶化或者衰老时开展 ACP 更有针对性[5]。易于触发老人对健康、生命思考的事件均是开展 ACP 的时机，这包括：年度体检、诊断轻度认知损害或早期痴呆、出现新的功能障碍、健康状态下降、家庭或社会状况的变化（如亲人过世等）等[6]。由于 ACP 的过程是一个反复思考的过程，介入时机不宜过晚。中国香港地区进行了关于 ACP 对 230 名终末期老人医疗决策影响的随机对照研究，与对照组相比，实施 ACP 后 6 个月时实验组中选择缓和医疗的老人比例升高（77.4% *vs.* 57.4%，$P<0.001$），而实施 ACP 后 1 个月时选择缓和医疗的老人比例虽有升高但并无统计学差异（64.3% *vs.* 59.1%，$P=0.075$）[7]。由于老人身处社区、医院、护理院等地点不同，可由经过培训的医生、护士或非医学专业人士启动 ACP，有研究表明与老人相处时间较长的护士及非医学专业人士甚至较医生更容易开始 AD 话题并启动 ACP[8]。医生在 ACP 中主要的作用是向老人解释并使其了解生命末期相关疾病状态、预后以及治疗护理手段等。

AD 在老年人群中产生相应的经济效应需要达

到一定的签署率，有研究认为老年痴呆患者群体AD签署率达到50%以上，执行吻合率达到75%以上，才能体现出经济效益[9]。Yadav KN等[10]对2001—2016年795 909名美国人签署AD的情况进行了系统回顾，总体AD签署率仅36.7%，而老年人群中可达72%。美国之外的其他国家和地区AD签署率均偏低，澳大利亚的调查发现在就诊于急诊的300名老人中仅有40人已制订书面AD（签署率为13.3%），而这40名老人均来自于老年护理机构（签署率26.6%），而来自社区150名老年人均未制订AD（签署率0%）[11]。德国、荷兰、英国、加拿大、日本的AD完成率也较低[12-13]。

多个因素均会影响AD的签署，澳大利亚学者Lovell[6]等通过系统的文献回顾，发现其中老年人、高学历、罹患恶性肿瘤、严重功能障碍、白种人、理解不良预后、接受或正在从事缓和医疗工作等因素更能促使人们接受ACP并签署AD，而没有恶性肿瘤疾病、家中有未独立的子女、非洲裔美国人、人际关系差（与医生、家人、朋友关系差或不愿给他们添负担等）、不了解ACP等因素阻碍人们接受ACP，个人就诊经历也会影响选择。ACP/AD宣教形式也是影响老人决策的因素之一，在美国麻省总医院一项随机对照研究中，246名老年心力衰竭患者接受了关于ACP的口头与视频宣教，对比口头宣教组，视频宣教组老人更倾向于选择缓和医疗（51% *vs.* 30%，$P<0.001$）并拒绝心肺复苏（CPR）（68% *vs.* 35%，$P<0.001$）[14]。

三、我国内地老年群体实施ACP面临的问题

相对我国台湾地区、香港地区已开展ACP/AD情况，内地对AD和ACP的认识尚处于起步阶段，公众对ACP或AD的知晓率低。2016年15省包括北京协和医院在内25家医院完成的多中心横断面调查，在完成调查问卷的1084名（年龄≥65岁者占77.2%）患者中，有415人（38.3%）听说过ACP/AD。在获悉ACP/AD后，995（91.8%）愿意了解自己的真实健康状况并自行决定，549人（50.6%）想要建立AD。关于临终关怀，473人（43.6%）选择了不复苏，435人（40.1%）希望在不可逆转的垂死情况下放弃生命支持治疗[15]。不同地区的不同人群对于ACP或AD的认知率和接受率差异较大，武汉地区养老院居住的467名老人中，只有4.7%老人知道ACP/AD，仅31.5%的老人接受AD[16]。

2006年，国内首家倡导“尊严死”的公益网站“选择与尊严”（http://www.xzyzy.com/）成立，它在美国“Five Wishes”基础上根据我国法律及文化特点翻译修订，拟写了生前预嘱的样本即“五个愿望”文件，包括：①我要或不要什么医疗服务；②我希望使用或不使用生命支持治疗；③我希望别人怎么对待我；④我想让我的家人和朋友知道什么；⑤我希望谁帮助我，以此来帮助患者家属和医生了解患者的真实想法。截至2018年5月，该网站注册人员达17 689名。2013年“北京生前预嘱推广协会”成立。

虽然民间组织已在普及ACP/AD知识方面做出努力，但尚未引起公众对ACP/AD的广泛思考。在这方面可借鉴其他地区经验，选择合适的时机、人群以及宣传形式，可由经过培训的医生、护士或非医学专业人员在肿瘤科、血液科、老年科以及养老院等老年人群中开展多种形式（包括视频）的ACP/AD宣教。

四、相关法律支持

在大多数已开展ACP/AD的国家和地区均有相关的法律支持，而我国内地尚无ACP/AD相关法律法规，同样的情况也见于我国香港地区。香港法律改革委员会于2006年发表《医疗上的代作决定及预设医疗指示报告书》向公众介绍了AD，但2009年食品卫生局公布《将预设医疗指标引入香港》的文件指出在公众尚未接受AD的现状下将其法律合法化是不合理的。长期以来，ACP和AD在香港以非立法的形式存在[17]。在全国人民代表大会和全国政协会议上，已有部分代表提出在中国法律环境下推广生前预嘱和建立政府指导下的生前预嘱注册中心的提案。

ACP/AD需要法律层面的保护，而ACP强调的患者知情权和自主权得以实现也同样重要。我国现有的医疗相关法律法规对于患者知情权主体规定不明，譬如《执业医师法》中规定医师应当如实向患者或其家属介绍病情，而在《医疗事故处理条例》和《医疗管理条例实施细则》中则将患者本人作为知情权主体[18]。法律法规对知情权主体定义的差异给医生在维护患者知情权时带来困扰。另外，患者和家属对于患者自主权的意识薄弱，受传

统孝亲文化影响，部分家属为了保护老年患者免受精神方面的打击而选择隐瞒病情。20 世纪 90 年代，我国香港学者曾统计医生对终末期肿瘤患者告知不良预后的比例仅 38%[19]。医生对患者隐瞒病情的现象也曾在美国出现，1961 年 90%美国医生表示为避免癌症患者对死亡的恐惧倾向于不告诉他们诊断，但在 1979 年却有 97%美国医生表示倾向于告诉癌症患者他们的诊断。美国医生态度转变的原因在于：①重视自主权和患者自己的选择；②法律要求；③增进医生沟通能力；④了解终末期患者的想法[20]。ACP 所倡导的是医生、患者以及 SDM 三方的沟通，而非医生与患者两方的沟通，它在一定程度上肯定了面对重要问题时家庭、朋友对个人的支撑作用。虽然我国普遍的医患沟通也是以家庭为决策单位进行交流，但有时会把患者排除在外，缺失了 ACP 中最重要的一方。医生与家属沟通交流时应引导鼓励他们把知情权、自主权还给患者本人，只有这样才能为 ACP/AD 的实践奠定基础。

五、医生的整体观以及沟通能力

医生提供给患者相对准确的病情判断与转归预测非常重要，它是患者做 ACP 决策时的重要依据。如果是在医疗环境里由医生启动 ACP，则对医生的整体观以及沟通能力存在要求。目前，国内医疗体系以专科化为主，医生更多关注于疾病的诊治，而容易忽视患者生活质量、心理等方面的需求。此外，ACP 的重点在于沟通，同时相关知识宣教可以增加 AD 签署率。中国香港地区的研究发现，在 460 名出院后的老年人中，由护士主导进行的鼓励老年人表达自己的经历、观点和愿望的家访能够明显提高 AD 的签署率（16.5% *vs*. 1.7%，$P<0.001$）[7]。国内医生普遍存在沟通能力不足的问题，邹晓昭等[21]通过医患沟通技能评价量表（SEGUE）统计对比了中外医生的沟通能力，结果显示北京三甲医院 99 名门诊医生平均得分（15.1±4.0）分，明显低于美国门诊医生的平均得分（21.1±2.2）分，差异具有统计学意义（$t=-18.55$，$P<0.01$）。培养医生整体观思维以及沟通能力可以为 ACP 的有效实施提供保障。根据对象人群、地点不同制作、使用 ACP/AD 科普视频等也可改善沟通过程[22]。

综上所述，ACP 强调患者的知情权及决策权，提供拒绝可能增加痛苦、降低生活质量、延长无意义生命的医疗措施的选择。它符合缓和医疗的核心理念，已被多个国家和地区广泛应用于各级医疗机构。随着我国老龄化程度的加剧，ACP 逐渐被关注并开展相关探索。同时亦面临着各种困难，距离具体实施仍需要不断探索循序渐进的过程。

（武文斌　李　晶）

参考文献

[1] Lum HD，Sudore RL，Bekelman DB. Advance care planning in the elderly. Med Clin North Am，2015，99（2）：391-403. DOI：10.1016/j.mcna.2014.11.010.

[2] Kutner L. Due process of Euthanasia：the living will，a proposal. Indiana Law Journal，1969，44（4）：539-554.

[3] Emanuel LL，Danis M，Pearlman RA，et al. Advance care planning as a process：structuring the discussions in practice. J Am Geriatr Soc，1995，43（4）：440-446.

[4] Sudore RL，Fried TR. Redefining the "planning" in advance care planning：preparing for end-of-life decision making. Ann Intern Med，2010，153（4）：256-261. DOI：10.7326/0003-4819-153-4-201008170-00008.

[5] Rietjens J，Sudore RL，Connolly M，et al. Definition and recommendations for advance care planning：an international consensus supported by the European Association for Palliative Care. Lancet Oncology，2017，18（9）：e543-543e551.

[6] Lovell A，Yates P. Advance Care Planning in palliative care：a systematic literature review of the contextual factors influencing its uptake 2008-2012. Palliat Med，2014，28（8）：1026-1035. DOI：10.1177/0269216314531313.

[7] Chan HY，Ng JS，Chan KS，et al. Effects of a nurse-led post-discharge advance care planning programme for community-dwelling patients nearing the end of life and their family members：A randomised controlled trial. Int J Nurs Stud，2018，87：26-33. DOI：10.1016/j.ijnurstu.2018.07.008.

[8] Arnett K，Sudore RL，Nowels D，et al. Advance Care Planning：Understanding Clinical Routines and Experiences of Interprofessional Team Members in Diverse Health Care Settings. American Journal of Hospice & Palliative Care，2017，34（10）：10499091-16666358.

[9] Nguyen KH，Sellars M，Agar M，et al. An economic

model of advance care planning in Australia: a cost-effective way to respect patient choice. BMC Health Serv Res, 2017, 17 (1): 797. DOI: 10. 1186/s12913-017-2748-4.

[10] Yadav KN, Gabler NB, Cooney E, et al. Approximately One In Three US Adults Completes Any Type Of Advance Directive For End-Of-Life Care. Health Aff (Millwood), 2017, 36 (7): 1244-1251. DOI: 10. 1377/hlthaff. 2017. 0175.

[11] Street M, Ottmann G, Johnstone MJ, et al. Advance care planning for older people in Australia presenting to the emergency department from the community or residential aged care facilities. Health Soc Care Community, 2015, 23 (5): 513-522. DOI: 10. 1111/hsc. 12162.

[12] Evans N, Bausewein C, Meñaca A, et al. A critical review of advance directives in Germany: attitudes, use and healthcare professionals' compliance. Patient Educ Couns, 2012, 87 (3): 277-288. DOI: 10. 1016/j. pec. 2011. 10. 004.

[13] Aw D, Hayhoe B, Smajdor A, et al. Advance care planning and the older patient. QJM, 2012, 105 (3): 225-230. DOI: 10. 1093/qjmed/hcr209.

[14] El-Jawahri A, Paasche-Orlow MK, Matlock D, et al. Randomized, Controlled Trial of an Advance Care Planning Video Decision Support Tool for Patients With Advanced Heart Failure. Circulation, 2016, 134 (1): 52-60. DOI: 10. 1161/CIRCULATIONAHA. 116. 021937.

[15] Kang L, Liu XH, Zhang J, et al. Attitudes Toward Advance Directives Among Patients and Their Family Members in China. J Am Med Dir Assoc, 2017, 18 (9): 808. e7-808. e11. DOI: 10. 1016/j. jamda. 2017. 05. 014.

[16] Ni P, Zhou J, Wang ZX, et al. Advance directive and end-of-life care preferences among nursing home residents in Wuhan, China: a cross-sectional study. J Am Med Dir Assoc, 2014, 15 (10): 751-756. DOI: 10. 1016/j. jamda. 2014. 06. 006.

[17] Chu LW. One step forward for advance directives in Hong Kong. Hong Kong Med J, 2012, 18 (3): 176-177.

[18] 姚非凡，江茹，沈爱玲. 浅析医患关系中患者知情权问题. 医学与社会，2011，24 (2)：84-86.

[19] Tse CY, Chong A, Fok SY. Breaking bad news: a Chinese perspective. Palliat Med, 2003, 17 (4): 339-343. DOI: 10. 1191/0269216303pm751oa.

[20] Novack DH, Plumer R, Smith RL, et al. Changes in physicians' attitudes toward telling the cancer patient. JAMA, 1979, 241 (9): 897-900.

[21] 邹晓昭，周洪丹，许鼎，等. 北京门诊医师医患沟通技能水平调查. 中国全科医学，2017，(36)：4543-4546. DOI：10. 3969/j. issn. 1007-9572. 2017. 00. 166.

[22] Oczkowski SJ, Chung HO, Hanvey L, et al. Communication Tools for End-of-Life Decision-Making in Ambulatory Care Settings: A Systematic Review and Meta-Analysis. PLoS One, 2016, 11 (4): e0150671. DOI: 10. 1371/journal. pone. 0150671.